謹獻

———～～·～～———

給所有辛勞而堅強的照顧者分享！

在汗與淚的交織中，

每天要給自己加油打氣；

別放棄，撐到底！

———～～·～～———

陪伴失智雙親的
18堂照顧心法！

10年照顧心血與 46 篇伴親終老日記大公開

池熙蕁 ———— 著

H₂O原水文化

目錄

專文推薦 1　微笑，是漫漫苦孝的解藥！／石育鐘（石二月）—— 16

專文推薦 2　當神計畫用你，就不會給你一條輕鬆的路／沈湘燕—— 18

專文推薦 3　孝順，從來不是有心就好！／林福益—— 19

專文推薦 4　扛不起，卻放不下的煎熬！／甄瑞興—— 22

作　者　序　愛，就是珍惜陪伴的每一天／池熙輦—— 23

【第 1 堂】「伴親終老」是無數揪心堆疊的旅程

日記 1 ／只有當面對死亡，人才會懂得恐懼—— 28

日記 2 ／原來這是個活著等死的終點站—— 33

日記 3 ／爸媽最後的訣別—— 38

日記 4 ／最後的情書—— 43

【第 2 堂】照顧者的 5 大心理建設

日記 5 ／失智，其實也是一種恩典—— 46

♡ 當你成為照顧者，學會為父母的餘生點亮一盞燈—— 47

　◎ 戴著鋼盔向前衝—— 48

　◎ 到時候再說？等我先準備好自己？—— 49

　◎ 愛的暫停鍵，堅持自己喘息充電的空間—— 50

　◎ 別逞英雄，別和他人比較—— 52

　◎ 忽視旁人的馬路意見—— 54

　◎ 當自己不見了，先找回自己！—— 55

　◎ 照顧不可能完美，恰到好處就是最好—— 58

♡ 重拾生命的美好，把每一天都當成生命中的最後一天—— 59

　◎ 照顧父母最重要也最難的工作是「陪伴」—— 59

　◎ 及時擁抱，還沒說的愛快說—— 61

　◎ 老人就像小孩一樣？—— 62　　◎ 失智者的世界可能是無憂美好的—— 63

♡ **理性與感性：照顧者扮演的角色與智慧的挑戰**——65
　◎ 照顧者：隨時轉換家人和旁觀者的角色——65
　◎ 孝順就是犧牲奉獻？還是與之沉淪一起毀滅？——66
　◎ 愛護不等於孝順，尊重老人的生活意義——68
　◎ 拒絕愚孝，避免為了取悅父母而傷害自己——69
　◎ 當父母太依賴子女，理智處理親情綁架——70

♡ **生死之間：重新思考遺囑與死亡話題**——72
　◎ 不敢談遺囑，死亡話題是禁忌？——72
　◎ 好死不如賴活著？不怕死，而怕不得好死——73
　◎ 別剝奪了父母壽終正寢的福氣——75
　◎ 轉換看待生死的視角——76

♡ **愛與放手：照顧失智老人的真實挑戰與心靈成長**——78
　◎ 照顧老人是一場不會贏也不能認輸的戰爭——78
　◎ 在父母能動時全力付出，不能動時勇敢放手——79
　◎ 每個天人交戰的決定都是最好的決定——81
　◎ 問心無愧，是自我檢視的唯一標準——82

【第3堂】被忽略的照顧者：長期照顧的困境及支援

日記 6 ／讓我們一起為世界末日舉杯——84
日記 7 ／突然發現我的人生找不到自己——85

♡ **長期照顧者的困境**——86
　◎ 照顧者本身也是病人——88　　◎ 照顧者的迷思——88
　◎ 禁錮牢籠的靈魂——89　　　　◎ 全時待命的精神壓力——89
　◎ 長期身心煎熬的肢解——90
　◎ 被窒息的愛，最勞心勞力者被指責最多——91
　◎ 生死抉擇的壓力創傷——92
　◎ 照顧者沒有辭職、跳槽，甚至自殺的權利——93
　◎ 憂鬱症悄悄入侵——93　　　　◎ 照顧者的中年危機——94

◎ 當自殺變成解脫的選項──94　◎ 離職照顧者的隱憂──95

◎ 常被照顧者忽略的伴侶也是間接照顧者──98

◎ 照顧者的停損點──98

日記 8 ／空白護照上，寫滿了陪伴父母的點滴──99

♡ **照顧責任的義務及分擔**──100

◎ 家人間的齟齬──100

◎ 為什麼是我的責任？──100

◎ 照顧不能只靠自己──102

◎ 召開家庭會議分擔工作的必要性──103

◎ 天邊孝子請閉嘴──107

♡ **尋求外援**──108

◎ 家庭照顧者支持據點──108　◎ 尋求心理輔導──108

◎ 加入照顧者支持互助團體──108

♡ **別自責，你已經是做得最好的**──110

【第 4 堂】老化與失智照護：挑戰對策與醫療選擇

日記 9 ／當父母都失智，才懂什麼是 1+1>2 ──112

日記 10 ／溫柔淑女為什麼變得面目猙獰？！──114

日記 11 ／黃昏之後，才是夢魘的開始──115

♡ **淺談：正常老化與失智的差別**──116

◎ 老化和失智難分辨──117　◎ 老人憂鬱──119

◎ 失智照顧──120　◎ 和老人或失智者對話──122

日記 12 ／陪著老媽編故事，又是快樂的一天！──123

◎ 說服老人或失智者就醫──129

♡ **淺談：老人就診與醫療**──130

◎ 集中同一家醫院看診──130　◎ 全身總體檢──131

◎ 老人門診──132　◎ 居家藥物的處置──132

◎ 入院之後的準備──133

◎ 長照服務和區域老人機構——135

◎ 自費項目——135

日記 13 ／傷腦筋，需不需要自費選項呢？——136

日記 14 ／遇上有醫德的醫護，原來也要碰運氣——137

日記 15 ／老媽對不起，我不能讓妳自由行動——137

◎ 爭議照顧行為——139

【第 5 堂】照顧失智者的生活準備和安排

日記 16 ／爸媽又把存摺藏到不見了——146

食：少量多種類食物，善用輔具進食——148

◎ 注意老人飲食速度——148　　◎ 減少嗆咳的機會——149

◎ 外食的輔具：小剪刀及小餐盤——150

◎ 隨身小湯匙——150　　◎ 隨身小水杯——150

◎ 注意水分攝取——151　　◎ 點菜減少分量——152

◎ 忘記是否吃過飯？——152

◎ 老人備餐——153

◎ 嗆咳 & 噎到的處置——153

衣：隨氣溫加減衣服，不宜受寒——154

◎ 輕便背心或夾克擋風——154　　◎ 隨身圍巾保暖——155

◎ 暖暖包袪寒效果佳——155　　◎ 防滑的步行鞋——155

◎ 預備紙尿褲——156

日記 17 ／下海陪老爸一起穿紙尿褲吧！——157

◎ 洗澡和更衣——157

住：老人安全空間的環境——160

日記 18 ／五個階梯竟成了遙不可及的距離——160

◎ 安老居家先做好 5 個抉擇——161

◎ 適合的老年居宅空間需要多大？——161

◎ 挑選安老居 6 大關鍵——164

日記 19 ／失算！小而新的社區未必對老人友善——187

◎ 老人社交友善環境——188

◎ 現況條件為主，不要太期待未來改變——189

♡ **行：老人防跌、安全出遊**——190

◎ 起床停看聽——190　◎ 起床伸展操——191

◎ 規劃好行動路線——193　◎ 無障礙行程——194

◎ 隨時找得到廁所——194　◎ 避免蹲式馬桶——195

◎ 銀髮包——195　◎ 車用行動馬桶，外出應急尿袋——197

◎ 拐杖——198　◎ 輪椅——198

日記 20 ／早知道就要老爸更早習慣拿手杖——199

◎ 折疊躺椅和折疊桌椅——200

日記 21 ／我把住院變成全家下午茶的日常——201

◎ 隨身定位裝置——202

♡ **育：調整心態步入老年**——203

◎ 培養老年的興趣——203　◎ 學習新科技——203

◎ 保持社交圈——204　◎ 老了別太ㄍㄧㄥ——205

◎ 吃喝玩樂做養生——205

◎ 善用社會資源，加入社區和熟年社團——206

◎ 投身公益做志工——206　◎ 協談機構——207

♡ **樂：開心自由不設限**——208

◎ 老人未必喜歡到郊外看風景——208

◎ 老人的最佳活動：唱歌和跳舞——209

◎ 散步運動——210

◎ 逛賣場——210

日記 22 ／咱家把大賣場逛出了菜市場的人情味——211

◎ 園藝——212　◎ 寵物——212

◎ 老人友善社區——212

◎ 日照中心和銀髮俱樂部——214

【第 6 堂】生命交關，面對醫療決定

日記 23 ／生命交關的抉擇，該交給當事人嗎？—— 216

日記 24 ／每個生死關頭都是天人交戰的決定—— 218

♡「長輩病危」要做 7 項思考和準備—— 221

　1. 緊急時是否急救？—— 221

　2. 送醫後的醫療方向和評估—— 221

　3. 病人自己對疾病和生死的想法—— 222

　4. 是否需要召開家庭會議—— 222

　5. 視需要主動要求會診安寧科室醫生—— 223

　6. 何時該放手？—— 223

　7. 是否選擇在家安寧壽終正寢—— 224

♡ 面臨生死關頭的迷思—— 225

　◎ 存活率多高該拼一下？—— 225

　◎ 交給子女決定就好？—— 226

　◎ 尊重當事人的決定真的是最好的嗎？—— 227

　◎ 要不要告訴病人病情？—— 227

　◎ 生死抉擇的對與錯—— 229

　◎ 急救的盲點—— 229

　◎ 放手，是愛還是殘忍？—— 230

【第 7 堂】生命末期的尊嚴善終之路

日記 25 ／如果是我，會不會想要絕望中的急救？—— 232

日記 26 ／是誰剝奪了老人壽終正寢的機會？—— 233

♡ 安寧緩和醫療條例—— 235

　◎ 安寧能做什麼？—— 236

　◎ 安寧的迷思—— 236　◎ 安寧療護的選項—— 237

　◎ 祥和的離世需要預做準備—— 238

　◎ 安寧需要專責醫院或部門—— 239

♡ **病人自主權利法**——240

　　◎ 病主法規定的 5 種臨床資格——241

　　◎ 病主法的精神和關鍵——242

　　◎ 病主法的爭議和盲點——244

日記 27 ／**老媽沒說過不要救啊！**——246

♡ **善終很難嗎？**——247

　　◎ 善終需要心理建設——248

　　◎ 醫師、病人與家屬的配合——249

　　◎ 想要善終要做的幾件事——250

♡ **生命自主權的最後一哩路—尊嚴善終法（立法中）**——251

　　◎ 美如夢境的離世——251

　　◎ 想實現夢想中的離世，需完成 3 項程序——252

　　◎ 善終的最後一塊拼圖——253

　　◎ 病主法和安寧療護，不等於安樂死——254

【第 8 堂】最後時刻的臨終陪伴

♡ **如何安慰末期臨終者**——260

♡ **臨終陪伴**——261

日記 28 ／**看起來無意識的外婆，其實可能聽得到**——262

　　◎ 向親人告別——263　　◎ 面對死亡要做的準備——264

♡ **人生的最後一堂課：面對死亡**——265

♡ **臨終的人，是我們最好的人生導師**——266

【第 9 堂】如何和長輩談身後事

♡ **淺談：死亡話題**——268

　　◎ 把死亡當成日常的話題——268

　　◎ 從新聞事件、專題影片、電視劇切入話題——269

　　◎ 親友亡故的例子——270

◎ 分享自己面對身後事的規劃——270

◎ 寫給子女的一封信——271

◎ 邀請親友一起談死後——271

◎ 和父母一起規劃和安排身後事——272

◎ 不要急於開口談財產怎麼安排——272

◎ 在長輩生病時引導規劃身後事——272

◎ 當長輩自己談起身後事，傾聽別阻止——273

◎ 全家一起去聽關於生死的演講——273

◎ 總結自己的心願清單——274

◎ 提早規劃人生的最後一哩路——274

♡ **淺談：遺囑**——276

◎ 如何寫遺囑——276　　◎ 遺囑的種類——277

◎ 遺產注意事項——278

♡ **淺談：安老財務規劃**——279

◎ 財產信託——279　　◎ 以房養老——281

◎ 即期年金（賣房養老＋安養信託＋即期年金）——282

◎ 人壽保險——282

◎ 退休投資——282

【第 10 堂】當二老有一個先走

日記 29 ／如果有一天，家中的大樹倒了…——284

日記 30 ／患難見真情，表姊妹如天使降臨伸出援手——285

♡ **患難見真情，親友的支援陪伴**——286

♡ **讓長輩加入銀髮團體重回社交圈**——286

日記 31 ／在日照中心，看見老媽難得的笑容——287

♡ **寵物給老人無可取代的慰藉**——288

日記 32 ／毛天使 happy 的慰藉，沒有「人」能取代——289

【第 11 堂】不得不送入機構的那天

日記 33 ／昏迷中的老媽突然被醫院丟包了！—— 292

♡ 機構依失能程度區分類型—— 296

♡ 生命尊嚴的兩難抉擇—— 297

日記 34 ／一床難求，被羞辱的我只能忍氣吞聲—— 299

♡ 對父母最沉重的承諾—— 301

♡ 老人最後的期望：回家—— 302

日記 35 ／想回家，而家卻那麼遙遠 …—— 302

日記 36 ／老媽生前最後一句話：我想回家—— 303

【第 12 堂】緩解喪親之痛的悲傷療癒

日記 37 ／逝親的傷痛只是壓抑在心底，不會遺忘—— 306

日記 38 ／你們可以不要消失嗎？—— 308

♡ 蝕刻心底的照護傷痕和自責—— 308

♡ 走不出來的喪親之痛—— 309

♡ 整理遺物是最後的追思儀式—— 309

♡ 家屬的創傷療癒—— 311

◎ 藝術治療—— 311　◎ 音樂治療—— 312

◎ 園藝治療—— 314　◎ 芳香治療—— 315

【第 13 堂】居家長照外籍看護的隱憂

日記 39 ／這是個僱主人權被踐踏的時代？—— 318

♡ 外籍看護僱用門檻越來越高—— 321

♡ 聘僱外籍看護注意事項—— 322

◎ 善待外籍看護不寵壞？—— 322

◎ 防人之心不可無—— 323

◎ 醜話說前頭—— 324

◎ 財務清楚—— 324

◎ 隨時不定時監控探視長輩—— 325

◎ 避免在長輩面前對外籍看護太好—— 326

◎ 給外籍看護喘息的機會—— 327

◎ 考慮承接轉出的外籍看護—— 328

◎ 考慮直聘外籍看護—— 329

◎ 聘僱外籍看護像是買樂透—— 329

♡ 僱用外籍看護要花多少錢？—— 330

【第 14 堂】安老是國家社會的整體問題

♡ 淺談：長照—— 332

◎ 尋求長照協助—— 333

♡ 安老環境的窘迫和惡性循環—— 334

◎ 求過於供的安養機構—— 334

◎ 長照只是大型喘息服務？—— 336

◎ 醫療和長照的無縫接軌？—— 337

◎ 離職照顧的隱憂—— 338

◎ 照顧老人是你自己家的問題？—— 339

【第 15 堂】期盼老有所終的伊甸園

日記 40 ／安老是個需要政府出面擘劃的大問題—— 342

♡ 一條鞭的全程安老照顧—— 345

◎全面對屆齡老人和家庭列冊輔導—— 345

◎跨部會更高層級的政府主管單位—— 346

◎就在家旁邊的一條龍長照服務—— 346

日記 41 ／老媽在日照中心交了好朋友！—— 350

　　◎公辦民營——351

　　◎照顧人力整合——351

♡ **未來的安老世界**——354

　　◎AI 機器人看護——354

　　◎訂做一個老伴——354

【第 16 堂】伴親終老讓我們學到的事

日記 42 ／老媽，讓我牽著妳的手一起走——358

日記 43 ／才發現來不及對爸媽說，我愛你們——358

♡ **照顧父母，為自己的老後預做準備**——359

　　◎在陪伴過程中，和過去和解——360

日記 44 ／其實，爸媽也只是凡人——361

　　◎人生沒有白過的一天——362

　　◎一切都是最好的安排，每件事的發生都有意義——364

♡ **活在當下，把每一天都當最後一天**——365

　　◎學會在健康時就能擁抱死亡——366

　　◎選擇看見快樂，放下才能得到心的自由——367

♡ **帶著下一代一起學習生命課題**——368

　　◎及早做好自己的老後規劃——369

　　◎人生後半場按下快樂重啟鍵——369

　　◎每天問自己，今天覺得幸福嗎？——370

【第 17 堂】信仰是支撐我們的力量

日記 45 ／當自己無法承受，就交託給上帝吧！——372

日記 46 ／不懷疑的堅定相信，就會有神蹟——375

【第 18 堂】如果一切可以重來

♡ 如果一切可以重來——
安排和長輩鄰近的居所—— 378

♡ 如果一切可以重來——
老人不一定能等，陪伴是最大的幸福—— 378

♡ 如果一切可以重來——
不再逃避託辭，拖延了安老規劃—— 379

♡ 如果一切可以重來——
及早學習照顧老人的訓練課程—— 379

♡ 如果一切可以重來——
主動的尋求外援（專業協助和心理輔導）—— 380

♡ 如果一切可以重來——
重新評估生涯及生活的平衡點—— 380

♡ 如果一切可以重來——
說服父母，及早簽下遺囑醫囑—— 381

♡ 如果一切可以重來——
在生命末期，不強求續命的治療—— 381

♡ 如果一切可以重來——
面對醫療，該放手時要勇敢放手—— 382

【特別篇】主持自己的快樂告別式

◎安息的最後居所—— 384
◎生前告別式—— 385
◎主持自己的快樂告別式—— 386

微笑，是漫漫苦孝的解藥！

石育鐘（石二月）/

金山財神廟慈善會、大溪迎富送窮廟慈善會、嘉義歡喜財神廟慈善會共同創辦人

微笑，不用製造成本，保存期限雖然短，但只要你願意，卻能源源不絕！面對幽幽人生路，人，很渺小，「和光同塵」，就像塵埃般的渺小；不過一旦有了信仰，不管你是信神、信佛、信上帝、信聖母、信真主阿拉，或是你只信你自己，人也可以很強大。有時，強大到不可思議，強大到即使是挑戰一場漫長不可能贏的戰役，站在第一線，千軍萬馬撲面而來時，孤身逆風、彈盡糧絕，最後一秒鐘，你都可以輸得很光榮！

要輸得很光榮，不容易啊！我們是如此的凡夫俗子，面對「孝」的框架：面對親情綁架、道德綁架、情緒綁架……要做到不怨天不怨地、不自怨不自艾，甚至像金剛經所說：「不驚、不怖、不畏」，應無所住生其心，沒有桎梏束縛，確實不容易啊！

本書作者熙羣，是我見過極少數能熬過幽幽苦孝的不容易之人！十年磨一劍，已經很難了！他用連續十年的青春侍奉年邁、雙雙失智的雙親，同時磨了兩劍，更是不容易！尤其，在漫漫未知的恐懼裡，日復一日、年復一年面對排山倒海的問題、思考著無盡也可能無解的問題，眼睜睜看著雙親「沒有更壞，只有最壞」隨時殞落的身軀，我很難想像那個孤身逆風的身影、那個經年累月奔波往返醫院、安養院、救護車，在一次又一次彈盡糧絕只能無助祈禱的身影，他是如何在層

層憂鬱裡熬過分分秒秒的未知恐懼……，他又是什麼樣的堅持、什麼樣的意志，讓他在完全倒下、棄劍投降前輸得很光榮？

微笑與暗香。

微笑，不用錢的心靈雞湯，自己釀造自己喝，像極了堅持的興奮劑和防腐劑！

一念天堂，一念地獄，病床旁的微笑，更是可貴的。除了實用的陪伴工具章節之外，熙羣在本書用非常大的篇幅，敘述很多小故事、小細節，一方面是轉移注意力的需要，更大的啟發則是讓自己不斷在暗黑隧道裡「借光」：摸索發現裂縫陽光；沒有裂隙，甚至不惜奮力鑿壁偷光，用這些小感動、小感恩、小感謝來接受自己的不完美，和自己和解；也接受上帝最好的安排，和命運和解。而這些「借」來的或「偷」來的小故事、小細節，其實是苦的，但常常苦中帶甜，微甜的小感動、微甜的小感恩、微甜的小感謝，總能讓嘴角微微上揚。只要有光、有微笑，再掙扎再折磨的黑洞迴路，就一定走得下去！

暗香，別人給的橄欖枝，像極了堅持的翅膀！

「牆角數枝梅、凌寒獨自開、遙知不是雪、為有暗香來。」（王安石・梅花）幽暗路，走久了，一定會有貴人！親朋好友的及時支援、安養人員的喘息服務、醫護人員的叮嚀提醒，只要你願意，任何一個友善的人，都能瞬間變成你的小天使，只要你願意，他們賜予的不僅是玫瑰、是橄欖枝，還可能是為你的堅持添插上短暫遨翔的翅膀！

大道至簡，熬過冬天，春天一定來！猶太諺語：「世界沒有悲劇和喜劇之分，如果你能從失敗的悲劇中走出來，那就是喜劇；如果你沈緬於成功喜劇之中，那就是永遠的悲劇。」謝謝作者不吝分享十年的長照經驗，也祝福每一個正在相同或類似的長征路上的人，一路有微笑、一路有暗香，陪您到最後一秒鐘、在不得不棄械投降前，都能輸得很光榮！

當神計畫用你，
就不會給你一條輕鬆的路

沈湘燕 /

臺北基督學院學務長

　　彼得說：「金銀我都沒有，只把我所有的給你：我奉拿撒勒人耶穌基督的名，叫你起來行走！」(使徒行傳 3:6)

　　2010 年池哥協助本校餐廳設計改建，有天傍晚結束，我們站在偌大的泥灰地上閒談，他突然愁眉苦臉的告訴我，自己的外公正面臨生死抉擇，不知如何是好，凝重的氣氛中，身為基督徒，我只能告訴他我唯一的辦法「你可以將一切憂慮煩惱，透過禱告祈求神，唯有祂能幫助你，反正就算無效，你也不損失甚麼嘛！」沒想到，池哥真的聽進去了，從那天起，他每天都為外公，以及後來生病的爸爸媽媽，跪在床前向上帝禱告，照顧失智又重病的三個家人長達十年，真的若不是靠著恆心禱告和上帝的恩典，是無法堅持走來，毫髮無傷，今日還能把自身經驗寫出來，幫助別人。

　　池哥原本是中視記者，透過他極富感情又生動的文筆，將這十年來陪伴外公和父母的心路歷程，以及親眼目睹台灣令人擔憂的養老環境娓娓道來，盼望這本書，不但能夠安慰許多人的心，也敦促政府在老人政策上能使老有所終，更重要的是讓許多人能在苦難中，認識那位愛我們的天父，透過禱告交託我們的憂愁，得著永生的盼望。

孝順，從來不是有心就好！

林福益／

型男老總‧影音閱讀說書人

　　年過四十之後，朋友間聊天話題都會繞著父母的健康問題。人年紀大了，身體多少難免有病痛，在眾多照顧故事中，每每聽到朋友聊起父母失智的照護心路歷程，便覺這絕對是最困難的「孝順」。**孝，是照顧必須無時不刻的擔心注意；順，是身心必須重新面對失智帶來的關係改變。**

　　一個人生病了，都還是能意識到自己的疾病，忍受醫療過程的身心痛苦，也清楚照顧者的用心陪伴。失智的人，是自己都無法意識到的大腦衰變，即使面對親密家人的日夜相守，卻彷彿是生活在兩個世界的平行時空，彼此看見與感受到的，常是虛幻的交集與各自表述。

　　聽朋友聊著與失智父母生活的日常，可以「想像」對家庭生活關係的巨變衝擊，但真的也只能僅止於想像。即使知道那是一種難以言喻的負荷，卻無法雲淡風輕似地安慰說聲「我能感同身受」。

　　不能說同感，並不是自己無法想像，而是沒有這樣的照顧經歷，實在無法感受照顧失智者的反覆周旋。旁觀者對於真實生活中的各種細節故事與心情遭遇，永遠像上隔著一道牆，體驗不到照顧者時刻面臨的壓力與百感交集，尤其在無能為力下心生的那股玉石俱焚念頭，更讓人心有萬般憐惜與不捨。

　　好友的婆婆失智，動輒就是懷疑家人偷錢，或者要求拿回曾經給子女的「萬能提款卡」；不然就是大哭大鬧，說要立刻飛到美國照顧年幼的孫兒孫女（但他們早已長大成人，而且就在身邊）。每次長輩上演拒看醫生大哭大鬧時，他們就會跟著演戲，隨便拿張會員卡充數提款卡、揚言報警讓家醜外揚，完全掌握老人家愛面子怕被鄰居笑的心理……。演戲，成了一種幫助自己脫離「認真」現實的方法，雖然跟我們分享時像是有趣的笑話，但字字句句聽在我耳裡，盡是辛酸與無力。

　　和熙臺的認識，是二十多年前跑新聞的同業之誼。那時的他玉樹臨風，一身瀟灑，大家喚他「池公」；離開記者圈二十多年後再次見到他，言談之間早已不見當年那個倜儻不羈的模樣，而是充滿著生命感慨與親情的掛念。這也才知道他歷經了人生多場重要的抉擇與親情訣別。

　　他在四十五歲那年，有感於父母出現輕微的失智、生活失序，毅然決定在職場意氣風華的壯年之時退休，空出更多時間來照顧父母。一般人要照顧一位失智長者就已經要承受身心極大的壓力，但熙臺一次要面對父母失智，加上外公摔傷後的長期照護，「一打三」的伴老照顧，是對父母盡孝道的愛之考驗，也是為人子女一生只有一次的機會課程。

　　還記得那天聽他聊到這十年伴老照顧時光是如何度過的辛苦，以及面對父母離世最後的告別與沈重決定，甚至心中愧對母親的承諾，我的心中便有無限敬佩與難過。再讀他真情流露的日記文字，娓娓道來不同階段遭遇到的無助、掙扎與困頓，哀傷與酸楚油然而生。

看見熙羣將這十年個人的伴老照護心路歷程，化作文字，並有條理地分布在全書的十八堂課程之中，不僅讓人讀了感動十足，腦海中浮現出照護時期不同階段會發生的狀況畫面，更提供了不同面向的專業照顧技巧與提醒，同時審視國家社會安老整體政策的規劃、體檢長期照護的資源不足。翻閱之間，深刻感受這本書是熙羣一次次掀開昔日無數傷痛痕跡結痂後的自我療癒見證，也道出了每位照顧者心中說不出的苦，以及企盼被看見、被人懂的微小卻十分需要的心聲。

在孝順這件事上，我們或許覺得天經地義，是心意的天性展現；但在伴親終老的最後旅程，從未有人給予我們指引，預作準備。很感恩有這本書的誕生，為所有面臨或即將面臨失智照護的朋友，提供了實用的經驗之談；也為我們自身必經的終老功課，有了溫習思考的機會，掌握自主權的決定與方向。

孝順，從來不是有心就好。一味地有心，忽略了自己在照護過程所受的傷害折磨，不知如何保有氣力、尋求資源與夥伴關係，絕非長久之計。生命是一面鏡子，當我們觀望著父母衰老的身影時，請別忘了看看自己，是否依然。

扛不起，卻放不下的煎熬！

甄瑞興 /

台灣認知功能促進會理事長、亞東紀念醫院副院長

我們夫妻投入失智症患者照護的公益事業多年，看到過太多像作者一樣，正值事業黃金期，卻因為父母失智，而不得不放棄工作，全心投入照護的例子！

我們很清楚作者甘苦備嚐的艱辛，也深刻了解國內目前因為社福預算有限，在失智長輩的照護方面，還有非常大的進步空間。

我們期待這本書的問世，可以讓家有失智長輩的讀者得到幫助與啟發！

愛，就是珍惜陪伴的每一天

池熙壂

照顧父母，永遠是人生的第一次。

而且只有一次機會，不能重來。

起心動念，是因為照顧父母的那十年，時常在社群媒體分享陪伴父母的點點滴滴。周遭年齡相仿的朋友也多半面臨著同樣的問題，一些朋友開始私訊我交換心得和經驗。慢慢的，我成了一些朋友的「伴老顧問」。因為同時照顧兩個失智老人之後，才知道什麼叫做 1+1 大於 2。

從照顧外公開始，接著面對失智的父母，兩個失智老人的狀況常常是交錯而加倍複雜的，大家遇到的一般老人問題我幾乎都遇到過。許多朋友建議我把這些經驗和心得付諸文字，讓其他從一開始的倉皇失措到步入長期煎熬抗戰的照顧者，能從別人的經驗中獲得一些啟發。

有時我們不得不相信，人生很多事情都是冥冥中安排好的，45 歲時看著爸媽已經開始出現輕微失智的症狀，生活開始失序。我心想轉換個能彈性自主的工作，也許可以空出更多時間照顧父母，所以我申請了提前退休。

而就在我退休的第二個星期，外公摔了一跤進了加護病房，然後輾轉從南部送到台北繼續就醫。大約同個時間，失智初期的父母已無

力照料外公。從此我開始了照顧三個老人的伴老人生階段。

和許多照顧者相比，我算很好命的，因為父母有自己的退休規劃，讓家裡沒有太緊繃的開支壓力，也在需要時申請了外籍看護協助分擔照顧。和許多必須兼顧工作或是自己全職照顧的朋友相比，他們真的是神人般的存在。

有朋友質疑這類文章有多少人會想看。其實當一個人會想接觸這類資訊，就表示這個人已經有了心理準備，將會是或正要成為潛在的照顧者。而這個人，就會是我想要分享經驗的對象。只要有一個讀者能得到一些助益，就有存在的價值。

也有朋友反問我：你說了一堆，你自己都有做到嗎？當然沒有，我也曾經和絕大多數驚惶失措的新手照顧者一樣，在黑暗中摸索，在嘗試錯誤中學習，面對不可能的重來留下悔恨，所以我用自己心中留下的累累傷痕當作素材，希望每一個新手可以少受一些照顧過程中的折磨和痛苦。

這篇文章寫了好幾年，因為要重新打開自己潛意識很想封存的那段揪心的歷程，好難。每個段落，都需要很大的勇氣去掀開用力掩藏的傷疤，爬梳再被翻攪的沉重記憶，像是一滴墨水滴進平靜的清水中快速的暈開渲染，所有的酸楚痛覺都清晰的回來了，每個段落都會在紅了的眼眶模糊了視線後不得不停筆。才知道其實我被迫掀開的心底爛瘡從來不曾真正的復原，這些層層疊疊的積累傷口，只不過是被我用力地掩蓋虛飾，並催眠自己已經康復的外表。而我也在寫作的過程中強迫自己勇敢凝視依然腐爛的傷口，重新清理創痛，在字裡行間真正療癒自己。

我很慶幸，我能有機會陪伴父母走完人生的道路。

我們常常會想著當自己一切都準備好了，才能全心全意好好安排孝敬父母。爸媽現在都還很好，一切等以後再說。而絕大多數的人終會發現——**人生永遠沒有準備好的一天**。每個階段的人生都有它不同的問題等著你去克服。以後再說，但父母不一定能等你。而對父母錯過的陪伴和永遠無法彌補的那份遺憾，會在你的餘生永遠啃噬著自己。

走過陪伴的路，我學到一件事。當父母還健在時，盡可能挪出時間陪伴照顧，珍惜陪伴的每一天。當父母已陷入無自主行為能力，病痛纏身已無法治癒回復，就要勇敢放手，不要讓父母陷入求生不得求死不能的痛苦。

不要自責自己做得不夠多做得不夠好，**照顧父母是一場不會贏卻也不能認輸不能放棄的戰爭**。你再怎麼試圖做更好的安排，父母還是會日漸虛弱，終究還是會有離開的一天。你的每個努力可能都會讓你失望或沮喪，所以要學習接受，我們所做的一切都不可能完美，我們能做的是在父母走向生命終點的過程裡，讓父母減少病痛的折磨，也讓自己在日後檢視自我時，可以問心無愧。

當你選擇擔起照顧的責任的那一刻，你就是做的最好的！

不論對錯，你用摯愛為父母做的一切都是最好的安排！

在這 10 年我也正經歷著中年後的人生十字路口。感恩在這時讓我看到了生命最真實的樣貌，了悟了人生的每一分鐘都有意義。失去的會在不經意的角落拾回，走錯了路會看到更美的方向，迷失的座標會讓你遇見更棒的旅程。

　　陪伴父母的這堂課，我們最終要學習的就是，**接受人生最美好的終點就是向生命告別**，因為我們認真的在珍惜死亡前的每一天。人生沒有哪一天是白過的。照顧父母的每一天，我們都在陪伴父母走向人生的終點。只有親身經歷過親人的生老病死，才能擁抱死亡，才懂得什麼叫做珍惜生命。

　　本書內容也包括了對照顧者的自我準備和心理建設的建議，以及對目前長照制度的盲點和老人安養制度的改進提出我見。僅希望藉此拋磚引玉，喚起更多專業和深度的探討，並提供給政府相關單位參考。也許在大家的努力下，老人的伊甸園有朝一日真的會出現。

▪ 第1堂 ▪

「伴親終老」
是無數揪心堆疊的旅程

★日記1／只有當面對死亡，人才會懂得恐懼

★日記2／原來這是個活著等死的終點站

★日記3／爸媽最後的訣別

★日記4／最後的情書

日記 *1*

只有當面對死亡，人才會懂得恐懼

　　獨居的外公清晨下床時摔倒，跌斷了髖關節緊急送進醫院。一些老人平時看不出來的隱藏病症，往往摔一跤就會全部併發出來。經過醫院檢查，發現外公有血管瘤等七八個都可能致命的問題。醫院評估認為，外公如果動髖關節手術，很可能會引起多重併發症而危及生命，不建議我們開刀。

　　醫生的建議讓我們家屬當下全都傻了眼，完全不知該怎麼辦？外公如果動手術可能老命不保，而不動手術，外公就會癱瘓在床上永遠不可能走路了…而外公現在連下床坐輪椅都會造成內出血，即使成功動了手術，就真的能恢復健康了嗎？

　　家人面面相覷沒人敢冒這個「可能把外公害死」的風險。這時我們也做了也許和很多家屬會做的相同選擇──決定去問外公，把這個生命抉擇交由當事人自己決定。

　　本來外公很堅持開刀的，因為他覺得如果不動手術就會連下床走路都不行，永遠癱在床上，那麼活著還有什麼意義呢？但是他聽了醫生整體的評估後，認為手術致命的風險很高，當下連外公也膽怯退縮了…

　　人在健康的時候，都可以很灑脫豁達勇敢的談生死，但到了生死抉擇的關鍵時刻，每一個人都是怕死的…，我們尊重外

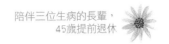

公自己的決定，叫了救護車把外公接回家。

一旦長期臥床，身體會加速退化，肌肉萎縮，器官功能衰減，隱藏病症很快爆發。外公回家後不久，又再度送進急診室，快速虛弱的外公已無法再考慮動手術了。由於呼吸功能退化，外公被轉介住進專收呼吸病患的專門醫院。

在呼吸病房，第一次親眼目睹什麼是「活死人」般的人間地獄…

在這個幾乎全部都是氣切患者的醫院，也第一次切身感受到什麼叫做「生不如死」。走進大通舖的一般病房，無聲的靜肅讓我幾乎可以聽到自己呼吸的聲音，凝滯的空間裡，只有呼吸器泵浦此起彼落的打氣聲，打破一片死寂的氛圍，在空氣中瀰漫著一股沉悶的酸臭味，讓人感到窒息。經過每一張病床，看到的是一個個無聲無息的病患筆直或蜷曲的靜靜躺著。

氣切患者不能說話，而且多半隨著多重的病症和長期的臥床，除了呼吸器的節奏，看不出來躺在病床上的人到底還有沒有生命。大部分的病人四肢已經蜷曲萎縮，只剩下皮包骨四肢無力的癱在床上。

院方算是把病房設備考慮的盡量周到了，在四人病房裡的每個病床前都從天花板吊掛著一台自費電視。住進呼吸病房的人，每天睜開眼，電視銀幕等於是病患的全世界。而大部分的病患都是在睡眠狀態，或是閉著眼睛一動也不動。少數醒著的

病患，他們唯一的動作幾乎就是當你經過時，盯著你轉動的眼睛。你看到的也許就是他們這輩子餘生的每一天，他們的全世界就是在這張長方形的床上，任憑看護人員幫他們日復一日灌食，清洗排泄物，直到死亡慈悲的降臨。

我發現少有家屬來探視呼吸病房的病患。打掃阿姨說，住了兩三年後，就很少有人再來探望，因為病患大多不會互動或反應，家屬來了也只能尷尬地四目相望或自說自話。「不來看也好，免得心情不好！」阿姨語氣平淡的說道。

被列為重大傷病的病患健保給付了大部分費用，家屬的經濟負擔小很多，病患自己不會也不能抱怨環境不好。日子久了，親友們漸漸地越來越少來看望，他們就被遺忘在這裡。也許，家屬也想逃避，想讓自己的生活回復正常，來探視只會勾起難過的情緒。當初決定氣切的病患或家屬，也許現在只想忘掉這一切，希望這一切早點結束…

生命誠可貴，這句話在這裡是最無聲的諷刺，更是死神最邪惡的嘲弄。因為「生命至上」的習規俗律，所以很抱歉，你想求死卻不能…

外公初期因為還能用面罩式呼吸器維持，住進這醫院後成為全院護理師最常跑來聊天的熱門住民，畢竟外公幾乎是院內唯一頭腦清醒，而且可以對話互動的病患。但是我們已被告知，遲早我們要面對外公必須靠氣切來維生的抉擇…

對於長期臥床的病人來說，外公很不同也很不幸的，是他一直維持著很清醒的頭腦，然而意識太清醒，也造成外公心靈更大的痛苦。每次去探視外公，我都會陷入低潮情緒。要怎麼跟外公說，你剩下的生命就是躺在這張床上，你唯一的世界就是這張床的方寸之地，唯一的視野就是這台床頭的電視？你不可能再活著離開這裡了…

過了幾個月，有一回去探視外公。他不想開電視，只是眼睛盯著天花板發呆，沮喪的眼神中流露著最深的絕望。外公跟我說：「小弟啊！我不想活了，我真的不想活了…。」外公這句話讓我覺得心口就像是被刀一道一道的劃過，我甚至清楚地感覺到每一刀深深刺進肉裡的劇痛。一種恐慌無力感啃噬著我，打著冷顫的涼意瞬間貫穿全身。第一次這麼強烈的感受到無法抗拒的沉重擠壓在胸口的窒息感。

我心裡的聲音在陪著外公哭喊；我知道，如果是我，很清楚自己永遠不可能活著離開這家醫院，永遠不可能再走出去看看這個世界，即使想移動到戶外散散步的心願都是奢求。每天眼睛睜開，看到的就是了無生趣的垂死等待…，如果是我，我也不想再活下去了…

面對絕望而清醒的外公，他的眼神透露出希望我能幫他解脫的懇求。我只能用心虛蒼白的慰藉轉移接不住的話題…「阿公，別想這麼多了。人生就是這樣，過一天算一天啦！」然後趕快拿起遙控器打開電視，找個藉口跑到醫院門口抽根菸，把

自己的眼淚擦乾，深呼吸幾下，想著等下要用什麼笨拙無用的詞句安慰外公。

到了外公必須面臨要不要氣切來維持生命的時候，這時的外公已經陷入斷斷續續的昏迷。醫生說如果氣切，也許可以再活個 8 年 10 年沒問題！問題是我們希望外公和其他氣切病人一樣，只剩下心臟在跳動的空洞軀殼這般的「活」著嗎？我們有權利決定外公的生死嗎？我和家人再次面對天人交戰的抉擇，大家都不敢做決定…

這次我決定不再軟弱逃避了。看著整個醫院一個個病患用絕望啃蝕自己日漸形銷骨毀的軀體，日復一日以倒數死亡寫著生命日記，我不想讓外公繼續受這種折磨。我盡量穩定自己的情緒，顫抖而堅定的告訴醫生：我們不做氣切…

每一個天人交戰的生死抉擇背後，都是無數的矛盾，掙扎和撕裂心扉的傷痛無情的交織。如果可以重來，再怎麼危險也許我們都應該冒個險讓外公動手術，至少賭個可以重新站起來，繼續享受人生樂趣的機會？

我們應該堅持外公原本要動手術的初衷，而不是因為害怕擔責任而將抉擇留給外公，最終因恐懼死亡而變卦。我是否應該承擔這個抉擇，不告訴外公手術可能致命的實情？

面對死亡，原本理性的勇敢和灑脫都成了虛妄誑語，懼怕死亡的非理性往往可能會讓人做出在未來後悔的決定…

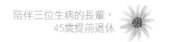

日記 *2*

原來這是個活著等死的終點站

　　老媽因為腦幹嚴重中風，在醫院住了幾星期，人都還沒清醒卻被醫生臨時通知我們準備出院了。沒有任何的出院協助和指導，這次入院後才開始使用的鼻胃管、抽痰器、氧氣機等一堆我們都很陌生的器材，甚至都還不知如何操作。這家台灣首屈一指的教學級醫療中心竟然就要把老媽「丟包」，臨時通知家屬兩天後就要幫老媽辦好出院手續「回家」，我們就像是無預警的突然要抱一個新生兒回家，卻沒有人知道怎麼餵養小孩，家中更沒有事先預備的育兒用品。所有的家人全都呆若木雞驚恐的傻在現場…

　　在家人的驚惶失措中，隔壁床的家屬提醒我們該趕快找護理之家，而我們好不容易在表妹協助下找到一間 A 級護理之家，才讓大家喘口氣，終於有地方先安頓老媽。

　　而手忙腳亂地入住的第一天，我們又被嚇傻了。在護理之家，眼裡所見恍如老人地獄…

　　由於倉促到沒時間選擇，老媽被安排住進一間六人房病房。還沒走進房間，就聽到淒厲的叫喊聲。一個外籍看護正在幫一位老婆婆更換紙尿褲。而由於長期蜷曲在床上，老婆婆手腳關節已經僵硬無法伸展。外籍看護使盡力氣把老婆婆手腳扳

開，即使老婆婆痛的一直哀嚎，只見外籍看護依然自顧自的用著蠻力繼續把工作完成。看到我皺著眉頭經過，這位看護露出牙齒親切地微笑著對我大聲說：「老闆好！」

這時我才意識到在護理之家，大部分的老人都是這樣，頂多只能用微弱的哀嚎表達他們的痛苦。在護理之家，老人的哭喊只不過是早已習慣的日常。對看護們來說，這只不過是每天的例行工作，她們一點都不以為意。看到我親切大聲的問好，這反而是機構對她們最重要的工作要求。

這裡大部分都是外籍看護，很快的我就觀察到看護的工作文化。

有一個對老人比較細心還會耐心對老人說話的新進看護，被其他老鳥看護見到，立即把她臭罵一頓。因為這裡早已成形的工作文化，就是有效率的趕快把工作完成。花時間對不一定有反應的老人友好和溫柔，只會延緩整體工作流程，耽誤其他人的下班休息時間。而其中一人表現的體貼，會威脅到其他看護的工作觀感，甚至對老人微笑都可能是違反「集體工作文化」的表現。所以慢慢的，新來的善心女孩不敢再對老人溫柔呵護，隨著其他粗手粗腳的老鳥看護用同一標準工作，否則可能會被其他看護修理與排擠。

怪不得護理之家臥床的老人，常常會發生原因不明的骨折，我後來慢慢了解了內情。原來看護們為了時效，都是粗手粗腳地把老人從床上拖下來，丟上洗澡椅速速推去洗澡間，然

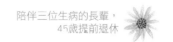

後蠻力的丟上洗澡檯，隨意塗塗肥皂灑灑水洗完之後，再用力的丟到輪椅搬回床上。

多半孱弱的老人本來就很容易骨折，哪裡禁得起這樣粗暴的摔上摔下。有時候看護們還會互相比賽速度，老人們更只是個被丟來丟去的活沙包，在看護的嬉鬧中東倒西歪的垂掛在輪椅上，排著隊等著「洗澡」。

走到最後一個空床位，對面是一個看起來還很年輕的女孩。聽說是腦部受損的她頭髮被剃光，手腳都被約束帶綁著。我有點好奇看了她一眼，她就用微弱的聲音重複地對我說：「把我放開好不好？把我放開好不好？」

除了手腳被綑綁的地方已經有了被長年緊縛的一道道瘀青，手臂和臉部多處都被她自己抓得全是傷痕。每次走過她的床位，她都會用眼睛來回的一直盯著你看。如果你稍作停留，她就會小聲地重複：求求你把我放開好不好？後來聽說，在護理之家，看護幫住民洗澡都是塗滿肥皂後，拿水龍頭隨意把肥皂泡沫沖掉看不出來就完事了。但洗不乾淨的殘餘肥皂日子久了就會造成皮膚過敏發癢。護理之家的住民多半失能不會說話不能抱怨，只能時常自己抓癢到皮膚潰爛，而院方的人就會把住民綑綁束縛起來。畢竟，住進這裡的人都是不會抗議的…

幫老媽收拾衣物放進儲物櫃時，隔壁床住民的櫃子幾乎是空的。聽院方的人說，隔壁那位住民家屬應該至少半年沒來過了吧。也不會幫他準備什麼衣物帶來，院方就只好拿其他過世

的老人遺留下來的衣物給他，有什麼穿什麼。「這裡很多老人都是這樣的，家屬很久都沒來了。」

這時候工作人員看到隔壁床的老人掙脫了約束帶，把尿褲扯開了，糞便和尿混合的黃褐色濃稠液體滲出了尿褲，沿著床單一滴滴滑落在地上。「唉喲！妳在幹什麼啦！」工作人員走過去用力推了老人一把，然後氣呼呼地重新把老人掙脫的手更緊的牢牢綁在床邊扶手上。

這時他應該才想起來我還站在旁邊，他趕快改口：「阿嬤，妳要乖喔！不要把尿褲扯掉喔！這樣會臭臭喔！」然後氣沖沖地走出去喊護理師：「護理師妳趕快把阿嬤的鼻胃管放回去啦！不然我們要餵她慢慢吃，一個小時也餵不完，我很忙耶！哪有這個閒工夫啦！」

走掉的工作人員沒有回來幫阿嬤換紙尿褲，鬆開的紙尿褲攤在床邊，排泄物滴落在地上，慢慢積成一小片泥濘。我不忍直視，但眼角餘光看到那位阿嬤試圖用她骨瘦如柴的手和我打招呼。她緊綁的手只能顫抖著微微張合能動的手指略微移動。她沒牙的嘴角擠出一絲微笑，朝我微微點了點頭。我想，阿嬤還記得見到人應該親切點頭問候的禮節吧！

剛開始我還很好奇這樣不會有家屬抗議嗎？但經過一段時間的觀察，偌大上百人的護理之家平日會來探視的家屬也沒有幾個，即使到了假日多了一些家屬會來盡盡義務的也頂多待一兩個小時就走了。

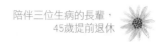

護理之家到處都一位難求，能找到願意收容的機構已經是萬幸。家屬最害怕的不是服務品質不好，而是長輩被趕出來。去哪裡再找另一家？再找一家會更好嗎？對於機構的任何不滿，也只能睜一隻眼閉一隻眼，眼不見為淨。誰敢抗議，院方可能就會請家屬捲舖蓋，另尋他處。因為這裡，不缺客人。

原本以為這一間病房還算安靜，鄰床住民看起來多半是在睡眠狀態。沒想到入夜之後全醒了！喃喃自語的，咳嗽不停的，哀嚎整夜的。那是一整個讓人背脊發涼的恐怖詭譎氣氛…第二天，我們立即拜託院方，再貴的一人房兩人房只要有空床都讓我們先換床位再說。

這是一個被遺忘的老人地獄…

後來才聽說，還有很多更糟的護理之家。偏鄉地區有些簡陋的機構收費低廉，因為附近民眾也只負擔的起這麼多了，而且整個地區沒有其他養護機構，能顧得了的就送到這裡，算是有責任心的了。更多顧不了的就只能丟在家裡自生自滅…

日記 3

爸媽最後的訣別

禍不單行這四個字，如果發生在父母二人同時面對生死邊緣的掙扎，有多沉重？

老爸一度斷氣經過急救暫時心跳恢復了。我和姊妹分兩頭輪流照顧在急診室的老爸和在家焦急的老媽。第二天老姊帶著老媽探視老爸後從醫院返家時，精神不濟的老媽在家門口突然改變主意，一定要回醫院陪老爸，一個急轉身整個人失去平衡就摔倒在地上，痛到站不起來。老姊立即再把老媽送回急診室，照過Ｘ光後判斷是老人常見的髖關節斷裂，必須得動手術。

老爸老媽現在同時住進急診室的兩個角落病床，筋疲力竭的我突然有了個荒謬的自我安慰──兩個現在都在急診室，不必醫院家裡兩頭顧，比較好照顧了吧！

醫院很快地幫老媽安排了手術，術後住進了普通病房。而一度斷氣被急救回來的老爸也奇蹟似的慢慢穩定下來，轉進普通病房觀察。

爸媽同時在這家醫院，分別住進前後兩棟住院大樓。我和家人排了班，依照治療的排程輪流兩棟大樓來回奔走陪病，其實最重要的工作，是去「堵」曇花一現的巡房醫師詢問病情。常常來回兩頭跑到搞混了樓層或是走錯了病房。

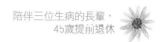

老媽手術後過了一個星期，醫生說可以出院回家調養了。結果回家不到三天，失智的老媽忘記自己才動過手術，在家人緊盯著的視線離開不到十秒鐘的間隙，突然自己站起來，因腿肌無力發軟再次摔倒在地上。我沒時間思考自己的驚嚇，立即開車送老媽再回醫院急診。經過 X 光確定老媽又摔斷了髖關節，必須再開一次刀。

準備二次手術的老媽再次住進病房。而在另一棟樓原本穩定了一陣子的老爸病情這時卻突然惡化，呼吸心跳都呈現衰竭的現象，就在老媽送進開刀房進行第二次手術的同時，醫院通知我們，你父親可能不行了，要我們做好心理準備。

在老媽動完第二次手術後，老爸已經進入不再積極治療的安寧階段。

動完第二次手術的老媽很虛弱的回到病房。貼心的醫護人員提醒已經筋疲力竭，腦袋一片空白六神無主的家屬，要不要試著讓二老見一面？這可能是他們的最後一面。

而兩個人分住在前後不同棟病房，才動完手術的老媽還依靠著氧氣和點滴體力很虛弱，禁得起這樣的移動嗎？貼心的護理師找來醫師評估，醫院人員不敢大意，經過一番討論和沙盤推演，老媽這邊由三位醫護全程陪同，我們把帶著氧氣和點滴的老媽扶上輪椅，聯絡好老爸病房這邊的護理站約好時間，並且通知醫療電梯淨空待命，在院方的積極配合下研究好動線，

兩邊護理站都出動了幾位醫護人員戒備待命接駁看護。老媽終於安然地跨過了四棟醫療大樓來到了老爸的床邊。

我們小心翼翼的用輪椅把老媽推到了老爸身邊。手術後的老媽很虛弱，神智也還沒完全恢復。看到老爸時神情漠然無主。見到老爸，虛弱的老媽伸出顫抖的手握住老爸的手。才動完手術的老媽其實還在恍惚狀態，只是看著老爸。

我試著帶著老媽一句句的說：

"池濂，

我剛動完手術，很順利，

你不要擔心，你好好養病，

別擔心，我很好。"

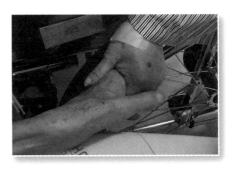

這是爸媽最後的訣別。幾天後，父親離世。

也許是新聞工作的訓練養成的習慣，我臨時拿起手機把這個過程都拍照了下來。這些照片後來卻發揮了很大的作用。

老爸告別式後，老媽還在住院，但漸漸恢復精神的老媽開始一直詢問老爸呢？老爸在哪裡？失智的老媽並不記得曾經見過老爸最後一面。

這時我拿出照片給老媽看，哄騙著說：「老爸生病在住院啊！妳看都有照片，妳還去看老爸了啊！老爸還在醫院休養，先別吵他，過陣子就會回家了唷！」

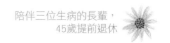

躺在病床上的老媽，半信半疑看著照片說：「那帶我去看他。」

我說：「好啊！現在老爸休息了，晚一點我們再去看老爸好不好？」

老媽的記憶力只能維持幾小時，每當她要找老爸時，我就拿出照片放給老媽看，用同一套劇本再安撫她一次。然後過一陣子老媽就忘了，直到下一次突然想起來，我繼續用同套劇本瞞哄著老媽。

在一連串接踵而至的變故後，我沒有時間讓自己感傷。緊接著的考驗就是，我們最後要不要告訴還在住院中的老媽，老爸已經不在的消息。

考慮了許久，一輩子依賴老爸的老媽，如果知道老爸已經不在了，一定會傷心欲絕。而失智的老媽記憶力最長也不會超過一天，甚至只有幾個小時，如果告訴老媽，第二天老媽很可能不會記得而繼續追問老爸在哪裡？如果我們每天一再的重複告訴老媽實情，老媽可能會每天都要重複一次這種傷痛絕望的過程。最後我們決定，永遠瞞著老媽直到瞞不住為止。

而緊接著的第二個考驗就是老爸的告別式，要不要讓老媽參加…

按院方療程估計，老媽一星期後可以出院回家。既然要瞞著老媽，我們只好忍痛決定不讓老媽參加老爸的告別式。我們

趕在一星期內老媽出院前,迅速安排了老爸的告別式。老天垂憐,在我正焦頭爛額的時候,表姊妹如天使般出現幫忙。在老爸告別式當天,我請託表姊幫忙在醫院顧著老媽,我抽身先去辦完老爸的告別式,然後再趕回醫院陪伴老媽。

緊接著我趕著準備下一個考驗──老媽出院以後怎麼辦?

我拜託醫院讓我媽多留院兩天,幾天內連夜把老爸的床移出爸媽的家,把老爸的衣物和私人物品都先裝箱藏起來,把家布置成只有老媽一個人住的樣子,希望不要讓老媽睹物思人想起老爸。並設想了好幾套劇本,譬如老爸去南部出差了,老爸不舒服在住院,老爸去打麻將了⋯,賭賭看這些善意謊言能不能持續瞞過失智的老媽。

從陪伴二老開始,我最擔心的狀況,就是當互相深深依賴的二老,其中一人先走了,另一個我要怎麼安撫?也許這是上帝慈悲的安排吧。因為連續摔斷髖關節而動了兩次手術的老媽,體力大不如前,失智程度也加重了。而也因為老媽更退化的記憶力,都恰恰彌補了這套劇本的瑕疵。失智,其實也是神的恩典。

直到老媽過世,我一直都讓老媽相信,老爸一直都在⋯

日記 *4* 📖

最後的情書

可能是上帝悲憫的安排，老爸過世後，經歷兩次手術的老媽體力和記憶力都大幅衰退。這時老媽的記憶力只能維持在臥房到客廳之間的距離。當我們在客廳，老媽自己會說，說話小聲一點，老爸在裡面睡覺。當回到臥室，我會告訴老媽：老爸在外面看電視，妳先睡喔！

為了讓老媽的生活不要有胡思亂想的空檔，我拜託附近的日照中心破例給了我們最後一個名額，收留坐輪椅的老媽。老媽本來不願意去，我再次編了個劇本，說這是老人大學，是政府免費給老人的福利，不要錢，去了還有錢可以領！老媽妳先去看看好不好玩，好玩再帶老爸一起去。這理由才讓老媽勉強同意。

臨出門前，老媽突然堅持說：「我要跟池濂說一聲我出門了呀！免得他醒了看不到我會緊張。」我嚇死了，靈機一動跟老媽說老爸還在睡覺，別吵他。妳留個紙條給老爸說一下就好。

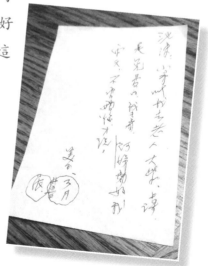

▲ 這張紙條是老媽給老爸最後的情書。

43

手術後的老媽體力大不如前，幾乎無法拿筆。而他堅持寫完給老爸的叮囑。

一張小小的紙條，沒有一字情愛，卻充滿了對老伴相守一生的深情蜜意。

這也是老媽留給老爸最後的情書。

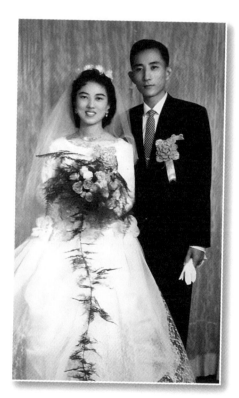

▲ 爸媽的結婚照。

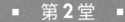

第2堂

照顧者的
5大心理建設

★日記5／失智，其實也是一種恩典

・當你成為照顧者，學會為父母的餘生點亮一盞燈

・重拾生命的美好，把每一天都當成生命中的最後一天

・理性與感性：照顧者扮演的角色與智慧的挑戰

・生死之間：重新思考遺囑與死亡話題

・愛與放手：照顧失智老人的真實挑戰與心靈成長

日記 *5*

失智，其實也是一種恩典

我又跟自己過不去了，因為對老爸老媽千交代萬交代，還寫著大字報到處貼著提醒二老的事，他們總是忘得一乾二淨。一時忍不住積壓的怒火整個爆發，和老爸老媽大吵一架。我氣的跑回隔壁自己家，躲在廁所裡大哭一場，大約過了一小時，終於讓自己心情平復了，冷靜思考又覺得二老很可憐，我是他們唯一的依靠啊！抽了幾口菸深呼吸了幾下，重整情緒再走回隔壁爸媽家。

結果一推開大門，二老正看著電視。老媽一看到我，笑著問：「你剛睡醒啊？」，接著老爸輕鬆的問我：「今天要帶我們上那兒去走走呀？」

我愣了老半天，這是演哪一齣啊？⋯原來二老早已經完全忘記剛才吵架的事了⋯

從此學會一件事，別跟失智的爸媽吵架嘔氣。自己躲在廁所痛哭半天，而一轉頭二老可能早就忘得一乾二淨了。

慢慢的我有了不同的體悟。失智，也是一種恩典。我們習慣用正常人的角度回應或對待失智老人，當轉換角色設身處地進到失智者的內心，他們不記得人生的酸甜苦辣喜怒哀樂，反而是無憂無慮的。他們不再熟悉他們遺忘的世界，對他們而言，可能在他們所認知的失智世界裡，一切是快樂而美好的。

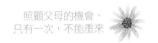
當你成為照護者，
學會為父母的餘生點亮一盞燈

常常有人問我，應該怎麼照顧老去的父母。

我不會先去一一談論照顧的生活細節，而是建議照顧者要做好心理準備和心理建設。在老人安養的議題中，人們總是把焦點放在老人身上，照顧者常常是被忽略的。其實**面對最大壓力總是在崩潰邊緣的是照顧者。先裝備好照顧者讓他從容一點的上戰場是最重要的前提。**如果照顧者累垮了，再多的安老理論和實務都沒用，所以先讓照顧者建設好心理防線，是開始照顧父母的第一步。

社會學關於人遇到疾病時的心理階段，放在面對父母的衰老也同樣適用。陪伴老人一樣有的心理五階段：

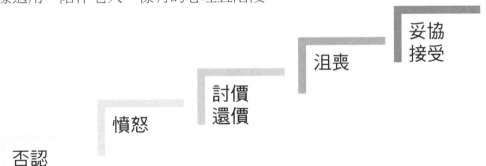

當父母開始出現老化症狀，我們常常第一時間的反應是：就是老人老化的一般正常現象而已啊！如果父母被確診失智或者罹患重病，我們也常常懷疑；不會吧？這不會是真的吧？不就是老人老化而已嗎？潛意識中我們內心深處永遠是個孩子。對於生養照顧我們長大的父母逐漸的油盡燈枯，我們潛意識會拒絕面對失去父母的恐懼。

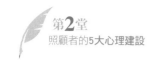

然後眼見父母失序的生活和日漸虛弱的身體，我們會莫名的生氣，生氣老爸老媽怎麼不照顧好自己，生氣自己怎麼都沒有及早注意到，或者就是不想面對這個事實而憤怒。然後我們會嘗試說服自己爸媽也許沒那麼嚴重，這些不過就是正常的老化，也許是暫時的生病狀態，一切會慢慢變好的。

當做了許多努力之後發現都是枉然，阻止不了老爸老媽還是會越來越糟，**失去父母是個遲早會發生的未來，子女會陷入沮喪和低潮。對於一切的嘗試失敗而感到絕望。**最後，我們學會接受父母不再是過去那棵我們可以依靠的大樹，終有一日我們會失去父母，而學著把握當下的每一天。

————～·◦·◦·◦·～————

照顧父母永遠都是我們人生的第一次，
沒有預習的機會，更不可能重來。

————～·◦·◦·◦·～————

很多心得都是親身體驗之後的結果，而絕大多數的子女開始面對父母的老去，都是慌亂而不知所措的，所以當你要開始進入照顧父母的階段之前，最好先做好一些心理建設。

◎帶著鋼盔向前衝

父母的老去不一定是循序漸進，讓我們可以按部就班慢慢準備的，或是剛開始老化的徵狀出現而我們沒有留意，以為父母自己都過得好好的。直到有一天父母驟然倒下，讓子女「突然」變換角色變成了照顧者。**當父母開始進入需要被照顧階段，著急焦慮的朋友會來問我該怎麼辦？他還沒有準備好去面對家庭突遭巨大的變故。**

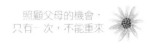

我常常只用一句話做為開場白：**就是帶著鋼盔向前衝！**

因為當你會問我這個問題，就表示你可能是家裡唯一，或是最放不下父母的「那個」家屬，照顧責任常常也就會掉在這個「最不忍心」的子女頭上。不論你覺得公不公平，咬牙切齒的埋怨其他家屬竟然都狠心不管。你放不下，就勇敢地扛起這個責任吧！有朝一日你要面對的是自己的心，對自己的良心交代，而不是和其他手足比較誰做得多誰做得少。

照顧父母是一條不能辭職，不能換跑道，甚至不能想一死百了就可以解脫的漫漫長路。老人從需要被照顧到亡故，平均需要八到十二年。照顧到二十年以上的子女也大有人在，**所以第一個心理建設，就是當這一天到來，別去想自己行不行，別憂慮自己什麼都還沒準備，就戴著鋼盔向前衝吧！**

◎到時候再說？等我先準備好自己？

當父母的年紀已達到需要被照顧的階段時，子女多半正進入中壯年，也正是事業衝刺極欲更上一層樓的時期，而自己的孩子可能也還在求學階段。中壯年時期的子女很難未雨綢繆去騰出手來關心還算健康還能自主生活的父母。常常聽到的話就是，到時候再說吧！我現在正忙著呢！等我把自己都準備好了，再來好好安排孝敬爹娘，讓老人家享享清福！

問題是，人生永遠沒有完全準備好的一天。人生絕大部分都是我們還沒準備好的時候。**人生永遠是一個疊著另一個挑戰接踵而來。人生每個階段都會有不同需要去克服的問題。**人的慾望總是超出實際你

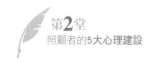
已經有的東西。即使真有一天你可以大聲說，我完全準備好了！而那時候，父母是不是還在等你？

父母期待的不是你為他們打造了養老豪宅，天天有山珍海味。不論你現在有什麼，**父母要的只是你能常常陪他們吃頓飯，說說話，偶爾帶兩老出門逛逛街，安排個小小旅遊。**你會發現老人的需求其實很渺小，所以當父母在需要被照顧的年紀之前，及早挪出時間去好好陪陪父母，思考怎麼為父母安排老後的居所和生活。

———～•·～•·～———

人生有些事情，不能等。
人生最大的遺憾，就是來不及。

———～•·～•·～———

◎愛的暫停鍵，堅持自己喘息充電的空間

沒有親身經歷照顧過父母的人常常會說：「這有什麼困難的，老人吃飯的時候你陪著吃，老人睡覺的時間你跟著睡，老人醒著的時候就陪他們逛逛公園四處走走。很輕鬆啊！」

事實絕不是這麼簡單。當父母需要被照顧的階段，可能多半已經開始有失能或失智的現象。隨著老化，這些症狀只會持續加重。白天你要安排老人所有生活的空檔娛樂以及醫療行程，每個行程都要細心安排流程和隨時注意安全。到了晚上，長輩會有很多讓你疲於奔命的突發狀況。

老人半夜昏昏沉沉的去上廁所不小心會跌倒，或是失禁尿濕了床鋪。失眠的老人會下床到處閒逛，失智的老人入夜後可能會出現幻覺

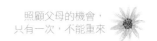

瞻望，而開始情緒失控暴衝。入夜之後，才是照顧者更需要繃緊神經
隨時待命的時刻。準確的說，照顧者是 24 小時都在警戒待命狀態的。

剛開始進入照顧階段的照顧者也常常忽略掉，其實照顧工作是一
整天分分秒秒不能鬆懈的，如果沒有給自己預留喘息的時間空間，照
顧者的壓力很快就會累積到瀕臨爆表。如果不能自覺或不能允許自己
放下，很容易陷入崩潰。

陷入情緒低潮的照顧者在老人休息時，即使是自己對著電視發發
呆或什麼都不做，都會覺得是難得的屬於自己的一點點時空。而仍舊
警戒的心理狀態並沒有鬆懈，即使躺在床上滿腦子都是在想著還能幫
父母做什麼，一個手機簡訊或風吹草動的聲響都會隨時拉緊你的神經。
嚴重的失眠和焦慮會積累成憂鬱症的沃土。 發自愛的關懷在長期壓力
的摧殘下，緊繃失控的情緒會變成對彼此的怨懟，甚至互相的傷害。

所以**長期照顧者必須正視給自己休息的時間和假期的充電**。務必
及時要求其他家屬或僱請臨時看護，至少在假日時來接替照顧的工作，
把自己緊繃的弦全然放鬆。當你在爭取來的假日知道父母有人顧著，
自己可以完全暫時放掉對父母的擔憂和顧慮，你才能得到真正的身心
歸零。

照顧者要認知到，照顧之路會越來越辛苦，等於是在已經日積月
累的勞累疲乏之後，越到照顧後期，壓力和體力的消耗還會倍數增加。
就像馬拉松的賽跑，前面已經用掉 80% 的體力疲憊不堪了，而最後的
衝刺卻還需要再擠出至少 50% 的能量去撐到底。

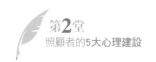

◎別逞英雄，別和他人比較

並不是每個人都適合做照顧者。但是當捨我其誰，自己必須得扛下這個責任時，就要很誠實的面對自己個性體力和耐心的不足，找出不讓自己被壓垮的平衡點。不要和任何人比較，別逞強、別硬撐、別硬逼自己做出超出能力負荷的事。

我們也許常會聽到有些全職照顧者，可以全年無休 24 小時親力親為的照顧失能的父母。我必須打心底讚佩這些如神人般存在的兒女，如果沒有強健的身體，堅定的意志和過人的耐力，能毫無喘息的撐過半年已經是神話般的傳奇！

而我們不必也用同樣嚴苛的標準，要求自己成為這樣非常人的英雄。**量力而為，才能持續這場照顧父母的長期抗戰。這場戰爭的決勝是在誰能撐到終點，而不是一時的悲劇英雄。**

尤其當老人因病住院，維持照顧者的身心平衡狀態更為重要。曾經有一回父親住院我陪病了五天，因為自己一向有睡眠困擾，在醫院的陪病床上我完全無法入眠。之後父親出院了，而我卻接著病倒了一個禮拜。從此我就認清了一個務實的現實；**不要做超出自己能力所能承受的事情。承認並接受自己的短處，然後想辦法彌補。**照顧老人是一場長期抗戰，如果照顧者自己倒了，多半是沒有人可以輕鬆接手的。

常常在醫院看到老人住院，子女孫輩輪流過夜照顧。當然如果家裡人多可以換手，能這樣排班照顧絕對是人人稱羨的孝子孝女，值得為他們拍拍手。而每個照顧者都必須要冷靜評估自己的客觀狀況。如果自己是唯一的照顧者，要同時考量自己的年紀，身體健康條件等客

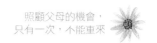

觀因素，再制訂照顧規劃。

尤其一個主要照顧者的工作，不只是守候在病人旁邊而已。辦理醫院相關手續，張羅老人相關器材設備，隨時和醫生溝通病人的狀況，安排老人的生活大小事，都是照顧者的工作。

當病人呼呼大睡，照顧者卻不一定能跟著補眠休息。如果照顧者身體疲累實在是撐不下去，那麼硬拼著老命要來搏個孝子孝女之名，一定要陪父母過夜陪伴照顧就沒有必要，建議寧可聘僱夜班看護，讓自己可以回家睡個飽，儲備第二天的作戰能量，這些都是照顧者要顧全的方方面面，才是良策。**請記得：如果陪病者身體累倒或生病，所有的大小事誰能來接手處理？**

如果照顧者還要兼顧自己的工作和家庭，更應該保持一個撐得住的身體狀況遠比逞英雄更重要，所以安排親友輪替照顧，或是僱用看護分擔照顧工作，是個務實與必要的考量。勉強撐著事必躬親是不現實的。

不必凡事都要求過高逼死自己，接受難免的疏忽和懈怠，不必盡求完美。這可能是一場長達 10 年的長期抗戰，贏的不是前面的滿分，而是能撐到終點的人。**每個人都要衡量自己的經濟、體力及精神承受力，整理出一個能兼顧的平衡點**。照顧父母不是和別人比賽，能撐到最後沒崩潰棄守的才是贏家。超出自己負荷去逞英雄，常常最先累垮的就是你。

別自己硬撐，別把自己的心關著門自己扛著，關閉自己只會更糟，適時尋求心理諮商或相關團體的支援，譬如照顧者關懷團體，失智者

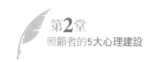
互助家庭等單位。尤其長期在挫折感遠遠大於成就感的情緒低潮期，更需要支持和肯定的力量。而這種支撐不會是來自於自顧不暇的老人，尋求心理諮商和同儕團體的互助鼓勵，才能獲得更多支持的力量。

◎忽視旁人的馬路意見

在照顧長輩的這條路上，除了心理的壓力和身體的煎熬，最怕的是其他人七嘴八舌的馬路意見。**如果太在乎別人的看法，就會被別人的意見綑綁束縛。**

在家裡，可能會遇到來自於鄰居和親友指手畫腳的批評。在醫院，常常會有同房隔壁床的病患家屬，甚至是醫院的看護，或許會七嘴八舌講出一些提議「表示關心」。

「能救就要救啊！還可以活得好好的，為什麼要放棄呢？」、「做子女的怎麼這麼不孝順？！」、「人都還在呼吸，怎麼忍心讓他死掉呢？」、「這是你的父母耶！你怎麼能不救呢？」、「為什麼不做氣切？做氣切還可以活很久的！難道你們不想看著長輩活著嗎？就再給他一次機會啦！」等等勸世語。

即使是掃地阿姨經過隨口的一句話，都會擊潰好不容易鼓起勇氣的脆弱家屬。也許這些路人還自以為是給了個佛心建議，還做了件功德善事，其實他們根本是無法體會飽受煎熬的家屬，面臨多麼困難的椎心抉擇。

這種好事者的馬路意見更容易摧殘照顧者脆弱的情緒，而且把孝順的大帽子扣下來，會讓已經挫折低潮的家屬承受更大的壓力。這是

對家屬最直接而殘忍的二度傷害。尤其是正面臨生死交關抉擇的家屬，這種馬路意見會讓已經情緒緊繃的親人更進一步瀕臨崩潰。我相信他們並無惡意，也許這也是他們自己正在猶豫生死抉擇的一種心理投射。

而這種馬路意見常常是最不客觀的。有些是年長家屬好死不如賴活著的傳統觀念，有的是捨不得放不下的子女，或是聘僱的醫院看護，他們的職業要求就是顧好臥床病人的吃喝拉撒，即使是失智或昏迷狀態的病患，他們的職責就是讓病人「活著」。

有時候非主要照顧者的家屬，會因為缺席照顧的愧疚而執意堅持讓長輩活著，甚至苛責主要照顧者怎麼沒把爸媽照顧好，把自己的歉疚轉移到對照顧者的嚴厲指責。只有當事人或主要照顧家屬，才最清楚知道病痛的折磨。生活的品質、生命的尊嚴，其實有時候比只是活著更重要。

拋開旁人的眼光和批評吧！說三道四的閒話也許只是多事者一時興起的口舌之快，卻會造成照顧者更大的負擔。只有自己知道自己和長輩的狀況，未來要面對一切結果的是自己，不是他們。**照顧父母沒有絕對的標準，更不要在乎別人能做到什麼，自己就一定要用同樣的標準來要求自己。**

◎當自己不見了，找回自己！

把「我」放在第一位，先照顧好自己，你才能安心照顧好父母。當一個人開始懂得珍愛自己，就會激發出很多生命的正能量。你要先學習愛自己，才有力量愛別人，你好，他們也一樣會很好。有些照顧者經常會把自己擺放在最後，甚至在他的日常計畫裡，根本沒有自己

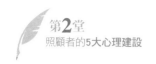
的空間與時間。

越是全心投入的照顧者，對於自己生活的全然改變和不曾感受過的壓力也是空前巨大的。**很多照顧者常常忽略了，當父母需要被照顧的同時，自己的年紀也到了中年憂鬱期。**這個中年歲數往往正是事業需要突破或是轉型的階段，也常是自己的家庭未成年獨立的孩子最花錢的階段。不再年輕的照顧者開始面對生涯的歧路和經濟的壓力，甚至對人生的意義開始質疑。照顧父母的壓力和挫折感，加上中年憂鬱的恐慌和徬徨，以及對生命價值的問號，常常會因為長期負面情緒積累出憂鬱症。

半數以上的照顧者都有曾經想帶著父母一起去死一起解脫的念頭。我也曾經在萬念俱灰的低潮期，試想帶著爸爸媽媽一死百了的念頭。從來不相信別人可以解決自己的問題，也不習慣找別人訴苦的我，這時開始尋求心理諮商的協助。在我照顧父母的最低潮時期，尋求心理諮商協助是讓我不再無限向下沉淪的轉捩點。心理諮商師及時點醒了茫然失措的我。

諮商師要我列出十項我對人生的期望和目標，寫完之後才發現全都是想著怎麼顧好父母，沒有任何一項與自己有關。**在你的人生計畫裡，都是在想著怎麼讓父母更好，卻都沒有你自己。你發現你不見了嗎？**許多照顧者都會偏執的陷入一個迷思：我現在唯一的人生目標就是父母。「只要父母一切安好，我就都好呀！」事實上當你不能顧好自己，不能維持最佳狀態去扛起照顧工作，父母絕對也不會更好。

所以我開始畫出自己的平衡點，要求姊妹們在假日分擔照顧，讓我可以有屬於自己的一點時間，全然放下對父母的擔憂，好好的放鬆

自己。有時候即使只是放空發呆一整天，只要暫時解除了 24 小時的警戒緊繃狀態，都是最好的喘息。長期緊繃的弦遲早也會失去彈性而斷裂。讓愛不要變成窒息自己的枷鎖，你才能走完這條照顧之路。

嘗試找出一個能讓自己寄託身心的休閒興趣或運動。有段時間我曾經在父母入睡之後，半夜跑去河堤邊瘋狂的騎單車，而且盡量把離家的距離控制在半小時內能夠趕回家的路程，若有任何緊急狀況可以立刻衝回家應變處理。後來甚至開始瘋狂的買零件自組一堆單車，現在回想起來，這段時間對單車的迷戀放縱，其實是支撐自己度過這段陪伴父母緊繃情緒的焦點轉移和心理平衡。腦袋放空的自己騎著單車是最輕鬆快樂的時刻。

當照顧者深陷照顧牢籠時，常常會和外界逐漸切斷聯繫和往來。因為照顧者可能沒有心情去融入朋友們的歡樂，朋友也多半無法同理照顧者深陷的困頓。對於照顧者來說，當下唯一重要而關心的話題就是照顧父母的點滴，哪裡還有心情顧及什麼憂國憂民的天下事和享受歡樂愉悅的快意生活。而你卻不能和多數沒有共同生活體驗和共同話題的朋友分享。

他們對你的境遇通常也不過是一句「辛苦了」聊表心意，所以在照顧長輩的十多年時光，我慢慢地退出了許多同學和朋友的社群媒體群組，也越來越不想參加同學朋友的聚會。每天面對親情的枷鎖，讓我無法融入他們的話題，也沒心情共享他們生活事物的喜悅，這些已不是我現在身處的下沉黑暗世界。

我也不希望讓別人看到自己的苦悶換來幾句客套的安慰，而變得越來越疏離。這種社交斷層常常會讓自己更沉溺在照顧的沼澤裡越陷

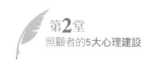
越深。事實上因為父母的突發狀況不斷,你根本不敢去應允其他人的邀約。

　　當照顧者覺得已經撐不下去了,開始有失眠憂鬱的狀況,尤其是開始萌生想帶著父母一起去死的念頭,**千萬不要遲疑趕快去尋求心理諮商的協助,或是加入屬於照顧者的互助支持團體或討論群組。**

　　因為大家同樣都是照顧者,可以分享共同的生活經驗,並從別人身上得到慰藉和啟發,互吐苦水之外,從他人的故事裡得到自己的救贖。「同是天涯淪落人」,他們都能夠同理和體會你正在面臨的困頓,也會是你在這個階段最能同甘共苦的心靈夥伴。

剛剛好就是最好。

絕對的完美從來不是真正的完美。

◎照顧不可能完美,恰到好處就是最好

　　照顧者常常會告訴自己,既然要報答父母的養育之恩,又決定犧牲掉自己原本的人生規劃放棄自己的人生道路,全心全意照顧父母,那當然就要做到最好!尤其當你撇下了生命中其他的東西全部聚焦在父母身上,這時照顧父母的成績就會變成你全部生活的唯一成就感。你不能允許照顧父母的安排有任何瑕疵,父母的喜怒哀樂都會讓你敏感的時時檢討哪裡做得不夠好。父母的情緒起伏會隨時牽動著神經質的你懷疑自己的付出有沒有得到相應的回報。

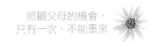

而在照顧父母的這條路上，照顧者終會體認到：再怎麼全心照顧，老去的父母身體還是會越來越糟，面對病痛纏身的長者常常會不快樂。累積的挫敗會讓你對投入的心血開始沮喪，沒有成就感的付出會消磨掉你的毅力。太嚴格的要求自己一切不能有瑕疵，最後只會讓自己被挫折打敗。

要求完美，就會更在乎別人的看法，一點點的疏失都會逼自己要做得更多更好。人不可能完美，照顧父母這件事更不可能。**接受自己的不完美，才能理智的找到最佳的平衡點**，所以你要時時告訴自己：照顧父母這件事不可能盡善盡美，差不多好就行。

檢驗自己的標準不是能做到多好，而是能不能撐到最後。照顧父母這件事，能在過猶不及的平衡中撐到終點，就是最完美的境界。

重拾生命的美好，
把每一天都當成生命中的最後一天

◎照顧父母最重要也最難的工作是「陪伴」

安排好生活卻不能陪伴，不等於孝順。常聽到人說，我都把父母的大小事都安排好了，需要的生活用品也都買好給他們啦！其實父母最需要的是「陪伴」。你可以帶著父母一起去逛賣場，購買他們日常需要的生活用品或一起採買他們想吃的食物，而不是嫌麻煩，把父母留在家裡，獨自去賣場幫父母買好送去給他們。「我自己去辦，比較快，比較有效率啦！」而重點是，**陪伴父母本來就不是一件有效率的事情。**陪父母逛街，陪他們喝下午茶，陪他們打發時間，有時候你都

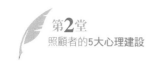
不知還能聊什麼？**但是這些沒效率的小事，就是陪伴。**

有個朋友說：其實我什麼也沒做，就是盡量陪伴父母而已，但其實陪伴就是照顧父母最難的功課，也是最重要的一部分。

有些人即使請了看護，老人還是抱怨一堆，甚至對外傭沒有好臉色，故意惡言挑剔。其實這是老人的抗拒心理表態。**老人真正渴望的是子女的陪伴，能親自噓寒問暖，聊聊天說說話。**外籍看護能顧好老人的生活起居，但是陪老人聊天是他們很難做到的，畢竟中文再好也不是母語，聊天需要太多的文化和生活的共同經驗，即使是台籍看護都不一定能做好一個能聊天的陪伴者，所以老人的心靈這塊通常是空虛的。

當然子女通常忙於自己的工作和家庭，最難做到的也就是陪伴。其實除非是全職的照顧者，多數的子女要兼顧工作和自己的家庭，能把老人的生活起居大小事安排好已經很不錯了。而老人對於食衣住行的要求都很低，最需要的是看的到摸得到的家人，所以工作再忙，也別忘了常常打個電話請安問候一下父母，有機會就回家陪父母一同吃個晚餐，在工作之餘挪出固定假期陪伴父母出遊。

安排和父母的聚會都需要及早和父母約定日期時間，讓父母有個期盼。尤其別忘了帶著下一代一起和父母同聚。祖孫之間含飴弄孫的慰藉，對老人來說是無可取代的滿足。

我們探視父母經常就像上班打卡，到了父母家就躺上沙發玩手機，吃飯時眼睛只是盯著電視看。然後虛應故事一番後結束回家。當然辛苦工作一天後還能撐著疲累的身軀來陪爸媽吃頓飯已經很不錯了。

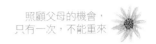

　　而既然來了如果多做一點，父母會不會更開心？也許問候一下這兩天身體好不好，檢查一下身體有沒有異狀。聽他們說說今天去逛菜場碰到什麼有趣的事，吃飯看電視新聞可以一起聊聊最近發生的八卦，還有力氣的話就陪父母飯後去散散步。

　　我們可能會忽略父母在一整天中的重心即是在等待親愛的孩子回家吃頓飯，看看孩子，說兩句話，這一份親情的期待是值得做為子女的你，應該多擠出一點生命熱情去回應父母。因為父母會隨著時光的流逝老去，不可能永遠安然無恙等著你的回應，「**子欲養而親不待**」**要等到父母不在了，才有感覺沒人依賴、沒人可訴苦而感到心痛。**

◎及時擁抱，還沒說的愛快說

> 對於下一代的教育而言，
> 這也是一個非常重要的生活教育課題，
> 今天你怎麼對待父母，
> 以後你的孩子就會怎麼對待你。

　　來日未必方長，現在就是最好的時機。完全沒參與到父母最後老去到死亡過程的子女，難以釋懷的心裡留下的遺憾和創傷將永難彌補。

　　在我這個世代的人，和父母之間其實很少也很不習慣說「我愛你」這三個字的。但是又覺得偶爾要表達一下愛的心意啊！有一回我鼓起勇氣用雙手合成一個愛心，用開玩笑的方式化解自己的尷尬：「愛妳喔！」老媽先是愣了一下，問我這是什麼鬼？我解釋說，這是現在流

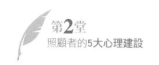
行的愛心的手勢。老媽憋著嘴笑著說：「神經病喔！」但我知道，老媽在心裡歡喜地收到了。

太多人問我，人生精華十年都花在陪伴父母，會不會很可惜？我說，如果沒有這十多年的陪伴讓我沒有錯過的遺憾，那麼我的生命就會留下一塊永遠的缺口，永遠不會完整。

◎老人就像小孩一樣？

常有人說，老人就像小孩一樣，會任性會起番，所以一樣要哄騙安撫。而實際上卻有很大的不同。照顧小孩，身為父母的自己是家中老大，任何事都是老大說了算。而照顧老人，自己的父母是你的老大。小孩不乖可以教訓，但老人發脾氣固執使性子，你卻不能和老人嗆聲或講道理。

而人們總是對小孩有更多的包容和忍耐。做爸媽的會對養育子女無條件的付出，但照顧自己的父母時，卻總是有很多的理由和藉口，吝於多挪出一點時間來陪伴老人。因為孩子慢慢長大的過程中，做爸媽的會看得到孩子成長的喜悅，養育小孩的付出可以得到正面的回報和成就感。做爸媽的也會把自己的人生期待投射在小孩身上，因為**養育小孩是一個可以期望未來的投資**。

但照顧老人的模式卻完全相反。老人只會每況愈下越來越糟，你一切的努力都不可能讓父母奇蹟似的回到健康的過去。一切付出到最後都會是挫折的結果，長期出現挫敗感，甚至會讓照顧者潛意識的想逃避遲早要面對的終局。

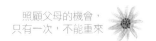

不要讓這種扭曲的價值觀操縱了自己的良知。**永遠提醒自己：父母的養育之恩不會因為自己的膽怯逃避而從內心抹除，這種歉疚和不安會伴隨你一輩子。人生是自己的江湖，欠的遲早要還。**

從照顧老人的過程中我們看到了自己的老後，我們有一天也會成為一樣的「老番顛」。等到那一天時，你會不會也想看到自己的孩子對自己的老去視而不見呢？所以要隨時提醒自己：當自己老了，千萬不要重蹈覆轍，變成一個讓別人厭煩的老人。

◎失智者的世界可能反而是無憂美好的

我們都會覺得失智老人好可憐，不認得家人，日常生活完全失序，原本熟悉的能力完全喪失了，美食和嗜好不再能激起生活的波瀾。「正常」世界裡的享受和歡樂與一切美好都已經離他們好遠。

而當我們轉換為失智者的視角思考時，在他所認知世界即是他現在感知的世界。即使不認識家人了，過去擅長的能力忘記了，也許外表也變得蓬頭垢面邋遢不堪。但是對失智者而言，家人、工作與生活，這些我們熟悉的日常都已經不存在於他的世界裡，所以他並不會為了我們的悲歡憂喜而有相同的情緒感受。

不再體面的外在與失控的言行，對失智者而言一點都不重要，反而可能這樣才是他眼中的「正常」。道德感、羞恥心，這些成長中學習的做人德行都已被拋開了。**失智會將一切慢慢歸零，回歸最單純的喜怒哀樂。其實跳脫我們常人的視角，失智者的內心世界可能反而是無憂無慮的。**

有些人一生都在童年的匱乏、低薪的掙扎，辛苦的養活一家人。生活的壓力讓他甚至不敢有期許歡樂的放縱，深鎖的眉頭是他一輩子的印記。但卻在他失智之後，竟然可以看到他每天如孩童般的天真微笑！他的笑也許我們不懂，但是我們知道這抹笑容中沒有痛苦的記憶。

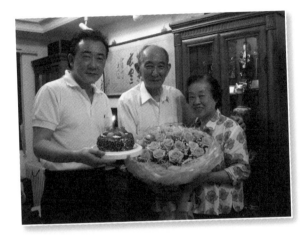

▲ 祝賀爸媽的結婚紀念日。

失智就像是人生的橡皮擦，可以忘掉許多人生中的遺憾與不堪；可能悲慘的童年、失敗的婚姻、挫折的事業或是生活的困境，所有過去和現在的煩惱，完全從腦海中抹除了，反而找回了純粹的喜樂，這算不算是一種上天慈悲的恩賜呢？

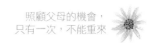

理性與感性：
照顧者扮演的角色與智慧的挑戰

◎照顧者：隨時轉換家人和旁觀者的角色

做子女的會因為失智父母的失序行為而崩潰暴怒。我也曾經歷過，突發事件沒多久二老立即忘記，反而用力安慰情緒潰堤痛哭老半天的兒子說著：「你怎麼啦？有什麼事跟媽說呀！」讓你整個哭笑不得。當時感到的是悲劇，而未來再回味這個過程，又是個笑中含淚的灰色喜劇。因此，學著忽略和遺忘，學著有時候需要冷漠和不在乎。

照顧父母是一連串揪心忍痛的過程。**照顧者要同時具有親情的柔軟關愛，也要具備抽離親情角色的冷靜和理智。**因為是至親，所以我們總是會盡力把最好的給父母。遇到生命交關的抉擇時，又需要擱下親情的牽絆而拉回理智去做正確的判斷。當長輩失智，要清醒的認知，自己還是父母的子女，但眼前的老人已經不再是以前我們熟悉的父母。要托住不再理智的父母，但不能讓自己感情用事，讓親情的糾結扭曲了冷靜的抉擇。

學習冷漠無感，在照顧的路上是一門很難，卻不得不學會的功課。尤其當面臨父母攸關生死的醫療抉擇時，要把父母當成不相關的其他人，或是把自己當作路人甲，收起糾纏著理智線的親情，才比較容易承受糾結的情緒並做出理智卻冷酷的抉擇。照顧者要學著隨時轉換角色，有時候要把自己當作旁觀者，收起親情的牽絆和情緒的混亂，用冷漠面對揪心，用麻木處理傷痛。否則在接連不斷的挫敗和痛苦的照

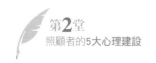
顧過程中，照顧者很容易情緒崩潰。

當然冷漠和麻木不能像開關一樣隨時切換，照顧者必須學著對自己不停的洗腦，說服自己接受你已經可以做到對任何事麻木無感，聽到親朋好友過世的訊息可以毫無心情起伏，讓死亡成為習以為常的日常名詞。唯有一再洗腦自己變得麻木無感，才能在照顧父母的過程中不被一路埋伏的意外和打擊輕易擊潰，才能夠在照顧的路上勇敢撐到最後。

其實揪心的記憶不會遺忘，傷痛的疤痕不會消失，它們只是被自己為了必須堅強而深深掩埋在內心深處。在走完這場陪伴歷程之後，會慢慢地一一湧現。我們可以在未來再去回味其中的憂歡甘苦，但是在照顧的過程中，絕對不能讓自己有片刻軟弱和心理防衛稍不留心鬆懈的時候。

◎孝順就是犧牲奉獻？還是與之沉淪一起毀滅？

為人子女千萬別為了父母的老病而懲罰自己。別用自虐和犧牲的烈士心態來宣告自己的孝心。照顧父母的極致標準是什麼？有許多的照顧者會有這樣的心態──為了表現對父母最大的愛，那麼犧牲自我和全然奉獻，肯定是無可置喙的標準了吧！尤其當年邁父母的健康無可避免每況愈下，照顧者用犧牲奉獻來彌補自己的挫折感與愧疚感的心態就會越來越強烈。

當長期照顧的結果，總是只能看到病痛纏身的父母一天天的衰弱，照顧者每天陪伴著的不只是父母，更是越來越近逼籠罩你的死亡陰影。既然再怎麼費盡心力到頭還是父母必然的死亡，而自己全然犧牲奉獻

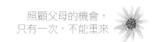

的成績單也只剩下慘白的一紙死亡證明，那這些年所有的努力和付出又有什麼意義？他日父母走了，全然犧牲奉獻的自己又還剩下什麼留給自己？何不乾脆早點了此殘生呢！在極度挫折絕望的時刻，瀟灑慨然的自殺了斷卻反而是當下最積極的期盼…。

對於這種晦暗極端的想法我並不陌生，因為我也曾經徘迴在這條看不到盡頭的黑暗隧道裡。半數以上的照顧者都曾有過尋短的念頭，又怕自己死了沒人照顧父母，而想著乾脆帶著父母一起走，早點結束這場不知何日到頭的絕望折磨。

這是個向下沉淪的黑暗漩渦，如果沒有做好要先顧好自己，才能夠照顧好父母的警惕，陷入憂鬱絕望的照顧者很可能會走入死胡同，甚至最後堅信想要「以死明志」昭告天下：我一直守護著父母沒有背棄父母，我盡力了，而人生已沒有再堅持下去的意義，對於最終還是沒能照顧好父母，我只能以死來謝罪負責…

其實抱著這個念頭，只會造成更多的悲劇。你犧牲了自己，放棄人生的下半場，毀掉自己的未來。這會是生養你的父母願意看到的結局嗎？因為父母而放棄自己，其實是更大的不孝。子女有個幸福的人生才是父母最大的期盼。為了照顧父母犧牲奉獻自己，是對父母養育之恩的最大忤逆。

當照顧者滿心只想著犧牲奉獻，會完全忽略自己的身心狀況，長期的在壓力積累下又不去排解釋放。當自己身心狀況失衡崩潰，你可能在還沒有完成照顧父母的責任之前，就自己先倒下了。那這時誰又能來接下照顧父母這個重責大任呢？照顧父母是場不能退出不能棄權的馬拉松。找到一個能照顧父母又能顧全自己的平衡點才是最重要的。

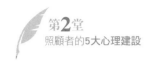

在照顧的天平上，只有雙贏，

讓生者與逝者都能夠生死兩相安，

沒有遺憾，才是孝順的極致。

◎愛護不等於孝順，尊重老人的生活意義

其實我們可能對這句話都不陌生：「我們這麼做都是為了愛他呀！」從小到大，父母為我們做了許多事，做很多要求，或阻止我們交的朋友，捏熄我們年少的夢想。不論我們喜不喜歡，甚至對我們會造成潛在的心理創傷，而父母「以愛之名」，一切都有了不容挑戰的道德高點。

父母的出發點無庸置疑都是來自愛，不論日後再來評價當時的要求是對是錯，或只是父母自己的好惡，以愛為名的冠冕都是必須被豁免的原罪。而如果當父母老去，子女成為照顧者開始發號施令，我們會不會也「以愛之名」，用我們的個人意志去左右控制父母呢？

當然，我們的出發點是為了愛，為了怕反應變慢的父母自己開車出車禍而沒收車鑰匙，為了怕父母下廚動刀開伙會有被割傷燙傷燒房子的風險，而禁止父母再進廚房，甚至為了怕父母跌倒，反鎖了家中大門限制他們的行動。

我們的出發點都是為了「孝」，但是卻可能犧牲了「順」。

當我們為了怕父母受傷，而一步步剝奪了父母原本的生活樂趣和習慣，反而讓父母覺得他們就和廢人一樣，被關進了安全無虞卻失去

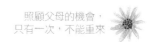

自由的老人溫室牢籠。理性和邏輯上我們都沒錯，是為了老人的安全，
為了他好。但同時，我們也剝奪了老人人生的樂趣，傷害了老人的自
尊和存在感，宣判他的人生已經不再是他的了。很多老人會因此快速
退化，心理上人生的接近終點會暗示生理時鐘的停擺。

到了老年後期，我們可能會面臨要不要用約束帶去限制父母行動
的抉擇。為了怕失智失能的父母從床上跌下來而約束父母不能自己下
床。為了怕臥病的父母去拔點滴或鼻胃管，而約束父母的雙手。

一切都是以愛之名的決定，而這樣的保護
又是以犧牲人的尊嚴為代價。

◎拒絕愚孝，避免為了取悅父母而傷害自己

不要為了討好父母而做傷害自己的安排。老人會有自己對養老安
排的願景和美好的期盼，而照顧者卻必須先考量人力、財力資源的前
提下，做出可長可久的理智規劃。當然我們都會想竭盡心力去滿足長
輩的願望，但是如果超出自己能力所能及，或是對未來反而可能是不
可預期的傷害，就不能卯起來不顧一切的去幫長輩圓他們的夢。

在日漸走入絕境之前，照顧者犧牲奉獻的心態，也可能會形成許
多瘋狂不理智的想法。做為家中獨子的我，一直都為了不能滿足父母
含飴弄孫傳宗接代的願望而引以為憾。甚至到了退休後的中年，開始
照顧失智父母的期間，我都還曾經幻想著是不是乾脆娶個看護好了，
在照顧父母的同時再生個兒子一圓父母的盼望。

理性與感性：照顧者扮演的角色與智慧的挑戰

69

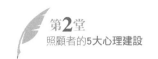

事後回想起來，還好當時並沒有執意去完成這個荒誕狂想，否則只為了滿足父母而不考慮自己，只會為自己的未來留下另一個悲劇。在照顧父母的當下，照顧者偏執的視界裡常常是失去理性的。為了取悅父母而傷害自己，是一種愚孝。

所以請切記；取悅父母，但是不要以傷害自己為代價。

◎當父母太依賴子女，理智處理親情綁架

把生活重心都放在孩子身上會造成孩子的壓力，當子女不能滿足自己的期待又會讓自己更失落。做父母的有時候會用尖酸的言語，逼孩子多挪些時間來陪伴二老。其實用親情綁架，常常會悄悄的傷害兩代人的感情。

很多父母習慣於每天為孩子準備三餐，即使子女長大外出工作了，還是習慣於為全家人備好一桌菜。尤其如果父母退休了，更可能把子女當成唯一的生活重心。而忙於工作的子女能不加班早些回家休息都是奢求，要再去父母家吃個飯再回到自己家，真的是體能大考驗。但是不去，又怕父母的期待落空而難過，面對這種窘境總是兩難。

做子女的最好及早坦承的明白告知父母，工作上可以安排的空檔和哪一天會有較寬裕的時間，如果不能每天回家，也約定一週的週末和父母定期聚餐或出遊，不要讓父母空等，先約定聚會時間也好讓父母有個期待。父母也可以更明確的體諒子女的工作和生活壓力。對於父母如果用親情綁架的方式提出子女無法配合的要求，子女要嘗試明說困難處，理性溝通商量可行的方式。

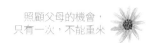

做父母的要早早做好心理建設：千萬不要預設子女一定會孝順安排好自己的老後，要做好一切靠自己的心理準備。即使現代人已經知道養兒常常不能防老，反而是妨老，靠小孩不如靠自己。而潛意識還是希望，自己未來老了能夠依賴子女就是幸福。

> 其實想依賴子女的期望，
> 是這兩代人之間的無形枷鎖。

現代社會子女能夠自己養活自己過得好，其實已經很不容易。不是子女不願意盡孝，而是真的力有未逮，所以做父母的都要及早做好心理建設，**不要把子女的回報，視為撫養他們成人的報酬**，不要把子女的反哺照顧視為理所當然，然後設想好連續劇般的完美情節，相信子女理所當然的可以為自己的老後做最好的安排。

先丟掉對子女的期待，告訴自己：只要子女能好好的獨立生活能夠把自己顧好，不再麻煩父母擔憂就已經是萬幸了，如果子女無暇或無心照顧父母，你就不會有太大的失望。千萬不要把子女照顧父母視為「理所當然」，天經地義，當子女做不到父母的期待就只會有更大的失落。

當做父母的認為一切的美好都是父母應得的、子女該做的，那麼子女即使竭盡全力做到80分，你還是會覺得不夠好，嫌棄還可以更好。父母滿懷的期待和憧憬，往往超出子女能夠承受的範圍。隨著一次次的失落，親情之間出現裂痕，甚至會轉變成怨恨。

相反的，如果做父母的本來就沒有期待，而孩子若心有餘力能多

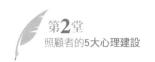
付出些孝心時常照顧陪伴，你就會驚喜這是天上掉下來的福氣。即使子女的能力只能做到 50 分，你都會感恩子女竟然還能夠做到這麼多！而子女也不會因此感受到太大的壓力，而對每一次孝親的聚會都感到輕鬆而愉快。

子女的照顧永遠不可能完美，把子女的照顧視為理所當然全然依賴一定會失望。要把子女的照顧當作上天的恩賜，體諒子女安排的不完美，感恩子女每一個付出。老人們要嘗試營造自己的娛樂生活圈，把生活的重心放回自己身上，盡量不要讓自己成為子女的負擔。

愛與期待，常常是相互牽絆的枷鎖。

生死之間：
重新思考遺囑與死亡話題

◎不敢談遺囑，死亡話題是禁忌？

理性思考時大家都會同意，早點把後事交代好以免以後來不及。諷刺的是，年輕人覺得死亡離他太遠，中年人覺得還有的是時間，以後再說。而真到了老年了卻開始怕死，避談生死。家屬更是怕忌諱而絕口不敢在老人面前提到一個死字。確實大多數的人越老越怕死：「你們就是想著要我早點死掉，現在就要我寫遺囑準備分家產了是吧！」估計只有不到一半的老人在離世前有留下遺囑。

這是為什麼我總是提醒周圍的朋友，趕快把遺囑醫囑都寫一寫，結果我卻遭到一堆朋友的白眼和嘲弄：「你有病啊！？年紀輕輕健健

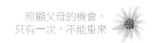
康康活得好好的寫什麼鬼遺囑！」

　　只有親身經歷過親人的生離死別，親身體會過那種痛徹心扉，才會認真的看待早點寫下遺囑醫囑有多麼重要。最常面對生死的急診醫師，有的會早早寫好遺囑醫囑隨身攜帶。有些醫師的家庭一向把死亡當成公開的日常居家話題，子女從小就已經很自然地先寫好了人生第一版遺囑。急診室可以看到太多意外和突發的悲劇，死神不會挑年紀大小挑有錢沒錢，不問你是作惡多端，還是有多少善行義舉，也絕不會預告，什麼時候會上門找上你。

　　所以我們要**及早預先做好準備，將人的生死課題帶到家裡飯桌上閒聊的話題，把死亡視作再自然不過的日常，不論老少都能習慣於面對生死這個人生必經的旅程**。當家人有人走到生命的盡頭，不論老少都不至於驚惶失措。可怕的不是死亡，可怕的是你什麼都還沒準備好，死神就來敲門了。

◎好死不如賴活著？不怕死，而怕不得好死

　　傳統觀念裡「好死不如賴活著」這句話放在現代世界裡，可能反而是個問號。現代人也許沒那麼怕死，但卻真怕不得好死。

　　我們強調生命無價，尊重生命的無上價值並無可厚非。只要活著就有希望。不論客觀條件再困難，即使生不如死，但堅持活下去，才可能等來否極泰來的一天。但是在醫療發達的今天，卻讓我們在面對生死時多了一層兩難的抉擇。

　　醫療的進步，讓很多絕症不再無藥可醫，讓急症有更多搶救存活

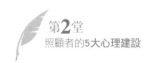
的機會，更讓瀕臨死亡的人可以靠機器維持「活體」的存在。生死的界線開始變得模糊，生命的定義開始變得複雜，抉擇開始出現更多的矛盾。**進步的醫療技術和儀器只能延長生命的長度，卻不一定能逆轉不能回復健康的疾病。**

當醫療進步到不能治癒卻可以拖延死亡到來，而靠藥物和儀器延長的生命，只能讓癱瘓在病床上的病人等待一個在未來不一定會出現的渺小奇蹟，卻需要承受醫療過程的痛苦和失去生活樂趣的絕望。這時候當事人和家屬要怎麼面對這個兩難的抉擇？

只有在真實面對生死交關的時刻，你才會懂這個決定有多麼讓人煎熬。幾乎每一個瀕臨重症死亡關頭的當事人都會問這句話：「真的沒機會了嗎？真的不要再試試看？是不是能拖多久就拖多久，直到醫學進步到能治好的那天？我們要不要賭一賭？」

在不到絕望時刻我們都會捨不得放不下，即使絕大多數的求生賭注都是失敗，但人都有求生的強烈渴望。而也是只有經歷過失敗賭局的人用無止盡的延命醫療繼續下注，卻要承受超乎預期的難受難忍，然後讓每一次豪賭的失敗一次次打擊著我們渺小的期望，我們才會思考：拼過了，是不是到了該下賭桌的時候了⋯。

在面對疾病的生死抉擇，
要重新省思，有時候賴活不如求一個好死。

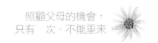

◎別剝奪了父母壽終正寢的福氣

在照顧父母的過程中，有個朋友看我大部分時間心力都在父母身上，突然說：**「你照顧得那麼好，他們很難死掉喔！」**當下我差點和這個朋友翻臉，我悉心照顧父母有什麼問題啊？你竟然還擔心他們很難死掉！？簡直莫名其妙！而多年以後，我才懂了其中更深層的道理。

我們也許都聽過一些故事，誰家的長輩平時沒什麼大病痛，而睡一覺就回天家了。或是中午吃飽了，靠在躺椅上午睡小憩時，就平平靜靜地走了。我們都會說：「這真是有福之人啊！**無病無痛平和的離世，這不就是傳統觀念中最有福報的壽終正寢嗎！」**

而是什麼阻礙了長輩壽終正寢的機會？照顧得無微不至是否就是無可爭議的？也許古早的年代，沒有進步的醫學，沒什麼健康檢查，沒有無所不包的健保，人老了，隨著自然界的規律壽終於自然的凋零，似乎是再自然不過的事。

這時我才有點懂得多年前那位同學的話：當我們竭心盡力無微不至的照顧父母，三天兩頭的做各種健康檢查，隨時測量血壓血糖各種指數。甚至有儀器可以隨時監控生命徵象，有點不對勁就立即送醫院，進步的醫學不能阻止衰老，但總是可以控制大部分的疾病。老人開始對自主生活力不從心時，我們立即僱用外傭或使用政府資源僱人照顧。每一次父母度過了疾病關頭，我們就會欣慰的鼓勵自己照顧有功。

而父母依舊繼續衰老，身體越來越差，疾病越來越棘手。但現代醫學可以利用各式維生器材，大幅延長老人的生命，然後開始出現越來越多的管路老人。當病情複雜到無法在家自顧，就只能送去護理之

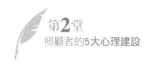
家,美其名是有了 24 小時專業照顧,事實上就是個讓老人死不了,卻又只能等死的冰冷機構。在各種管路維生支持下,老人真的「很難死掉」,但是卻無可避免的讓長輩陷入纏綿病榻不知盡頭的痛苦窘境,所以,我們是不是真的剝奪了老人壽終正寢的福氣?

人最後都會走,那最後的人生旅程該怎麼選擇呢?

◎轉換看待生死的視角

壽終正寢是每一個人最嚮往的死亡方式,但是不到 10% 的人有這麼好命。曾經在一場看護人員的講習中,**聽到一個簡單的即席民調:除了壽終正寢,如果可以選擇死法,你的選擇是什麼?結果有 80% 的人選擇了心肌梗塞**。對於這些有著豐富照護經驗的人來說,看多了病人纏綿病榻的痛苦,所以猝死,可以在最短的痛苦中瞬間離世,就算是很有福報了。

也有人主張,癌症是最能夠考慮到家屬心理衝突的折衷選項。因為心肌梗塞猝逝雖然自己的痛苦最小,但是對於毫無心理準備的家屬來說卻是很難承受的打擊。反之,被宣告有限生命的癌症,可以給自己和家屬多一些時間去共同面對即將到來的生離死別,可以計畫有限的生命要如何利用,病人也有機會把握和家人最後的相處機會,和家屬好好的告別,清楚的交代後事。

我們的社會和傳統價值一直都是樂於談生,怯於論死,所以我們對死亡因陌生而感到恐慌排斥,甚至逃避。其實死亡只不過是整個生命的一部分,最後一個生命階段罷了。

既然我們會珍惜活著的每一天，那麼在死前的每一分每一秒，我們一樣可以像以往對人生的珍惜，把死前的每一天都盡量過的值得過的精采。**面對死亡，我們可以選擇要做一個「在等死的人」，還是「今天還活著的人」。**

死亡是人世間最公平的一件事。一生再怎麼輝煌騰達或窮途潦倒，到了離世的那一刻，我們都帶不走一分一毫，都只能一個人獨自踏上終極之旅，沒有任何人可以倖免。有些人會先下車有些人晚下車，我們各有不同的停靠站，然後走向相同的終點。既然面對疾病和死亡無可避免，那麼**如何轉換看待生命的視角，也許可以讓最後的人生走出不同心情的道路。**

學習面對和接受死亡，是每一個人的人生終極課題。只有真正接受了死亡，人才真正懂得要珍惜生命。人有旦夕禍福，我們永遠不知道意外何時會來。當我們可以坦然面對，其實我們可以選擇及早用遺囑，預立醫療意願，生前告別式等等方式事先交代後事安排自己的告別。及早列出人生的願望清單，立即積極開始去完成人生未完成的願望。當我們把臨死前的功課都先做好了，你會發現不可預知的大限其實沒有想像中的那麼令人害怕。預先做好面對死亡的安排，你會因終於完成一件耿耿於懷的未竟大事，而頓時感到輕鬆快意！

——〰·:·•·:·〰——

陪伴父母終老、及早看見死亡接近，
一起預作迎接死亡的準備和安排，
是你可以為父母所做的最後也最重要的付出。

——〰·:·•·:·〰——

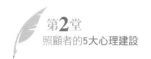

愛與放手：
照顧失智老人的挑戰與心靈成長

◎照顧老人是一場不會贏也不能認輸的戰爭

照顧失智老人的歷程，就像是攀越一座越來越陡峭崎嶇的高山，你以為過了這個險坡之後就是坦途，結果常常出現在眼前的是另一個斷崖。你以為每次的考驗都會讓自己更堅強，遍體麟傷的自己痊癒後便無所畏懼了，卻時常下一個挑戰總是超乎預期，更艱險更難跨越。

照顧老人永遠是進一步退三步的過程，你永遠沒有準備好的時候。當你以為自己已經身經百戰了，沒什麼難得倒你，沒什麼嚇得了你。而下一個難關永遠比前一個更困難，更難克服，更讓你驚懼。越到照顧後期挑戰會越艱巨，來的更無情更密集。

你會像是個經過多年征戰已經精疲力竭的老弱殘兵，還是不得不面對更兇狠殘暴的敵人毫不留情的打擊摧殘。被多年來的槍林彈雨已經麻痺了的神經，這個階段的照顧者常常是眼神渙散，腦袋一片空白活像個行屍走肉。潛意識中你也在強迫自己不要思考，催眠自己要更麻木。深怕稍微鬆懈的胡思亂想，就會把自己僅存硬撐的意志力輕易瓦解，而這已經是全城淪陷前的最後一道防線了。

這是座無路可退的圍城，一場你不能輸、也輸不起、不能投降、也打不贏的戰爭，我們必須及早認清一個冷酷的事實：**照顧老人就是一場陪伴他們走向死亡的歷程。**所有努力和付出，能換得的就是在老人仍在世時，多一分鐘的陪伴。

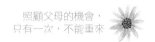

◎在父母能動時全力付出，不能動時勇敢放手

這也許是多數人的悔恨；當父母還有自主生活能力時，子女幾乎都在忙自己的工作、事業和自己的家庭。我們也許不是沒孝心，只是一直想著爸媽現在狀況都還不錯，就讓我先拼一拼事業，等我準備好了再來好好伺候父母。

而老人健康惡化的速度常常有如雪崩式的下墜，快得令人措手不及。老人全身慢慢退化的器官會默不作聲的一夕之間一起拉警報，一個病痛可能引發的就是一連串嚴重的併發症。平時看起來還好好的父母，可能會突然一病不起。

許多人當意識到父母原來沒有自己想像中的健康，甚至突然進入生死決命的關頭，才想到說了好多年的全家旅遊還沒開始規劃，說要幫爸媽重新裝修房子也遲遲沒動手，甚至答應每週要回家陪父母聚聚餐吃個飯的承諾都一再跳票。遲來的驚醒，還來得及嗎？

越少陪伴父母的子女，會在父母瀕臨死亡的時刻最難放下。悔恨和歉疚會投射在他們歇斯底里的情緒，沉陷在要把爸媽救回來的拼死掙扎中。而一切，都可能為時已晚了⋯

所有的抉擇，最困難的就是停止治療或放棄急救，選擇了讓父母死亡的決定。沒有幾個人可以在這個時候還能夠完全理智。「我宣判了父母的死刑」的巨大良心自責和愧疚，會擊垮硬撐起來的堅強，讓自己一瞬間潰堤。

放手，真的很難。決定父母的生死，真的需要很大的勇氣。有人問我；說的容易，你做得到嗎？因為我也做不到，猶豫了很久，後來

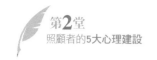

讓我十分懊悔讓老媽多受了很多罪。所以照顧者要及早做好放手的心理建設。**放手真的很難，所以要從一開始照顧父母時，就給自己心理打好預防針，預備這遲早會到來的一天。**

當父母的身體到了因為重病不可治癒，活著也無法享受人生樂趣的階段，但子女的不忍心捨不得讓父母離去，卻可能讓父母在全身管路下纏綿病榻痛苦抑鬱的終老至死。為了不捨親情而強留，其實是子女的自私，是對至親的殘忍。**適時地放手，是對父母愛的極致表現。我們都會走，但如果可以選擇，我會希望自己有個尊嚴的揮別。**

所以請提醒自己，也是我一再強烈的忠告：在父母還能動的時候盡全力陪伴，最好的規劃就是現在，因為不一定有未來。而當父母走到了人生盡頭，因為失智失能而失去自主行動能力時，就要勇敢放手，讓父母最後的人生旅途只留下快樂回憶，而不是病痛的拖磨。

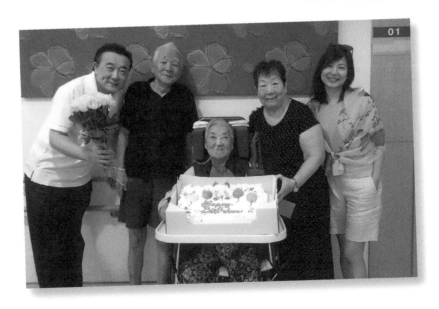

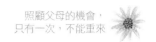

◎每個天人交戰的決定都是最好的決定

照顧父母的過程中，我們都可能會簽下數不清的手術同意書。而最讓人刻骨銘心的，莫過於每一次生命交關的抉擇。

在照顧父母的過程中，照顧者會面臨太多左右為難的生死決定。動手術會有死亡風險，不動手術病情會惡化。急救，也許至少可以在儀器上看到心臟仍在跳動。而不急救，就形同自己對父母宣判了死刑。

當醫生宣告再多的醫療也無法挽回生命，更多的延命維生作為已無意義，而自己是那個要做出決定，停止所有醫療行為結束親人生命的人，都曾經經歷內心瞬間的崩潰而放聲痛哭，包括我在內。**說出「不要救」三個字，就好像是親手拿著一把利刃刺進摯愛親人胸腔那麼的困難。**

即使至親已經到了必須靠著營養針才能勉強支撐拖延著生命，但是要拔掉營養針就像親手掐死親人一樣殘忍困難。「我餓死了我老爸！我害死了我老媽！」幾乎是每個做出放棄維生決定的家屬必然的情緒決堤。每一個生命交關的抉擇都是天人交戰的過程。但請告訴自己；即使是醫生也永遠不會知道他的專業決定會有什麼樣的結果。永遠沒有人能預知當下的決定是對還是錯。

———～·:·•·:·～———

請永遠記得；當你付出了全心全意照顧父母，
並且用愛幫父母做的每一個決定，
永遠都是最好的決定。

———～·:·•·:·～———

愛與放手：照顧失智老人的挑戰與心靈成長

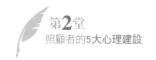

◎問心無愧，是自我檢視的唯一標準

在照顧父母的過程中，我們會經歷很多階段的自我懷疑；「不論我做了多少努力，爸媽的身體還是越來越糟，到最後，他們還是會死。那麼我現在的無謂掙扎是為了什麼？做了那麼多努力到最後都是做白工，那到底有什麼意義？」

照顧的過程中你可能永遠都覺得做的不夠多，做的不夠好。對於照顧父母這件事我們每個人都是人生的第一次。可能會有無數次的犯錯，然後在檢討中悔恨卻又不一定能彌補。**照顧父母只有一次機會，不能 re do，不能重來。**

面對父母無可避免的老化，自己投入全部心力得到的卻都是挫折和絕望，對照顧者來說，是一種無限下沉的打擊。照顧者必須學著轉化自己的心態，認知這個照顧的歷程就是一條陪伴父母走向死亡的道路。照顧者自我檢視的評價不是在死亡的終局，而是捫心自問；是不是已經盡了全心全力陪伴爸媽打完這場長期抗戰。**這條路上爸媽並不孤單，因為有你一直在旁守護。因為陪伴，你為自己贏得了多一些和父母相處的時間。**

問心無愧，是日後自我檢視時唯一的標準。「我也許做得不夠多，不夠好，但是我盡力了」。**感謝自己，用愛珍惜過每一個陪伴的日子。**受過的傷，流過的淚，每一道疤痕和淚跡，都是陪伴父母的永恆印記。只有問心無愧，才能坦然昂首的去迎接下半輩子的人生。

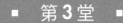

■ 第 **3** 堂 ■

被忽略的照顧者：
長期照顧的困境及支援

★日記6／讓我們一起為世界末日舉杯

★日記7／突然發現我的人生找不到自己

　•長期照顧者的困境

★日記8／空白護照上，寫滿了陪伴父母的點滴

　•照顧責任的義務及分擔

　•尋求外援

　•別自責，你已經是做得最好的

日記 6

讓我們一起為世界末日舉杯

　　老媽長期都有憂鬱症的傾向。有時站在窗戶邊或是陽台上，老媽總是會說他好想跳下去就算了，就沒有那麼多煩惱了，但是又沒有勇氣真的跳下去。一起看電視時，每次看到有大型災難死了很多人，老媽都會說，他們真好耶！就這樣一下就死掉了，一了百了，什麼煩惱也沒有了。

　　有一晚我和爸媽例行的睡前宵夜時間，老媽又在說他不想活了。我回答；「有預言說，這一兩年世界末日就會來囉！所以你也不要操心啦！到那一天大家都會死掉，很公平，有錢沒錢的都會一起死，而且我也覺得活著很無聊，到那天咱們都可以一起解脫啦！」

　　說到這兒，老媽突然開心起來，問我是真的嗎？那真是太好了。從此只要老媽提起不想活的事，我就一律拿世界末日來「彼此加油打氣」，最後舉起手中的牛奶杯互乾並祝世界末日早日到來。

　　老媽，其實我不信世界末日會那麼讓我們「稱心如意」的到來，但是在我心裡時常浮現的是也許哪天，我們可以一起離開人世，一起解脫。你們不必再為了老去而了無生趣，我也不需為了怕無人可以照顧你們而不敢自己先了此殘生了⋯

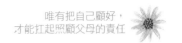
日記 7

突然發現我的人生找不到自己

在退休之後緊接著照顧老人的階段，整天想著的就是怎麼照顧父母安排父母讓父母開心點，我開始嚴重的失眠。醫院開了好幾顆綜合處方；抗憂鬱和吞了會立刻昏睡的安眠藥，我才發現我得了憂鬱症。再怎麼窮盡心思照顧父母，而他們還是狀況越來越糟，照顧好父母是我現在唯一的人生目標，卻根本是個注定失敗的奢念而已。

我開始對不可預期的未來越來越沮喪，不知道錢夠不夠用，不知道照顧何時到頭，也根本不敢去想自己有沒有未來。我覺得人生已經了無生趣，懷疑自己還有什麼活著的意義。但是想到如果我不在了，誰來照顧我的父母？原來我連不想活著的資格都沒有…

直到開始出現有帶著爸媽一起去死的念頭，心想著乾脆大家一起解脫一了百了，這似乎是解決目前困境的唯一期盼了。我生平第一次覺得人生完全失控和無助。從來不向別人訴苦，總是習慣自己解決問題的我，決定鼓起勇氣向心理諮商師的朋友求助。

當諮商師要我列出十項自己的人生計畫表，諮商師看了一眼之後問我：「這裡面都沒有你耶？！你對自己都沒有計畫嗎？」因為我寫的全部都是如何照顧和安排父母的生活。我唯

一的心願，就是怎麼樣可以讓父母開心點。當下我還覺得莫名其妙，廢話，我現在唯一重要的事情就是照顧父母啊！他們好，我就好啊！

而諮商師的話點醒了我：如果你不把自己先顧好，你就不可能把父母照顧好。當你自己不好，父母就不可能好，所以這不是自私，如果你先倒了垮了，崩潰了，父母就更不會有人照顧了，而是把你自己先顧好了，才能夠全心陪伴爸媽走下去，不是嗎？

這時我才好像被一棒子敲醒。陷入困境的照顧者很可能會陷入偏執和盲目，一味的只看到如何照顧父母，卻看不到正在崩解的自己。唯有先把自己擺在第一位著想，才可能把照顧父母的責任堅持撐到最後。

長期照顧者的困境

照顧父母的歷程是一場不知終點的馬拉松。跑得再累，都不能停下腳步，只能夠一直咬著牙向前邁步。

這是一條看不到盡頭的征途。不敢去想明天爸媽的身體會不會又出狀況，不知道照顧父母的錢夠不夠用，不知道照顧的日子會到何年何月，甚至根本不敢去計畫自己，不敢去想像自己的未來。

照顧之路只會越來越多顛簸。困難和煎熬只會成倍的堆疊。之前累積的壓力和傷痛已經快要滿溢決堤，而越到照顧後期，更沉重的打

擊才會接踵而來。越到照顧的後期，已經緊繃了太久的照顧者越容易出錯，越容易做出錯誤的判斷。

長期照顧者每天平均照顧 13 小時，24 小時待命狀態，平均照顧 8 至 10 年。長期在壓力與挫折的煎熬之下，每個照顧者都是在崩潰的邊緣掙扎，常不自覺隱藏的 7 大危機：

1. 體力狀態：老人疾病總是不預期的接踵而來，許多無形的壓力及阻礙難適應，讓照顧者經常精疲力竭，疲於奔命。

2. 長期失眠：照顧者須不分日夜的應變老人的突發狀況，長年處於警戒待命的緊繃狀態，長期失眠而導致神經衰弱。

3. 經濟困境：家裡有失智或失能者，越到照顧後期花的錢越多，開銷是個不可預期的無底洞，經濟可能陷入困窘。

4. 情緒低落：老人的身體只會每況愈下，照顧者沒有成就感，只有挫折感，甚至還會遭到親友指責照顧不周而陷入低潮絕望，情緒間接與日漸衰弱的被照顧者一起沉淪。

5. 家庭危機：因全心照顧父母可能失去收入而深陷經濟重擔，忽略了自己的伴侶和子女可能造成家庭失和破裂。

6. 和社會脫軌：長時間擔任照顧者角色，因而脫離職場和社交圈，讓自己陷入心靈禁閉的牢籠。

7. 再就業與婚姻雙雙受挫：每天專心照顧家裡老人，因而長期脫離職場和社交圈，未來再就業或婚姻都會遇到瓶頸。

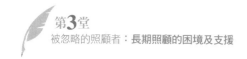

◎照顧者本身也是病人

如果你仔細觀察過照顧者，會發現每位照顧者的臉上，都像是蒙上了一層黑紗。黑紗底下的眼神常常是飄忽空洞的。他們勉強的笑容掩蓋不住臉上長期抑鬱流露的滄桑。照顧父母是個自願的無期徒刑，主動放棄自由的牢獄。你不知道什麼時候會有假釋或坐完刑期的一天，不敢期望的等待每天都是漫長的煎熬。

面對被照顧者的無理取鬧，任性固執，情感勒索，照顧者只能照單全收，不能講道理，不能討價還價，不能棄職逃避。對於老人和病患，他們有被豁免的特權。而所有的罪罰，都堆積在照顧者的肩膀上。

我們去探訪病重的長輩，都會噓寒問暖的關心長輩好不好，但是很少人會順口去問問一旁可能已經硬撐了很久的照顧者。照顧者強顏歡笑的背後，可能只是一個身心快要枯竭被掏空了的軀殼而已。**照顧者常常是隱形的病人，在被照顧者陰影背後總是最容易被忽略的弱勢。**

其實最該被關心的應該是照顧者。如果照顧者倒了，誰來照顧被照顧者？所以在探訪長輩的同時，別忘了對照顧者說聲：「辛苦了！」

◎照顧者的迷思

照顧者時常走不出螺旋下沉的困境，因為照顧者總是會陷入極端的迷思中，而且無法自拔。

● 只要把老人照顧好就好，自己再糟也無所謂。

● 以老人的需求為最高原則，不敢為自己著想。

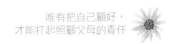
◉ 因為長輩身陷病痛中，覺得自己沒有快樂的資格。

◉ 覺得只有自己能完全熟悉掌握老人的狀況，他人無法取代。

◉ 因為長輩不會變好，因而自己充滿罪惡感，覺得都是自己的錯。

◎禁錮牢籠的靈魂

　　長期的照顧壓力會讓照顧者陷入社交退縮，因為不想和朋友分享，沒有同樣境遇的朋友，並不能了解和同理自己的抑鬱，也不想讓別人看到自己渙散無神，甚至不修邊幅的現況，現在最不需要的就是表面膚淺的同情。也很難有心情去參加別人的歡樂聚會加入愉悅的話題，這時的邀約都只是難耐的應酬。照顧者像是被關在密封玻璃盒子裡的靈魂，你看得到外界卻走不出去，你想吶喊卻沒人聽得到。你正在慢慢地癱軟腐爛，甚至沒有再嘗試走出去的意念和勇氣。

◎全時待命的精神壓力

　　照顧者的壓力是來自老人防不勝防的突發狀況，而需要 24 小時警戒待命。失能老人半夜要上廁所，不盯著看怕他跌倒。鼻胃管三不五時會冷不防被扯掉，就只能回醫院去重新放置鼻胃管。失智老人常會日夜顛倒，半夜不睡覺而四處遊走，若無門禁而讓老人走出去不知會發生什麼意外。

　　老人半夜只要有狀況，就要立刻出發送急診。不像上班再累，總有下班回家休息的時候，照顧者必須不分晝夜的繃緊神經提高警覺，這時家就是職場，你永遠沒有下班轉換心情放鬆的時刻。在照顧父母

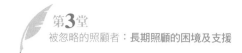
的那些年，有段時間我不敢換睡褲睡覺，因為一有狀況就是要立即應變跑醫院。

一個人的耐心和承受力總有耗盡的時候，照顧者一旦稍有鬆懈，就會變成別人眼中不孝的孩子。而照顧失智者的長期壓力，又是潛在失智生成的溫床。照顧者很可能就是下一個失智病患。幾個簡單指標就可以知道照顧者的壓力程度：

● 閉上眼睛想的都是怎麼照顧父母而失眠。

● 一起床睜開眼就開始心情低落下沉。

● 不期待看到明天的太陽，沒什麼可以讓自己開心起來的事。

● 對什麼都不耐煩，任何小事都會讓自己暴怒失控。

● 出現自殺傾向。對人生已經無所眷戀沒什麼好指望的，甚至欣喜期待可以自我了斷的一天。

◎長期身心煎熬的肢解

照顧的挫折會像層層堆疊的傷疤，每個復原的疤痕都會讓自己更有保護力，直到下一個更大的打擊撕裂傷口。越到照顧的後期，壓力挫折如等比級數增加，焦躁而導致出錯的機率更高，照顧者更逼近崩潰臨界點，作為照顧者其實千瘡百孔的內心是非常脆弱的。

失智老人時常發飆失控，造成照顧者日夜無法放鬆，長期睡眠不足，只能靠安眠藥和抗憂鬱藥硬撐。尤其是失智和精神疾病的老人，走失、脾氣暴衝、疑心、玩糞便等失控行為，更需要 24 小時神經緊繃

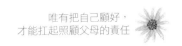

的照護。對有暴力傾向的失智老人許多護理之家都拒收，甚至有錢也僱不到願意來的居家看護。心力體力的磨耗和家中長期的低氣壓，極可能造成整個家庭最後的集體崩潰而導致悲劇。

◎被窒息的愛，最勞心勞力者被指責最多

從來不曾做過照顧者的人，甚至會覺得不過就是陪老人說說話，逛逛街，跟著老人一起吃三餐，有什麼難有什麼好有壓力的？

家屬絕大多數不是專家，也多數是第一次照顧失智者或失能的老人。家屬不可能有這種病識感和警覺。「人老了都是這樣，你不要神經兮兮」，這是多數家屬一開始時的反應。等到了失智嚴重到造成生活大亂，大家又會怪主要照顧者怎麼沒早點發現；「這麼嚴重了才說。你要說清楚我們才知道啊！」

照顧者常常是當壞人的角色，那個會囉哩囉嗦限制老人東管西管的子女。當父母不配合服藥或日常生活的失序，照顧者總是那個嘮叨嘴碎的人。而偶爾來探望長輩的家屬都只是來蜻蜓點水的問候，永遠是那個嘴甜陪笑的孩子，總是可以擺出最乖巧聽話又討喜的態度。

該忌的口也不忌了，長輩想吃什麼就偷偷給長輩吃什麼，該提醒的也都不說，極盡討好的能事。這時照顧者反而會變成長輩埋怨的對象，都只會管他兇他，照顧者往往成為長輩眼中那個十惡不赦的壞孩子。有些長輩甚至會修改遺囑，財產都分給其他子女就是不給主要照顧者。

照顧老人的歷程中，照顧者很難從被照顧者身上得到慰藉。被照

顧者多半已經自顧不暇，甚至忘記要偶爾說聲謝謝。這時偶爾出現的天邊孝子們，有時還會對照顧者百般挑剔的指手畫腳（內心 OS：你怎麼不來照顧看看…）照顧者不但得不到肯定和感謝，反而是被怨懟指責的對象。

照顧者沉重的愛，會漸漸感到窒息，而腐蝕了愛的初衷。委屈的照顧者常常積壓的情緒無從發洩，廁所成了很多照顧者的「庇護所」。做過照顧者的人才能感同身受，只有躲在廁所裡讓委屈的眼淚恣意放流時，是他們唯一感覺還有自我的時候。

◎生死抉擇的壓力創傷

即使理智上家屬也許知道並沒有治癒的希望，但是「不要救」這三個字就是說不出口。而做出放棄的決定，照顧者要面對的是無止境的自責和歉疚。每個照顧者都可能會遇上無數個這樣的心理糾結：我做的決定是對還是錯？每個生死交關的醫療決定都是一場天人交戰。

我害死了老爸？我餓死了老媽？許多照顧者為了讓摯愛親人少受一些無效醫療的痛苦，而決定停止治療或人工維生餵食，這也許是所有的醫療決定當中最讓照顧者全然崩潰的抉擇。

而包括我在內，我們都幾乎沒辦法平靜的面對這個錐心的決定。明知已經沒有治癒的可能，持續的人工維生也許可以多活幾天幾星期甚至幾個月。而放棄，等於就是自己提前宣告了親人的死刑。

所以痛哭嘶喊著我餓死了老媽害死了老爸，這是照顧者承受了如此重擔和壓力之後，唯一可以全然釋放的方式，也幾乎是必然的儀式

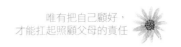

性懺悔和自我救贖。因此很多家屬不能面對這種事情的恐懼和承擔生死的重擔，而選擇逃避。不論如何，只要讓親人盡可能繼續活著，是讓自己和其他人都可以承受和最無爭議的選項。

◎照顧者沒有辭職、跳槽，甚至自殺的權利

照顧者是一個無法任性放棄的工作，不能棄權、不能離職、不能跳槽、不能換碼頭，甚至沒有自殺的權利。照顧者的重擔幾乎不能被取代。當你接下了這個責任，就表示你是最不忍心最看不下去的那一個子女。什麼公平正義道理都不重要，因為最放不下的那個人，是對自己良心的驅使而負責。

不能要求其他人有同理心，也不必奢求其他人會想來接替你的工作。因為即使有，其他人漫不經心的照顧，自己最終還是會看不下去，然後繼續接下所有的重擔。

◎憂鬱症悄悄入侵

長期照顧者有八成以上都會有憂鬱症的困擾，包括我在內。上班工作再怎麼勞累總有下班休息的時候，下班後可以全然安排社交和生活，紓解和平衡工作壓力。而照顧者卻需要 24 小時隨時警戒待命，而慢慢地和職場與社會脫軌，無法釋放的壓力就會啟動身心的疾病。

這是一場沒有正向回報的努力和付出，期待越高失落越大。人生只剩下灰色，對未來只有絕望，甚至開始變得容易暴怒和情緒失控，無法冷靜思考和應對照顧父母的日常大小事。當自己已經出現憂鬱症的傾向，務必求助心理輔導和互助團體的支持。越到照顧後期壓力只

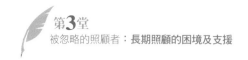
會越大，千萬不要自己關著門硬撐。

◎照顧者的中年危機

大多數的照顧者，在父母需要被照顧的同時，大齡兒女的我們常常忽略自己也已到了中年，會開始對人生、對事業、對生命，產生人生價值和意義上的懷疑。對已逝的前半生感到不捨和懷念，對即將邁入的老年開始感到恐慌懼怕。

中年憂鬱是很多人邁入中年之後多多少少會出現的心理失衡。尤其現在的照顧者，多數正是上要顧老、下要養小的夾心餅乾世代，而這時再加上照顧老人所帶來的壓力與挫折，常常在不自覺中，步入自己的人生危機。

◎當自殺變成解脫的選項

照顧者長期傾盡全力照顧父母，卻只能看著父母日漸衰弱憔悴的而飽嚐挫敗感，和不知何時才是盡頭的徬徨。照顧者會覺得人生已無色彩，帶著父母持續撐著這場不會贏的掙扎，還有什麼意義？照顧者這時常會開始懷疑人生的意義和價值。我在堅持什麼？我放掉自己的生涯，犧牲自己的感情婚姻，守護著的卻是一個終將失敗的承諾⋯

周圍可以聽到太多照顧者瀕臨崩潰的處境；有人因為必須在病榻旁 24 小時的照顧失智失能的親人而辭掉工作和職場脫節。也疏忽了自己的家庭，夫妻因而失和離婚。和朋友也漸漸中斷往來，最後只能日日夜夜用酒精來麻醉自己，暫時忘掉早已迷失的自我。

這時照顧者很可能會想帶著父母，一起結束這場痛苦的折磨，一起早日解脫。大約七成左右的照顧者都曾經有帶著父母一起去死的念頭，這個數字並不誇張，因為我也曾經如此。我當下甚至相信；怕自殺自己死了就沒人可以照顧父母了，那麼或許帶著父母一起自殺解脫，就是最好的結局。

◎離職照顧者的隱憂

照顧者通常是那個願意擔負責任，或是家中相對弱勢的一個。傳統觀念上，照顧父母被認為是理所應該的，因而照顧者最後總是不得不遺忘自己。而這群人很可能**在結束照顧工作後，就陷入自己的老年貧窮和生活困窘。**

台灣一千多萬的勞動人口中，至少二百萬人因照顧長輩而不同程度的影響工作，約兩成的照顧者因為照顧長輩離開職場，親力親為的擔起照顧責任。

A. 收入減少，社交中斷

字面上看到的就意味著一個人生的重大抉擇。離職，意味著減少了一份收入，意味著將離開熟悉的職場，意味著可能已經是中年以上的照顧者將面臨原本的生涯規劃畫上休止符。

因為長照的規定，申請長照和看護有相關資格限制。如果失能長輩條件未達申請外籍看護標準，或負擔不起自費聘僱人力照顧，這時單身者可能被迫得放棄職業生涯親自照顧，若是夫妻可能必須有一人離職扛起照顧責任。

委曲求全的照顧會成為一種犧牲，用青春換取父母壽命的生命交換。不比同時兼顧工作的照顧者，可以保持社會接觸和人際互動，可以藉由社交來調節心情的起伏和釋放壓力。離職照顧者一旦切斷了和外界的聯繫之後，孤立無助會更嚴重的蛀蝕自己。

B. 照顧成為唯一的人生舞台卻步步維艱

自己全職照顧的另一個隱憂，就是身心失衡。照顧者離職後，照顧父母成了他人生成就感的唯一舞台。你會費盡大量的心血去設想很多生活照顧的細節，不像一般外來的受薪看護，只需要照表操課的做完照顧工作就好。

你會把喜怒哀樂的感性情緒融入照顧的理性當中。而情緒的起伏波動，卻反而可能會成為照顧規律的絆腳石。情感上你會覺得自己親自照顧一定比外人要好，而理智上卻可能在犧牲很多自己之後，卻累垮了主要甚至是唯一的照顧者。

因為放入了親情，你不容許照顧的品質有分毫不完美。因為放進了愛，被照顧者只要皺個眉頭，撇撇嘴或心情低落，你都會竭盡全力想辦法讓被照顧者快樂一點。因為放棄了所有而選擇專責照顧，你不能接受照顧工作不成功沒成績，而這些努力常常是失敗的。你投入的心力可能數倍於一般照顧工作的本身，這都會讓照顧者的身心狀態很容易逼入崩潰的臨界點。離職照顧也可能埋下了一個潛在的不定時炸彈，就是照顧者自己的未來。

C. 職涯中斷後難以重新起步

長輩到了需要被照顧的階段，子女的年紀也多半步入中年。中年

往往是一個人事業和婚姻的重要轉折點。不論是在原職上的精進，轉換跑道，還是中年創業，都更需要兢兢業業。如果離職，原本熟悉的專業領域可能從此中斷，老位子不會再等你回來。照顧平均期可能長達 8 到 12 年，照顧任務結束後，專業的環境早已改變，工作熟悉度，人脈社交關係等也早已生疏，想再回到原職場非常困難。

未來即使是照顧父母的任務結束，想重新就業而中年求職的困難度都數倍於年輕人。已經生疏的社交技巧和專業技能可能也已經嚴重脫節。中年轉職也是很大的挑戰，有時可能要回頭從基層做起，和年輕人在同條起跑線上打拼，主管可能都是比自己小好幾輪的青年才俊。這時心情和體力對於中年謀事者來說，都是不小的衝擊。很多人不得不嘗試中年創業，這也是拿著自己的老本去下賭注。創業的成功率平均只有 20%，這樣的賭注關係到自己下半生的養老規劃。

D. 自己婚姻和家庭的賭注

婚姻問題是另一個離職照顧的隱憂。因為全然投入照顧工作，自己的家庭必然因為要分出更多的心力去照顧父母，而不得不相當程度的犧牲自己家庭的責任。不論是在經濟上，夫妻互動上，下一代子女的教育上，都一定會造成相當的影響。除非有很大的包容心，夫妻因此失和，甚至家庭破裂的不勝枚舉。

對於夫妻來說這是個很深刻的考驗，彼此能否同甘共苦的堅守一起走過這個難關。如果是中年還是單身的照顧者，則可能因為全力照顧父母，而失去了遇上終身伴侶的最好時機。照顧者除非碰到能夠全心體諒並支持的另一半，否則獨自面對人生下半場幾乎是不可避免的。

◎常被照顧者忽略的伴侶也是間接照顧者

照顧者的伴侶不只是「在旁邊陪著你而已」，他需要照顧你的壓力情緒，處理你忽略的家庭瑣事，幫你分擔更多的經濟負荷，當你無法兼顧時需要伴侶來接手。當照顧者被折騰到無法思考時，伴侶還能適時的提醒，伴侶是幫忙照顧者分憂解勞卻常常被忽略的間接照顧者。

有時候因為夫妻的分工或是傳統觀念，伴侶還必須扛起主要照顧者的責任。這時並無血親關係的照顧者要承受的是更複雜的壓力。譬如婆媳和妯娌原本就微妙的家庭角色期待，做媳婦的要擔起主要照顧者的責任，要承受比血親子女更大的壓力。

◎照顧者的停損點

照顧父母之路需要跨越一個個難關，要撐到底不能崩潰，真的是一個心力交瘁的挑戰。因為每一個人的家庭、環境、經濟能力都不一樣，所以照顧者要在心裡設定一個停損點。不是指什麼時候可以放棄，而是在你自己能夠撐得下去的前提下，畫一條不能讓自己崩潰的紅線。

當照顧工作越到後期，照顧的難度和自己經過長期磨耗而僅存的戰力電池，都在讓自己逼近崩潰的邊緣。照顧者就需要彈性修正原本高規格的期待，向下修正，跟自己持續削弱的承受力妥協。

不論是尋求其他的家屬分擔、僱用看護、尋求政府資源的補助協助，只要察覺自己已經快要支撐不下去了，就要立即調整停損點的位置，允許自己有多一點放鬆的機會，最終能讓照顧者撐得下去，跑完全程，就是最好最完美的平衡點。

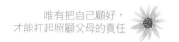

日記 *8*

空白護照上，寫滿了陪伴父母的點滴

本來過去習慣一年至少出國旅遊一兩次的我，在開始照顧父母之後，就不再有心情和時間出國旅遊了。

有一回在朋友的力勸下，我參加了一個小小的旅遊行程。感謝有一群體諒的朋友，為了配合我週六日是照顧父母的輪休時間，安排了一場非常緊湊的壓縮版 3 天 2 夜日本遊。

為了配合週五我仍有照顧父母的行程，我們搭了週五深夜的紅眼班機前往日本。然後在週一上午再搭機趕回台灣。即使行程非常的緊湊而有限，但也是在照顧父母的 10 年間讓我非常感心的回憶。

由於近年不敢也無心出國旅遊，所以我護照上的海關註記是完全空白的。很難忘記日本海關官員反覆翻看我的護照誇張的質疑表情。他一邊反覆查看我空白的護照，一邊懷疑的打量著我這個不太像很少出國旅遊的人，甚至一直比對電腦資料，查驗是不是電腦當機了。其實我很想跟那位海關官員說明，這本護照的空白，寫滿的是我這些年陪伴父母的點點滴滴。

♡ 照顧責任的義務及分擔

◎家人間的齟齬

天邊孝子是醫學界使用的一句俚語，意指長期關係疏遠的親屬，對於垂死的老年患者醫療及護理提出質疑的姿態，其實不是主要的照顧者，常常很難體會照顧者承受的身心壓力，尤其是家人之間對於年長者的照顧問題，甚至有時還會落井下石的吐槽：

「就是陪著爸媽有什麼了不起的事？我的工作累多了！」

「你到底有沒有用心照顧啊？不然他們怎麼會變這樣？」

「你有沒有用啊？顧一下爸媽就唉聲嘆氣的？」

「預算不是很夠嗎？你是怎麼亂花錢的？」

「我很忙，你自己要扛下來的，現在就別煩我！」

「我自己的家都顧不來了，就當沒我這個兄弟！」

其實照顧者聽到這些類似的話，只能苦水往肚裡吞，因為照顧的重擔哪是幾句話講得清楚的？沒親身照顧過一段時間的人，根本無法體會這種如人飲水的深刻感受。

◎為什麼是我的責任？

幾乎大部分只要有手足的照顧者都會遇到這個問題：為什麼照顧父母都是我的事？每當有朋友跑來找我抱怨，家裡的兄弟姐妹都不管，

氣得自己也想一起擺爛算了，父母又不是我一個人的！多半有這種抱怨的人，都是家裡那個最放不下、最不忍心、最看不下去的那個子女。其他默不作聲不想攬事上身的家屬都是那種可以拋開擺爛不管的人。

當父母需要被照顧的階段，若是家中的子女多，未必代表就會有更多的子女孝順。如果沒有人主動開口，其他人甚至很怕如果自己先開口了，責任可能就會全部掉到自己頭上。最糟的結果，就是大家都沒人敢站出來管，最後老人就被孤獨的丟在家裡，或送去安養機構自生自滅。

有時候手足之間，大家會自動假設最大的責任當然就是老大或是年紀最輕的老么該去扛的。碰到父母重病住院，子女間若沒有事先排好班，可能會一窩子人全在下班時擠到醫院來探視父母。問題是，大家第二天都有工作，誰來守夜陪伴呢？常常到了午夜，弟妹不約而同的就跟老大說一句辛苦了，老媽病成這個樣子我實在沒辦法面對，明天還要上班我就先回去了！老大即使明天也有工作，心臟也沒這麼大顆，也已疲憊不堪。而弟妹似乎都很有默契的認定，老大橫豎就是該扛起所有的事情！

當家中手足有人既不出錢又不出力只出一張嘴，甚至出張嘴都省了，不聞不問直接假裝看不到聽不到，這時候手足之間就已經在心裡埋下不平與怨恨的種子。為了避免手足親情破裂而一再隱忍，並不會澆熄這種憤懣怒火。終有一天照顧父母的責任會結束，而手足之情也會跟著畫上句點。這個家不會再回到過去。就算未來表面上維持和諧，這個家也只剩下掏盡親情的空殼。

◎照顧不能只靠自己

照顧工作是個勞心勞力的長期抗戰。不能只靠自己硬撐。

● 當其他家人擺爛或不處理，即使是因為你看不下去才跳出來扛起責任，也要直接要求其他的家人負起部分責任。一時為了顧忌情面不願和兄弟姊妹撕破臉，其實早已埋下的怨懟，遲早會在未來引爆。

● 家人要給照顧者喘息的空間，讓照顧者每週至少有一兩天的休假放空，週末和照顧者輪替換手。也要讓其他的家人按比例參與照顧的機會，才會知道照顧工作不是表象上好像只要陪陪老人看病聊天逛街吃飯而已。

● 家人要給予照顧者固定的經濟支持或生活費。不要把經濟分擔當作施捨，而是對照顧者擔下了其他家人的責任，保全了其他家人維持正常工作和生活，而該得到的補償和尊重。

● 不要把照顧者的付出視為理所當然。同樣的照顧津貼給其他家人也未必會有人願意接手。

● 不要指手畫腳嫌東嫌西，照顧者也是從一無所知開始的照顧新手，不可能做到完美。他必須同時顧好自己，預留能撐下去的能量。照顧者的壓力是沒經歷過的人難以同理的，太多細節不能也沒必要向其他家屬一一報告，抱怨和吐苦水還可能反遭奚落。對於只會挑剔的家人也很簡單，不高興看不順眼，就請他來照顧一個月試試？

● 照顧過程很多小錢會悄悄流掉，累積起來也會是個可觀的數字。不要以為照顧的花費都能控制得很好，而數落照顧者亂花錢，最好是

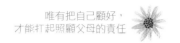

養成記帳的習慣，掌握每一筆支出費用。

◎召開家庭會議分擔工作的必要性

其實，不必滿懷憤懑的扛下所有責任。為了避免因為照顧父母而造成手足反目，分擔照顧責任和義務是不可迴避的。最常聽到的紛爭是：不忍心的那個會跳出來管？先開口的那個要扛起最大的重擔？沒空沒錢沒時間？誰不忍心送安養院的就自己負責？

「家庭照顧協議是很重要的環節」不好意思開口，就等於是累死自己。東方人因為文化和傳統觀念的約束，總是怕太直白攤開說會造成家庭失和，手足不睦。而像照顧父母這種大事不先說清楚，未來再來算帳只可能造成更大的紛爭反目。

不如開宗明義講清楚；父母是大家的，我沒辦法自己一個人照顧，我們必須分擔照顧的工作。家中總是難免會有逃避型的子女，也有總是被認為比較能幹，理所當然該擔起責任的手足。所以即使某些子女有較多難處，其他人能體諒的前提下給予少些分擔工作，但是不能讓只想逃避的手足完全甩鍋給其他人。

挑戰道德和傳統界線需要勇氣，而這也是西方觀念凡事先說清楚的優點。親兄弟明算帳，寧可前頭嚴肅公開對話，不要到未來撕破臉。不好意思開口，其實只是把內心的不平與不滿積壓在心裡。

即使沒有掀開，手足的情分也不可能再回到過去。而如果爆發了，手足之間也會斷絕這份親情，所以與其到最後大家可能還是會感情破裂，手足徹底失和斷絕往來，不如一開始就把責任義務透過家庭會議

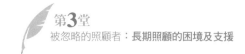
說清楚講明白，只想甩鍋的手足就直接訴諸法律裁決。

A. 家庭照顧會議方向：時間分擔、工作分擔和費用分擔

正面來說，其他家屬也未必是不願意分擔。而且照顧者如果不說出他的困難和要求，其他人也未必知道可以幫上什麼忙，所以照顧者就必須明講自己的需求，讓其他的家屬很清楚你的狀況，共同計畫照顧工作的分擔。

負面的角度來看，即使其他的手足都不是很積極的想參與照顧父母的工作，但透過家庭照護會議，就會有一個具體明確的責任和義務的界定。

B. 會議項目

● 主要照顧者是誰？手足間如何分擔照顧的時間。

● 照顧費用的計算，和家庭經濟的盤整。

● 父母的財產如何管理。

● 緊急狀況時如何處理。

● 遺囑和醫囑的預立代理人。

● 監護宣告。

C. 照顧有價，分擔經濟上的花費

常言道：談錢傷感情。但不談的結果到最後一樣會沒感情。照顧者花了自己的時間，放下自己的生活，甚至犧牲了工作沒有收入，那

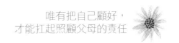

麼主要照顧者當然可以用金錢來衡量他的付出。

不想送安養院，就由想照顧的人自己扛責任。這是子女間最常有的爭執之一。有人想要自己照顧，而有人只想送老人去安養院，自己沒空也不想花時間，那麼家庭會議最基本的就是要求手足平均分擔僱用看護或者是機構的花費。

如果有家屬願意自行照顧，就加總機構和看護加班的花費，換算成照顧者的薪資（其實日常花費常遠超過這些金額），但其他醫療費用另計。這些還不算照顧者因此中斷了工作和職業生涯甚至是婚姻，未來難以接續的無形損失。誰有不同意見，就請他換位置來做做看。

要不要送去安養機構是許多家庭面對的兩難。手足間除了觀念上的不同，工作型態和經濟壓力也都不同。也許有些家人想在家照顧比較放心，有些家人真的無法分擔太多照顧份額。而隨著老人病情的進程，可能晚期難免會到不得不交給機構專業照顧，所以當有人想在家照顧時，其他家人要盡量伸出援手。

若有一天不得不送入機構，也先和家人達成共識預備這天的到來。要先有心理準備；越到照顧晚期，整體照顧壓力會越大。老人隨著病程病情會更複雜化，要花的醫療費用會持續墊高。而長期照顧者往往也到了身心壓力積累的最高點，這時更需要其他家人不論是金錢和人力上更多的支持和協助。

D. 尋求第三方協調

召開家庭照顧會議最好有客觀的「第三方」在場居間溝通協調。包括資源整合盤點、家庭對話、分工協調。因為家屬都是親屬當事人，

開口閉口難免會有親屬間心存芥蒂，甚至演變成翻舊帳大會，誰比較被偏心，誰花了父母較多的錢，而變成情緒化的爭執。所以**有個「公親」角色的人或單位作為緩衝就很重要，需要時時讓大家冷靜，並回到討論的主軸。**

而每個子女的條件不同，所以分工和分擔不能僅僅是以「公平」分配原則處理，這時候有個公正客觀的協調人可以化解一些齟齬。可以找大家信任的家族長輩或親友，或是找一些民間機構的專業人士扮演協調角色。

有些民間組織也提供召開家庭照顧會議的協助。如果照顧者不知如何開口，可以嘗試尋求協助。由專業人士協調家庭照顧會議的好處；是有豐富經驗可以快速條列出會議的討論項目。也可適時的提供其他家庭的模式做為參考，如有爭議也較有經驗爬梳出問題的癥結，然後加以排解。

E. 集思廣益，彙整社會資源

照顧者本身一旦接下擔子，就開始手忙腳亂的日常，根本沒心思和心情去研究尋找社會資源。這時其他家屬可以幫忙四處打聽蒐集資料。不論是長照或是社區的銀髮團體社福組織，在沒成為照顧者之前，沒有幾個人會知道這些東西。

F. 訴諸法律要求履行扶養義務

如果家庭會議不能達成分擔照顧的共識，最糟而不得已的方式就是訴諸法律，要求家人履行扶養義務。

◎天邊孝子請閉嘴

在照顧老人的過程中，尤其是碰到面臨生死的醫療抉擇時，最怕碰到的，就是所謂天邊孝子。很多子女也許因為工作、婚姻或移民國外，無法分擔照顧的責任和工作。雖然是現實因素無法克盡孝道情有可原，但往往因為他們內心的歉疚，對父母的生死抉擇會表現得更為極端不願放手；「不能放棄，再怎麼樣一定都要救到底！如果能救為什麼不救，怎麼能夠讓父母死掉呢？！」

越是不能夠在身邊照顧父母的子女，越會把他做不到的孝道，表現在不理性的偏激來平衡自己的虧欠，甚至會責怪照顧者沒把父母照顧好，來突顯自己雖然做不到，但內心還是很孝順的。

這種天邊孝子的歇斯底里，常常會造成照顧者的兩難，甚至當事人的困擾。因為真正了解父母狀況的是照顧者，父母正在經歷的衰老病痛和折磨，只有照顧者每天最真實的看在眼裡切身感受，而照顧過程的辛勞壓力也只有照顧者自己在承受體會。這不是平日無法親身照顧的人可以理解的。天邊孝子為了慰藉自己的虧欠而讓照顧者成為代罪羔羊，只會更加深已經喘不過氣來的照顧者更大的困擾，所以天邊孝子們，請體諒照顧者的辛勞，這時最後能盡的孝道，就是閉嘴。

還有一種是死後孝子，會把父母的喪禮辦得盛大風光，大肆邀請賓客搞得冠蓋雲集。我不能否定子女的這份用排場做面子讓父母死後哀榮的心意。只是想問；當父母還在世時，做子女的曾經花了多少時間和精力去陪伴父母？如果在父母生前沒有盡心盡力事奉父母，那麼父母死後的告別排場，就只不過是一場演給別人看的孝心大戲而已。

♡ 尋求外援

◎家庭照顧者支持據點

長照規定設置的 C 級據點（社區服務站），B 級據點（日間照顧中心），提供多元化課程給家裡輕中度失能老人參加。可以認識同年齡層的朋友，大家一起參加團體活動。社區中心要做到像是巷口的雜貨店一樣方便，老人各級機構都在同一處，讓老人像是上學般，從小學初中高中大學，都有一些熟悉的同學在一起共同成長互相照顧。

◎尋求心理輔導

你在哪裡？在你的人生計畫裡全都是父母，自己卻不見了？當照顧者已經陷入照顧的絕望漩渦和無法自拔的無形牢籠，就要趕快尋求專業心理輔導，我們都可能在人生中的某一刻迷失，迷失中的自己是盲目而迷惘的。專業的心理輔導可以點醒在迷霧中的自己找到出路。

◎加入照顧者支持互助團體

集合有相同困擾和背景的人互相支持和鼓勵。結交能互相傾訴，能同理懂你的朋友。很多人也許在照顧父母之前，從來沒做過心理諮商，也沒接觸過團體治療，而照顧父母很可能是人生第一個無法解決的困境，所以不要先排斥加入互助團體，不要先顧慮不敢把自己的脆弱攤開在其他人眼前。

● 參加的人都是正在沉溺於照顧困境的照顧者：「同病相憐」的

同儕才是真正懂你的人，彼此吐露相同困境的心情是最好的互相療癒。每個人都有不同經歷的故事，也許有些人的處境比你糟多了，有些人會分享如何在困境中求生的經歷，你也可以在別人的故事裡得到啟發。

照顧者在不同的照顧階段，可能都會需要其他家人調整分工的方式，也許可以在其他人的經驗和專業導引下找出答案。參與者多半正陷入社交退縮障礙，支持團體正可以提供同質性社交圈，讓參與者看到，原來不只是他遇到了困境，而不覺得孤單。

● 每個照顧者都可能會有鑽牛角尖，走不出來的時候：互助團隊有專業的帶領者，協助照顧者釐清問題，提出解決問題的方向和選擇，團體有時會從輔導的角度帶領一個模擬場景，或圖案分析等專業方式，協助參與者的自我覺察和覺醒，而自我覺察常常是突破困境的關鍵。

每個人提出的困擾可能都不一樣卻又大同小異。其他的參與者都可能是可以集思廣益一起幫你解決問題的老師。你也可能解決了其他人正在面臨的困難，而得到心理補償和成就感。在團體裡彼此都是對方的良師益友。

● 照顧者多半積累了很多壓力和情緒：在同為天涯淪落人的互助團體中，參與者比較願意發洩出來。生氣或痛哭一場都是很自然的現象，因為現場沒有一個是局外人，就算是參與者互相見面時，只是透過小小的問候語：「我爸昨天又怎麼了」、「我媽又開始有新狀況」，然後彼此感同身受的安慰和打氣都會是最好的療癒。

諮商或團體治療最大的問題是照顧者不知道有這樣的機構，或是知道了也不願意參與。和許多心理創傷者的心態一樣，很難打開他受

傷封閉的心靈，要跨出第一步總是最難的。

● 家屬互助照顧小團體：有些互助團體，如家屬互助生活團體，幾個家庭結合起來，輪流將長輩送到一個成員家中，由部分成員負責照顧長輩，其他人則可休息或安排自己的事。因為同樣是照護者家屬，所以更能體諒並照顧好其他成員的長者，讓照顧者有喘息充電的時間。

別自責，你已經是做得最好的

當你選擇承擔照顧的重任時，已經是在盡全力做到最好。每個願意照顧父母的家屬，都是那個最不忍心看到父母受苦、最關心父母的人。照顧者常常對自己要求嚴苛，反覆檢討是否做得夠好、夠盡孝。然而，在這場艱辛且無法取勝的戰鬥中，挫折和失望難免，因此，自責成了照顧者在各階段中不斷折磨自己的情緒。

有一部電影，一位中年單身婦女獨自照顧失智的母親多年，因為必須兼顧工作聘請了看護。焦頭爛額的照顧者問看護：「我做得夠不夠？我會不會不夠孝順？」

閱歷豐富的看護回答說：「**當你選擇扛起照顧父母的責任，沒有逃避，沒有放棄，你就已經是做得最好的！**」這是我在照顧父母的過程中，常常用來給自己肯定和鼓勵的一句話。

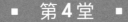

■ 第 **4** 堂 ■

老化與失智照護：
挑戰對策與醫療選擇

★日記9／當父母都失智，才懂什麼是1+1>2

★日記10／溫柔淑女為什麼變得面目猙獰？！

★日記11／黃昏之後，才是夢魘的開始

　•淺談：正常老化與失智的差別

★日記12／陪著老媽編故事，又是快樂的一天！

　•淺談：老人就診與醫療

★日記13／傷腦筋，需不需要自費選項呢？

★日記14／遇上有醫德的醫護，原來也要碰運氣

★日記15／老媽對不起，我不能讓妳自由行動

日記 9

當父母都失智，才懂什麼是 1+1>2

當家裡有兩個失智老人時，才發現照顧他們的困難遠超1+1。在照顧老爸時，老媽常常阻撓；老媽懷疑外傭偷東西時，老爸也會一起指責小孩找的外傭不好。

當兩個失智老人成為聯合陣線時，事情往往會加倍失控。他們堅稱自己沒失智，並堅信自己的幻覺是真實的，甚至指責兒女和外傭聯手害他們…。

老爸的體力越來越差，半夜起床上廁所幾乎每個月都會摔跤。有幾次摔得很嚴重，頭破血流，半夜不得不趕去掛急診。

多次半哄半騙的要老爸穿著內褲型紙尿褲，半夜不必要下床上廁所。但對於失智的老爸來說，怎麼可能記得。有時看到老爸會把紙尿褲當內褲一樣泡在水桶裡準備洗，半夜摔跤事件繼續發生。

半夜要看顧失智的爸媽有很多無法克服的問題。因為爸媽睡在同一間臥室，不可能要外傭就近照顧。有時外傭一靠近老爸，老媽就會暴怒把外傭趕走，說外傭想害老爸，想勾引老爸搶她老公。即使我回答說，那我在你們床邊打地鋪好了，也會被爸媽一起斥責趕走。

那時老爸因為頻繁的半夜摔跤，弄得滿頭滿臉的傷，最後

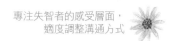

實在是無計可施，我嘗試用行李綁帶纏繞在老爸醫療床的兩側
扶手上，還裝設鈴鐺和感應警報器，讓老爸別無預警的下床，
我和外傭試著半夜來叫老爸固定時間上一下廁所。

結果完全如預期的無效。一入夜老爸就狂罵，為什麼不讓
他下床！老媽也跟著一起罵我這個不肖子！此時，我完全體會
到「什麼叫做同時照顧兩個失智老人，是 1+1>2。」

如果二老只有一個失智，另一個認知正常或許還多少可以
是助力。而當兩個都是失智老人時，他們的失序抗拒常常會變
成失智聯合陣線，戰力增加好幾倍。失智的二老同時動口動
手，幾乎讓我無法招架。

老爸經醫師判斷是阿茲海默失智，各種退化現象是穩定持
續的變差。我們嘗試用時間長短去測試老爸對剛說過的事情還
能記得多少，就發現老爸的記憶能力很穩定的從半小時、十五
分鐘，慢慢到只能持續一兩分鐘，問過的問題會一直重複的
問，說過的話會一直重複地講。

老媽的症狀是因為腦部斷層顯示有輕微阻塞，按醫師的判
斷較偏向血管型失智，可以剛打過的電話下一秒又重打一次，
完全不記得剛才發生的事情，但有時一個禮拜前的事卻記得非
常清楚。剛開始我們都懷疑老媽是裝的。後來開始懷疑被偷東
西，懷疑有人要害她的狀況越來越頻繁，又說她不想活了，想
從頂樓跳下去。我們才警覺老媽除了失智，可能還有憂鬱症。

日記 *10*

溫柔淑女為什麼變得面目猙獰？！

溫婉的老媽，怎麼變得如此兇暴？老媽常常在半夜醒來，打電話問我開飯沒有，或是指責外傭怎麼還不做飯…。爸媽到了晚上特別容易躁動出現幻覺。尤其是老媽，失智之前原本是大家眼中的溫柔淑女，突然變得脾氣暴躁甚至出現暴力傾向。

好幾次到了半夜，害怕的外傭打電話來求救，說老媽又要趕她出門，有時還會舉手要打人，我就只好趕去救援。老媽總是咬定外傭會偷她東西，還會帶外面的壞人回來害她。

這時我如果想跟老媽講道理，情況就會變得更糟。老媽會認為兒子竟然和外人串通好要一起害她！好幾次我實在搞不定了，只好把住在附近的老姊也叫來幫忙，結果就是一家人都被搞到崩潰而吵成一團。總是在半夜大吵大鬧，樓下鄰居多次抗議，因為有失智老人也無可奈何無法處理。

實在無計可施了，我嘗試印了一堆大字報，在爸媽家裡能看到的地方都到處貼。恐嚇老媽如果欺負外傭，我們會犯法，會被罰錢，會被警察送去關。剛開始還有點嚇阻作用，但沒多久老媽就視而不見了。

我們甚至在附近租小套房給外傭，在被趕出來的時候避難棲身。但老媽看到外傭就發作，只好在外傭受不了時就換人。直到下一個也忍受不了，前後大概更換過至少 10 個外傭…。

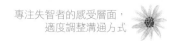

日記 *11*

黃昏之後，才是夢魘的開始

老爸又因為摔跤把頭摔破了。醫院要留急診室一夜觀察，老媽堅持要陪老爸。當下不忍心讓老媽失望，覺得只是一個晚上，不至於天下大亂吧！就答應老媽留在醫院陪病。

沒想到入夜之後，老爸開始出現幻覺囈語，一直嚷著明天要和兄弟們上山祭拜爹娘（大陸的兄弟姊妹都已不在人世），要準備很多東西，快讓他回家，幹嘛把他綁在這裡！不然就是每五分鐘就要下床上廁所，尿壺、紙尿褲都堅持不用。

堅持陪病的老媽不但沒幫到忙，到了晚上，老媽也開始進入幻覺世界，突然開始收拾雜物櫃的東西嚷著要回家，並把我拉到外面，大聲咒罵這些人把我們騙到這裡來都是要害我們的，都不能相信（她已經搞不清楚這裡是醫院了）。

爸媽一搭一唱的越來越大聲，一直到清晨沒停過。連旁邊急診室臨床的好幾個病人都開罵了：「拜託，吵了一整夜夠了沒啊！」同時要擋著兩個失智老人，我只能不斷的安撫、對罵、拉扯，一再跟鄰床及醫療人員們道歉⋯。

和爸媽纏鬥到清晨，我筋疲力竭的放棄了，坐在離病床 3 步遠的地方發呆。聽到吵鬧聲的護理師過來查看，我只能抱歉的說：我父母都失智，鬧一整夜完全拉不住他們，我盡力了⋯。

♡ 淺談：正常老化與失智症的差別

到底長輩只是老化而已？還是真的失智呢？這可能是許多子女在面對日漸老去的父母，出現脫序行為的過程中，普遍存在的困惑。老化和失智行為症狀又有太多難以判讀界定的模糊地帶，常常我們就在猶疑中，父母從貌似老化突然就變成明顯的失智了，然而失智的惡化速度，常會讓子女措手不及。

有人認為，失智是人最後的必然終點，只是很多人在失智之前就會因其他疾病亡故。而隨著醫學進步，很多疾病治癒或可控的機會增加，人的壽命也越來越長。而失智目前卻還沒出現有效的治癒藥物。**因此只要活得夠久，失智可能遲早會降臨。**

很多人年紀大了，就開始忘東忘西。才說過的事情轉頭就不記得了，約好的醫療行程到了時間錯過了，本來做得一手好菜開始火候抓不住，做的味道不是太鹹，就是糖放多了。該吃的藥堆了一抽屜忘了吃，就算吃過藥了，會懷疑自己到底吃過了沒。

「老人味」濃到家裡四處飄散時，家人才驚覺，老人的衣物可能幾天都沒換，也好幾天忘了或懶得洗澡。愛耍帥的老爸常常不刮鬍子了，愛漂亮的老媽開始不去做頭髮了，生活開始整個亂了套。

直到長輩的行為舉止已經造成明顯的生活失序，這時候才開始產生疑問；父母就只是老了退化了？還是失智了？什麼是老化？是記憶力的衰退，還是體力的下滑？**事實上老化和失智兩者之間，辨別的界線其實很模糊。**初期徵狀類似很難區別，而且兩者之間時常互為因果。

隨著年紀增長記憶力變差，對退休之後的生活失去重心，對過去的興趣漸漸失去熱情，因接近死亡產生的恐懼，人到了老年都會比較不快樂，脾氣會變得易怒，生活慢慢失去活力，這些年長者的表現看起來和我們一向認知的老年心理變化實在沒什麼不同。

我問老爸，你怎麼都不跟老朋友聯絡聯絡聚一聚啊？老爸嘆了口氣幽幽的說：「以前有幾個固定聚餐的咖，現在不是死了，就是中風躺床上動不了啦！」

老媽一輩子都非常依賴老爸，而當老爸因暈眩發作常常摔跤，本來很注重生活情趣的人，現在連出門過個馬路都變得膽怯害怕。慢慢地開始對什麼都失去興趣，生活變得枯燥乏味。二老最常做的事，就是坐在客廳發呆。一輩子依靠的大樹開始傾搖欲墜，老媽開始對未來感到恐慌、逃避⋯。

因為沒經歷過家人失智，沒受過專業訓練缺乏病識警覺，家屬往往是發現長輩已經有了明顯的失智精神行為症狀才送去就醫，而老人這時往往已到了輕度，甚至中度失智的階段。事實上失智與老化有太多模糊地帶，很容易被忽略或誤判。

◎老化和失智難分辨

到底失智算不算是老年退化呢？這兩者之間有很大的灰色地帶。關於失智的成因種類和照顧，坊間已有許多專家提供相關的論述。老化的健忘被認為是忘記後，過一陣子又突然想起或許經過提醒能想起來，而失智則是忘記的頻率很高而且可能完全想不起來。

即使如此區分卻還是充滿模糊界線；有時候過去的事情遠程的記憶可能都記得，而越是最近發生的事越想不起來。有些則是不穩定持續性的遺忘，也許幾個星期的事情都記的很清楚，卻可能把一分鐘以前的事轉瞬遺忘。**老化和失智的症狀有太多漸層光譜的重疊，難的是在病程發展中的表現二者之間界線模糊**，除非到了重度失智，輕度失智的病程也是從輕微症狀逐步演進的。

每個個案可能又各有不同的症狀表現，就醫時醫生常常也很難確診。失智症前期也會出現類似的認知障礙，表現的整體徵象也和老化初期症狀相似，或者其實就是潛伏在老化過程中的進行中失智。**老化和失智可能是互為因果的關係，所以很容易誤判或是根本難以確診。**而到了一些失智的精神行為症狀清楚浮現，失智可能已經是好幾年的病史了。

老化和失智除了很難分辨，而且多半是綜合症狀，和不同病程互為因果交錯混淆的結果。失智可能同時具有多種類型的失智症狀，這也是失智患者很難精確地從醫學上判定到底是哪一種失智。

事實上失智患者也可能同時罹患多種類型的失智，更造成就醫診斷的困難。譬如老媽因為過去曾經被診斷有腦血管阻塞，**病歷上她就被歸納為血管型失智，但症狀又有阿茲海默的特徵，也符合憂鬱症的表現**，所以醫生常常也無法精準判斷病情。醫生只能建議不同的藥都試試看，但因健保的簡單排他邏輯（有排除選項的可能性，之外的就不補助），而使得某些藥物健保不給付。

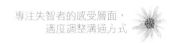

◎老人憂鬱

曾經帶父母就醫時，很無奈的問醫生，怎樣才可以讓爸媽開心點呢？「老人都不會很快樂的啊！」，醫生很理所當然地回答我。當人老了，體力衰退，記憶退化，退休後失去生活重心，親朋好友開始有人先下車走了，感覺自己也只不過是在等待死神的招喚。人到老年確實有很多快樂不起來的理由，曾經有研究指出與個性和遺傳基因有關。有人說，個性決定命運，有人天性樂觀，有人就是容易沮喪憂鬱。

憂鬱症被世界衛生組織列為重大早逝的疾病之一，而台灣老人憂鬱罹患率高達 1/6，但就醫的比例不到一半。因為多數老人和家屬都認為這就是老人的自然老化現象。除了老化或失智，**老人很可能被「老年憂鬱」的心理挫折感而造成失智。憂鬱造成的失智症狀，也被稱為「假性失智」**。而長期憂鬱和失智又可能是互為因果的交互影響。

當老爸的身體開始出狀況，老媽的不安全感也隨之增加，對未來的不確定感導致了憂鬱症的萌生。「靠我一個人我沒辦法」的想法在潛意識中說服她自己；「老伴失智了，我也老了，未來這個家我沒辦法自己扛起，我和老伴都沒辦法…。」長期的恐懼和逃避現實的渴望，不斷深化的心理遊說就會變成自己深信的真實。潛意識的自我說服也可能導向促發失智的結果。

憂鬱症會損害大腦記憶中樞導致記憶衰退，因為憂鬱會降低社交意願和生活熱情，導致人際關係疏離，因此很容易陷入孤獨和低潮，人際關係的退縮會加速失智的惡化。憂鬱的情緒直接影響心理健康，讓原有的慢性病更失控。憂鬱症如果未就醫控制，很大的機率可能演

119

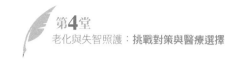

變為失智，也增加自殺風險，所以當長輩有憂鬱症出現絕不能輕忽。

憂鬱症患者很容易把自己陷在負面苦悶的迷失中，例如「別人有快樂的理由而我沒有」、「這個世界少了我也沒什麼不一樣」、「跳下去吧！跳下去就什麼問題都沒有了！」不要老是跟憂鬱症患者說你要想開點，若是這麼容易想開就不叫憂鬱症了。

「自殺是弱者的行為」、「別那麼傻，想太多了！」、「你才不敢跳啦！跳給我看啊！」、「知足了，有人比你更糟」、「你這是什麼芝麻蒜皮的破事啊！」。這些語帶嘲諷的刺激言語都只會造成憂鬱症患者更無自信更鑽牛角尖，因此要協助憂鬱症患者要從專業的管道尋求協助。

輕度憂鬱可以先嘗試心理和團體社交支持治療，**重度憂鬱**則必須用藥物控制，要及早就醫。多數老人經藥物控制都能改善憂鬱症狀，尤其不能自行減藥及停藥。憂鬱症復發機率很高，須由醫師評估，並持續進行追蹤。

◎失智照顧

失智者隨著病情惡化，對人事時地物的認知都可能發生錯置或遺忘。照顧者需要時時引導提醒他們現在所處的時空環境。失智者可能會斷片式的遺忘現在的家、日期、甚至家人。這樣的茫然的思維會讓失智者覺得更恐慌，甚至行動能力或情緒失控。旁人經常友善親切的提醒，可以幫助失智者穩定情緒和給予安全感。

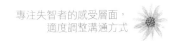

A. 全然親力親為的照顧不一定好

照顧失智者的困難，是比照顧一般心智正常老人高出數倍的身心壓力。當然能自己撐得住全時照顧令人欽佩，而適時藉由外力協助會讓照顧之路不至於半途崩潰。有時可以找親友分擔，有時要聘僱專業的照服員。

● 失智者一定會有很多脫序的行為，聘僱專業的照顧者更知道如何應對。

● 失智者常常會一再重複說故事，受過專業訓練的人更了解如何陪伴互動。

● 拿薪水的和家屬就是不同，對聘僱照顧者來說是工作，而家屬則很難不帶入個人的情緒。長期筋疲力竭的照顧會讓家屬沒有心力再擠出溫柔。

B. 別把失智者當笨蛋

失智者雖然會有記憶喪失生活失序的症狀，但是除了極重度的失智者他的情緒和邏輯能力仍然存在，所以不要把失智者當白癡看待，失智者還是會有喜怒哀樂。

失智者不是沒感覺，甚至更敏感。失智者容易遺忘，但是對當下發生的事情還是有接收和感知能力。他們還是有自尊和恥辱感。粗暴的言語或羞辱的詞句一樣會激怒失智者，如果失智症狀有妄想和猜忌傾向，常常會出現更激烈的反應。

然後失智者除了跟著生氣，也可能會更挫折消極更加退縮。**照顧**

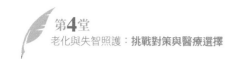

者要學著以傾聽肯定認同的態度取代指責否定和講道理。關閉自己的
感情線，別把失智者造成的紛亂放進心裡。

照顧失智者平均約需 8 ～ 12 年，不論是聘僱看戶或是住進護理之
家，有人估計需要準備 1000 ～ 1500 萬，都對照顧者是個不小的經濟
壓力。對於家屬來說，最大的傷痛是；當長輩重度失智到不記得子女
和家人，你連道別、說聲感謝的機會都不再有。失智的長輩人雖然活
著，但和他所有的記憶與連結都消失了。看著眼前仍活著的至親，其
實他已經不在了。

◎和老人或失智者對話

一開始面對長輩錯亂無邏輯的對話，子女多半會難以接受而生氣。
一來是對荒謬的言語本能的糾正和否定，二來是不願接受父母可能已
經失智的殘酷現實。而對立性的爭辯只會激起長輩的挫折和難過情緒，
嚴重的結果就是大吵一架後憤怒的雙方陷入冷戰。

其實陪伴老去或失智父母說話，內容的對錯或價值一點都不重要，
讓對話是一場愉快的互動過程才是最大的意義。

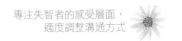

日記 *12*

陪著老媽編故事，又是快樂的一天！

陪老媽看著電視新聞，老媽突然說，上次馬英九送了我一個大西瓜！我愣了半天，什麼時候老媽收了馬英九這麼一個大禮，我怎麼都不知道？也不管是不是真的，我就順著演下去吧！「那西瓜甜不甜呢？」我問。

老媽笑著說：「甜！」我接著回應：「那我下次請馬英九再送一個大的來好不好！老媽開心的點了點頭。」我再追問，那民進黨有沒有送西瓜呀！老媽說：「有，但是只送了一個小西瓜！」老媽又小聲說了一句：「小氣。」我強忍住笑，跟老媽說：「那我明天去找他們抗議，補一個大西瓜來！」

（以上純為失樂園語錄的失智老人囈語，非關政治，請微笑看待）

● **多用正向話術**：老人就像小孩，多用鼓勵、讚美及肯定的語氣與老人對話交流。要求老人自己有動力較難，請儘量邀請一起行動，譬如運動、逛街，邀請老人和自己一起動起來，才能跨出第一步。

● **同病相憐法**：失智者自己的心理，其實很害怕恐慌，照顧者可以拿自己也常常做事情顛三倒四的做例子，去安慰老人的失序行為及失憶沒什麼大不了，我們都會這樣。

● **不要講道理**：當老人出現失智現象，生活開始失序，該記得的老是忘記，該做的忘了做。家屬剛開始也很難接受和適應，照顧者會嘗試一直提醒或是貼大字報便條紙，但是通常效果有限。初期的照顧者會很容易因為怎麼講都不聽，說了幾遍還記不得，因而情緒失控。而長輩即使失智，他們還是有自尊，照顧者的指責對長輩來說是一種羞辱，所以常常會因此引發雙方的暴怒爭吵，建議不論是面對失智者或即使是一般老人，千萬別嘗試說道理。

有時候老人會對本來已經講好的行程改變主意，而一路抱怨。這時候苦心規劃還很辛苦的帶老人出遊的自己，很容易會被激怒；「搞什麼啦！出門前不是都說好的，怎麼現在又不高興了？！」這就是照顧老人的過程中，必修的心性修煉學分。「哇！真糟糕？我這次沒規劃好，下次再帶你們去你們想去的地方玩好不好？真拍謝捏！」別跟老人講道理，自己認錯就對了。

● **順著邏輯編故事**：失智者的記憶會有斷片和錯置的狀況。老媽常常會把以前的老鄰居和現在發生的事情時空倒錯重置出一個全新的劇本。別當場糾正她、打斷她、指責她胡說八道、胡思亂想。指責錯誤只會讓失智者閉嘴不說，更沒自信而退縮。嘗試融入她重新編劇的故事，發揮想像力一起創造有趣的情節。通俗的說法，就是陪著她一起胡說八道。陪失智者聊天說話不要考慮內容有沒有意義。在失智者的世界裡，每一個重組的人生情節對她來說，都是她認知中的真實。

照顧失智老人是一場笑與淚交織的過程。嘗試把幽默和趣味放進這場鬧劇中。最大的價值就是你在陪伴她，用她的方式陪他聊天，用她的視角去看世界。而今天編的再荒謬的故事，明天都會全部歸零。

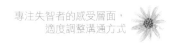

換個角度來看，這也是個輕鬆愉快的過程。在我們的日常，什麼時候可以這麼完全放心而不必擔心要對內容負責的亂說話呢？如果你編的劇本可以博得老人一笑，這就是愉快的一天！

● 別指責錯誤：父母即使失智，他們還是有感受，還是有情緒，還是有自尊，所以不論發生了再大的生活失序和混亂，請別用指責的語氣。可以說：「如果換個方式也許也不錯，我們試試看好不好？」千萬不要指責：「都說了多少遍了！怎麼還是犯一樣的錯誤！」失智老人會更沒自信，更惶恐害怕。糾正和打斷老人，只會讓老人覺得很挫折，然後閉嘴不再說話，或是惱羞成怒堅持他說的沒有錯。這時他們反而可能用反駁對槓的方式，來維護自己的尊嚴。

● 千錯萬錯都是自己的錯：會讓照顧者抓狂多半是因為失智者做錯了什麼，但千萬記得：要怪罪的永遠是自己！如果說過的話父母忘記了，可以說：「啊！一定是我忘記說了，真抱歉都是我的錯。我現在再說一次喔！」

錢包和存摺是老人最常因為怕被偷而四處藏匿的物品，最後自己都不記得藏到哪。我會先準備另外一個一樣的錢包，補辦一套存摺，如果不見了就把備用的拿出來。然後假裝找到了，或是怪自己放錯地方，切記，別指責他們亂藏東西，找不到，他們不會承認也不會記得。老規矩，一律都說是自己的錯，把責任歸咎到自己身上。

● 轉移注意力：長輩如果毫無道理的發脾氣，指責外傭，這時候跟他們講道理絕對只會讓場面更難看。請試著轉移父母的注意力。譬如如果父母懷疑外籍看護偷錢包，可以說：「是我上次幫你們放在抽屜了啦！對不起，對不起忘了跟你們說。」等一下我去罵阿弟，明天

叫她老闆把她換掉。要等明天再處理喔！我們不氣了，先去逛逛公園，走！現在先去換衣服（最好要帶離當下的現場，老人比較容易忘記）。

不必擔心明天會不會真的要把外傭趕走或換掉，通常帶著老人出門晃一圈再回來，老人多半都已經不記得剛才發生過什麼事了。當然記憶能力和失智程度有相對關係，所以轉移注意力的有效期需要照顧者自己觀察，也許隔個半小時一個小時再換個方式問一下；「阿弟做的菜好不好吃啊？」如果長輩還在生氣，就隔久一點再測試，直到找出父母的記憶有效期的時間長度。

● 別幫外傭護航：不論老人指責外傭的是對還是錯，都千萬不要幫外傭辯解護航。失智老人常常有被害妄想，如果嘗試幫外傭講道理討公道，反而會讓老人家更生氣，覺得你和外傭根本是掛勾好要來謀財害命的。

最好先私下跟外傭達成諒解；碰到被老人家誤解或辱罵，表面上我都會跟著老人一起指責，但我知道都不是外傭的問題。要一再安慰外傭；他們就是生病的老人，請原諒他們，別把老人說的話放在心上。

● 別用拋棄做威脅：不要對著失智長輩說，如果不聽話，我以後就不管你了！這種恐嚇用語會讓老人更有挫折感，覺得自己可能被拋棄的恐懼，對脆弱的老人來說是會很讓他們傷心的。

● 不要直接拒絕：「現在很忙，別煩我！」，老人的生活多半是很空閒無聊的，他們可能想到就撥個電話給你。而晚輩對於三不五時就會來的電話轟炸也可能早就不勝其擾，有時候你就是不想再接到老人家無休無止的來電「問候」。其實被嚴詞拒絕的父母會感到很挫折

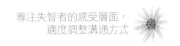

心寒，真有大事時反而都不敢再找你了。

● 別用老攻擊：「都這麼老了還這麼愛起番！」老人家對自己的老化已經很挫折恐慌了，如果言語之間總是用「老」這個字眼，作為指責的原因，並不會讓老人因而有所改變，反而可能會激怒對方。

● 別嫌囉嗦：當老人一再重複說一些年輕的故事，或是總愛重複碎碎念同樣的事情，晚輩的情緒很難不被激怒。「你別再囉嗦！別再念啦！」而這種對話都不會有良性互動的結果。當然囉嗦的老人真的會很煩，而忍受老人的囉嗦也是一種包容。你可以在老人碎碎念的時候看電視看手機，轉移自己的不耐煩，或是另找個時間自己做好心理準備了，再來聽老人囉嗦個夠。當磨練自己到可以充耳不聞，那又是一個修行的更高境界了。

● 別像哄小孩一樣和老人說話：「你好棒喔，乖，拍拍手！」、「常常我們會把失智老人當小孩一樣看待，有時候說話態度也會像是在哄小孩一樣。其實適可而止的安撫哄騙是可以視狀況而達到效果，但做的太過矯情，老人可能就會翻臉了。

● 善用老人弱點：老人多半節儉成性。如果心情不好不吃東西，可以自己先開始吃，然後慢慢問老人：「我吃不完耶！這麼好吃，如果吃不完可惜了，你要不要幫點忙一起吃，別放浪費了。」通常老人為了別浪費，可能會願意再吃一些食物。

● 給老人部分主導權：不論老人家失智失序的程度如何，都要讓老人保有一些主導權。譬如父母已沒有理財能力，財務都是我在控制，但老人家的口袋裡永遠放著他們自己的錢包皮夾，我一定會放些鈔票

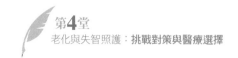
在裡面。逛街吃攤子都讓老人家請客，讓老人不會覺得自己完全沒用沒價值。

● **讓老人有存在價值感**：一些家務瑣事在父母面前有時要裝笨、裝不懂，然後請老人家指導幫忙。當然別忘了要很狗腿的稱讚；「哇！好厲害，我都不會耶！還好有你！」

老人不論心智體力狀況好不好，他們都會盡可能不想麻煩到孩子，所以你為父母做的所有安排，都要盡可能把理由都推到自己身上，請他們為了孩子而配合。之前因為老家的障礙空間及安全措施並不適合老人長久居住，所以一直嘗試說服父母搬家。而老人都很難割捨這個陪他們大半輩子熟悉的老家。

最後我只好拿出殺手鐧，威脅爸媽說；「如果你們不搬家，我只好搬來跟你們擠才能夠照顧你們，這樣我就很難交到女朋友，然後就沒辦法生個兒子讓你們含飴弄孫喔！」雖然後來我還是沒能完成老人家傳宗接代的期盼，至少我說服了他們一起搬到一個安全和兼顧無障礙考慮的新建大樓，住在隔壁讓我可以很方便地照顧二老。

即使在新家附近有公園，有百貨公司，但大多數的老人隨著年紀漸漸失去了人生的活力，哪裡都不想去。我會說：「我好久沒運動了耶！二老陪我去公園一起運動一下吧！」、「除非到了完全失能，父母最大的生命動力，常常還是只要為了孩子，他們願意盡力配合。」

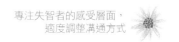

◎說服老人或失智者就醫

　　有位醫生半開玩笑的提供了一個分辨有沒有失智的簡單辦法。「如果主動求醫認為自己可能失智了，這種人通常都沒事。而家人帶來的老人堅持自己沒失智的，這種反而可能是真的失智了。」失智者都不覺得自己有毛病，覺得你很無聊瞎操心，甚至故意要找麻煩害他。

　　好不容易連哄帶騙的把老人帶到了醫院，也可能立即就反悔了，或是毫無耐心等待叫號。我老爸最常做的動作就是拿雨傘去敲診間的門，然後大罵：「怎麼回事啊！有沒有人啊！你叫什麼名子？什麼單位的蛤！」所以帶老人就醫需要有些技巧：

　　● 通常我都會說；是去醫院例行身體檢查，政府規定老人都要喔！

　　● 政府補助不要錢的，但不去的話，以後看病就要自己花錢了呦！

　　● 說是陪自己去看醫生，但偷偷跟醫生串通好，順便幫長輩看看！不要在老人面前和醫生討論病情。可以事先寫個紙條偷偷塞給醫生「串供」，或是看完診帶老人在外面先坐一下，說是進去拿藥單，再快速跟醫生討論病情。

　　● 由權威分量人士出面；醫生要求一定要來，或家中說話管用的人發號施令。

　　● 沒耐心等待也是老人通病，事先下載醫院 APP，找到就醫當天診間的看診進度，然後直接帶老人去吃東西，東逛西逛打發時間。

　　● 藥物可以裝在其他藥罐或更改藥袋上的說明，和維他命混合在一起給患者。

♡ 淺談：老人就診與醫療

老人常見的疾病很多，坊間已有很多醫療專家出版的參考書籍論，所以在此不一一贅述，在此單元僅略談個人經驗。目前台灣多數醫療院所的現況是有多重慢性病的老人，到醫院掛了 4 或 5 科門診疲於奔命的看診，並不是稀奇的景象，而多半在門診處等個 2 ～ 3 小時看個門診只用了 3 ～ 5 分鐘更是常態。

若是遇到熱門的醫生或科別等個五六小時也都算正常。常常是一延遲過號就要再等待下一輪的過號叫名，則要重新再多等個幾十分鐘，讓你連廁所都不敢去上。我的感覺是帶個老人就醫，像是一場緊迫盯人的體力消耗戰，尤其是碰到熱門醫生最高記錄是我曾經帶著爸媽苦等了 5 ～ 6 小時。

但要注意某些健保給付項目，對某些非專科科別與內科部門可能會有差別待遇。譬如老媽摔斷髖關節後，骨科可以迅速的協助申請殘障補助，而後來老媽中風之後轉到內科，結果這些補助和身障身分竟然都被悄悄地取消了。再次詢問，申辦單位竟然要求我們要把昏迷中的老媽，自行推去遙遠的辦公室重新申請！這時內科的醫生才說，健保對於專科和一般內科是有差別的，很多項目內科不能申請。而對於不知情的民眾而言，民眾的權益就被無形的剝奪了。

◎集中同一家醫院看診

我個人的經驗是剛開始陪父母看診都到他們熟悉的住家附近醫院。而隨著老人的病症和難度增加，地區醫院不能解決，我們開始尋

找親友建議的醫療院所。後來爸媽各自都有 3 至 4 個以上不同醫院的門診要跑，幾乎一整個星期都排滿了醫療行程，每天都在醫院來回奔波。其次對於不同病症的用藥和手術的顧忌增加，不同醫院還未必接受別家的檢查結果，所有的檢查都要重來一次。

最後我決定把父母的醫療全部集中到同一家大型醫院。**在跨科別的醫療紀錄與檢查用藥的認定上終於統一，不必老是換不同醫院就要重新檢查**。同醫院的轉診加診也方便得多，即使同一天安排兩個以上的醫療行程，在同一家醫院也都可以比較輕鬆的銜接，且在中間空檔時間可以帶父母到醫院附設餐廳享用下午茶。

如果長輩的疾病比較嚴重複雜，也不得不找較大的醫院。除了醫療設備比較完整，礙於健保給付對於各級醫療院所都有差別，部分特別藥物、檢查或手術，醫院規模大小就可能會有健保給付的不同待遇。

◎全身總體檢

老人的隱藏病灶很多，平時看起來身體好好的，而一旦爆發出來常常就很嚴重。老人總是推三阻四拒絕去體檢；「年紀一大把了，活不了多久啦！有什麼好浪費錢檢查的！」我們很容易忽略的是；人不論活多久，活著一天就要盡量健康的活著！怕的不是死，是怕重病纏身卻死不了，自己難過還拖累家人，所以隔段時間做個全身檢查，把隱藏的病灶找出來解決掉，讓活著的每一天都可以健康的享受人生！

尤其男女身體構造不同，需要注意的地方不一樣，往往是日常不注意也沒碰到過的病徵，常常都會被忽略。譬如女性易缺鈣，骨質疏鬆的機率數倍於男性，跌倒時很容易骨折，所以趁總體檢時問清楚，

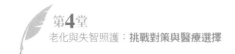

也等於上一堂健康教育，對長期照顧者來說，不致於遇到臨時狀況而手忙腳亂。

◎老人門診

為了讓老人不必舟車勞頓的到處就診，有些醫院開設了老人門診，組織一個跨科別跨領域的團隊，包括內科、家醫科、精神科、復健科、營養師、物理治療師、職能治療師和社工人員，讓就醫老人可以在一個門診解決大部分的身體問題。老人門診資格需年紀在 65 歲以上，有兩種以上病症可多科就診、多重用藥，不過重症加護病人不適用，80 歲以上的老人更需要全面評估，老人門診可協助訂定照護規劃。

老人門診可以協助整合老人可能同時具有多項病症，需要好幾個不同的科別，甚至不同醫院看診的困擾，省掉老人頻繁就醫的大量體力耗損。**老人門診還可以綜合判斷，不同科別的用藥有沒有互相衝突和如何整合，有必要時會要求病人前往其他科別確認。**如果搞不清楚長輩的病痛怎麼回事？不知道該掛那一科的醫生？通常可以先掛家醫科，由醫生初步檢查判斷，有必要時再協助轉診專業科別。

◎居家藥物的處置

居家必須準備基本常備藥，以及基本醫療測量器材，如體溫計、血壓機。

特殊藥物的放置要留意，對於不宜讓長輩任意取用的藥物，要收納在長輩不能輕易取得的空間，譬如很多長輩習慣使用的安眠藥，尤其失智長輩可能半夜睡不著，就會一直去找安眠藥，一不小心容易服

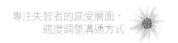

用過量。可把益生菌或維他命放入安眠藥罐裡，當作安慰劑使用。

治療精神心理診療的抗憂鬱等藥物，其副作用多半也是會讓人昏昏沉沉，甚至半夜出現夢遊現象，更可能發生因精神恍惚而摔跤的傷害，應注意不要讓長輩自行取用。

基本藥物存放知識

● 如果年長者是服用慢性處方藥，最好事先處理分裝好7天或一個月的藥物，放置在「密封分藥盒」，減少忘記或重複服用的機會。

● 多數藥物只要存放在陰涼乾燥的環境即可。只有特定藥物需要存放在冰箱。

● 有些藥物切忌磨碎，或撥開，或切成一半，例如阿斯匹林不能磨碎，還有些藥物的膠囊或是腸衣，都有特定控制藥物分解速度的功能。

● 有些藥和果汁、茶、咖啡、酒有同時服用的禁忌，所以吃藥最好還是用白開水，且服藥的前後半小時，盡量避免喝其他飲料或飲食。

● 藥瓶打開一般會看到瓶罐內有放置棉花（主要是填塞瓶內多餘的空間，防止藥品在運送中途震動導致藥品破損），及乾燥劑（主要是輔助吸收少數滲入的水分，維持藥品在安全期限內的品質），但是藥瓶內的棉花及乾燥劑在開封後要丟掉，因為這二個東西會在開封後吸附水氣，反而容易造成藥品變質。

◎入院之後的準備

● 及早諮詢醫生後續可能的狀況，是否失能？有無鼻胃管、尿管、抽痰等需求？出院後該如何照顧？

● 詢問院方有沒有「出院準備協助單位」？

● 聯絡政府長照窗口。探詢後續照顧的協助和補助，或照顧規劃的建議與資訊。

● 是否需申請身障手冊、重大傷病卡？弱勢補助？

● 召開家庭會議，盤整家庭經濟能力、照顧人力，在家還是機構照顧，如何分擔照顧責任？遇緊急狀況是否急救？

● 往後如決定送機構照顧，及早探詢有空床的單位。

● 如決定自僱外籍看護或長照喘息服務，及早探詢申請資格條件和流程。

● 詢問出院後需要的輔具：輪椅、拐杖、氧氣機、醫療床、氣墊床、扶手等等，申請居家改善補助，及早改善返家後的居家設備需求。政府及部分醫療用品店有輔具可以租用或借用，政府也有購買補助，但須符合申請資格。

● 詢問在宅醫療資訊及民營到宅照顧平台，請醫院出具病摘，以便轉移。

● 探詢住家附近可提供協助的社區關懷機構、社福團體，或到醫院社工單位、區公所、里辦公室可以查詢到相關資訊。

照顧年長者有很多預後措施都是從入院開始就要及早詢問，因為醫院未必會事先提醒，也未必具備功能和服務完善的出院協助窗口，很多單位還是要自己去跑。很多申請手續如身障手冊、長照服務、外籍看護、醫療輔具等，都需要時間處理，且有些又分屬不同單位，尤其是養護機構，或是申請外籍看護也都不一定申請立即就有人來幫忙。

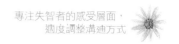

◎長照服務和區域老人機構

照顧老人是一堂學校多半不會教的課，所以從準備照顧老人開始，就要主動尋找類似組織，或了解一下政府長照有什麼服務？目前政府還沒有主動介入老人照顧的機制，所以一切要靠自己去尋找協助。**長照有設計單一服務窗口，只要打到專線 1966，會有個案管理師上門了解需求，協助擬定治療規劃。**有些醫院也有出院協助服務，讓病人所需的各科別診療都整合成全程連續照顧，而不是病人自己去摸索。

個管師需要能提供全方位的老人服務資訊，包括地區性的老人服務機構，讓老人照顧不只是在醫療的協助，區域性協助照顧的團體和組織對老人更有必要。

◎自費項目

很多人在就醫過程中，尤其是有手術的需求，常會被詢問到是否選擇自費項目。當然所謂自費選項就是不在健保的價量管制之下，利潤自然高於健保所納入名單的基本供給項目，對於求醫者這時就會陷入兩難。

當主治醫師跟你推薦某個自費選項比較好，其一是求醫者不會有這樣的專業知識可以判斷，其二是當醫生都這麼說了，命在對方手裡，病人敢說不要嗎？也許這是公開的潛規則，自費自然會產生不同的利潤基礎，所以一般醫院都不排除這種業務導向的行為。求醫者哪個人不會心裡七上八下的，若是拒絕建議的話，那麼醫療的品質會不會打折扣了呢？**健保給付會嚴格把關在「醫療的最基本需求」，所以除了一定比例的醫療自負額，健保原則上不會排除有必要的醫療基本選項。**

日記 *13*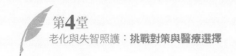

傷腦筋，需不需要自費選項呢？

老媽因為心臟瓣膜狹窄，走路越來越喘，最後連站起來都很吃力。我開始各醫院一家家的詢問，結果問了多家醫療院所，都建議了各種自費選項，開價從 10 幾萬到上百萬規格皆有，答覆都是最新科技和最好的材質，並比較健保給付的材質有什麼缺點。

最後問到一家教學級醫院的一位心臟科名醫，問他我們所聽到的種種自費選項材質，應該選哪一個？結果醫生只是冷笑了一聲：都沒有！我們醫院就是健保給付的這種材質，沒有其他的！

最後我們選擇在這家教學級醫院進行手術。老媽從手術後一直到生命終了，都沒有因為健保給付的材質出過任何問題。

多半病患或家屬聽到的自費選擇，當然不能否認有很多所謂較高等級的材質或更新的技術，會有較佳的功能，也不能否認某些更進步的醫療選項可能對疾病的治療會有更好的效果。作為消費者當然可以選擇可能更多樣和先進的配備，至於要不要選擇自費選項，就看民眾個人的選擇。

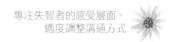

日記 *14*

遇上有醫德的醫護，原來也要碰運氣

外公因為內出血住進醫院加護病房的觀察室，在規定探視時間我去探視外公，一進門看到年輕醫生和護士正在護理站打情罵俏，沒敢打斷他們的雅興，我默默走進加護病房的角落。外公看到我虛弱的擠出笑容，想舉起手跟我打招呼，但雙手卻是被束縛住的。

外公用虛弱的聲音跟我說：幫我解開好不好？我快步走向外公的病床，就聞到一股尿味。俯身驚見外公的屎尿不但已經流的滿床，甚至已經順著床邊滴落了滿地。我失控的大罵：病人不能動，家屬不能進來照顧，總要有人清理一下大小便吧？這時在護理站的醫生護士才一副好事被打斷的表情，心不甘情不願的過來清理換尿布和清理地面。醫護工作是一個良心事業，病人進了醫院，唯一能依賴的就是醫護人員的道德良知。

日記 *15*

老媽對不起，我不能讓妳自由行動

老媽歷經 14 天連續兩度摔斷髖關節，醫師特別警告；千萬別讓媽媽再摔跤囉！再摔可能就沒辦法動手術了。面對失智

的老媽根本不會記得我的警告，使起性子時，外傭根本拉不住她，除非我不上廁所、不吃飯、不睡覺，24小時分秒盯著，否則她會在你一轉眼間就忘了自己曾動過手術，雙腿還虛弱無力，突然就想站起來，再次發生慘劇幾乎無從避免。

老媽第二次手術之後，考量安全問題，我不敢再冒險了，剛開始我使用輪椅的安全帶捆住限制老媽的行動，但失智者是認知障礙，她不是不會解開安全帶扣環的。老媽總是每幾分鐘就把安全帶鬆開，把我們嚇出一身冷汗。

最後只好狠下心，為了讓老媽無法輕易打開，我換成了密碼鎖綁帶。只有在老媽下輪椅練習走路時才敢鬆綁。老媽還是一再嘗試去拆開綁帶，但是他打不開密碼鎖。老媽開始天天哀號懇求；「求求你解開好不好？不要把我綁在椅子上…。」

聽著老媽的哭求讓我很心酸歉疚，但我實在不敢再冒險。再摔一次，老媽可能會變成長期臥床，即使我在她身旁時解開密碼鎖安全帶，想要再扣上老媽又會抵死抗拒。我不得不試著讓老媽習慣，否則如果我不在身旁時，外傭根本沒辦法攔得住老媽暴衝的動作。

「老媽妳聽話，醫生說為了安全不能再摔跤了，所以坐在椅子上時就聽醫生的話綁著安全帶好不好？」

忍著淚，顧慮著老媽的安危，最後我只能選擇無視老媽的哀求…。

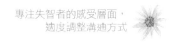

◎爭議照顧行為

A.「約束」是一個飽受爭議的措施

包括了有形的肢體綑綁和精神科藥物無形的約束。失智長輩多半會失眠，產生幻覺、晝夜顛倒、情緒躁動，若是重度失智者有可能伴隨著暴力傾向，然而鎮靜藥物常是醫師的解決方式，但是鎮靜藥物的後遺症，就是精神恍惚容易跌倒。

從生理的角度來說，約束會導致壓瘡、血液循環不良、器官及肌肉退化。**心理方面**會造成老人憂鬱、憤怒、挫折、抗拒、尊嚴受損。約束造成隔離和疏離，缺乏人群互動社交，以人權的觀點分析，約束是一個不人道的醫療輔助作為。

而**從照顧者的角度來說**，適當的約束可減少照顧者必須 24 小時盯著守護的精神壓力，也可以減少老人不自覺的拔除管路，而造成頻繁重新放置鼻胃管的極不舒適，甚至也可減少對病人自己本身的傷害。

這是個兩難的課題。為了方便照顧，就使用鎮靜藥物讓病人睡覺，預防跌倒所以用捆綁帶束縛，同時剝奪了長輩自由行走的機會，避免營養攝取不足，所以插鼻胃管灌食，而病人的吞嚥功能會更持續退化，為了保持清潔好照顧而使用尿布，而老人就沒機會訓練上廁所。

有人主張，現在零約束是世界潮流。前提是台灣目前的照護體系和照顧人力配置跟得上世界醫療規範標準嗎？零約束是一種人權，但是當照顧者實在無能為力撐不下去了，誰來幫忙照顧？零約束需要數倍的人力緊迫盯人的全時照護，在照顧人力吃緊的台灣，如何做到？

不要說老人放在機構，就算是在家照顧，僱用外籍看護或家屬親力親為，不分日夜的高度警戒，照顧者長期睡眠不足和緊繃的情緒能撐多久？如果是重度失智還有暴力傾向者，許多機構不敢收容，自僱家庭看護也多半做不下去，靠家屬不分晝夜地和失智者拉扯對峙，怎麼撐下去？只有親身經歷和體會過這樣遭遇的家屬才能懂；**適當的約束，也是一種愛的表現**。

我曾經因為醫院用約束帶綁住外公而怒斥醫護，直到後來我不得不請院方至少在半夜略為約束老是拔掉鼻胃管的外公。因為看護撐不住，我也撐不住…被拔掉的管路要請醫護重新插回去的過程，其實對老人也是一種痛苦，譬如鼻胃管一不小心會戳破鼻腔或咽喉，或是不小心插到氣管，每一次重置鼻胃管都會看到老人極度掙扎的表情，更不用說是拔掉其他輸液管線的針頭，每次重新找血管都是大費周章的折磨過程。

如果照顧長輩可以做得到周全，那麼誰也不想把長輩綁住呀！長期照顧服務法規定，對長者違法限制人身自由將予以處罰。但契約書內容明定必須有危險或造成危險以及無其他替代措施，且需家屬簽署「約束同意書」。事實上多數醫院和機構仍普遍使用約束行為，家屬若不配合，長輩可能會被以難以照顧為由，請你另謀他處照料，甚至如果家屬堅持不約束，可能連看護都找不到。

這是一個兩難的人生課題，約束，是對基本尊嚴的剝奪，而也同時是對被照顧者的仁慈。是糾結的愛，也是體諒。

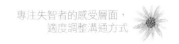

B. 鼻胃管餵食

如果使用鼻胃管可以存活一年，而從此失去品嚐美食的機會，另一個選擇是用口進食可能增加嗆咳或吸入性肺炎有致命的風險，也可能因為進食困難而營養攝取不足，這樣只能活三個月，但至少可以讓病人享受吃的樂趣，覺得活著有尊嚴。

你會怎麼選擇呢？

延長生命和尊嚴的生活，沒有對與錯，是一種當事人和家屬面對生命價值觀的選擇。

譬如用鼻胃管餵食，因為用營養配方直接灌入胃中，讓老人獲得足夠營養，可能可以活比較久，但從此老人失去了品嚐美食的機會。而以口進食和旁人用手餵食，因為老人咀嚼吞嚥功能退化，頻繁的嗆咳會讓老人失去進食的耐心和勇氣，且嗆咳可能導致吸入性阻塞和肺炎感染的機會，也因為進食困難可能造成營養攝取不足，因而可能減少 1/3 的存活期。

這時當事人和家屬該選擇「安全」考量而犧牲享受美食的樂趣，還是保留吃的愉悅和樂趣，讓活著的每一天都還是可以享受人生？

老媽在最後的一年，因為嚴重中風陷入昏迷而放置鼻胃管。即使老媽出院後，大部分時間仍是意識不清，考量老媽過去頻繁的嗆咳和吞嚥困難，我們完全不敢移除鼻胃管。

在老媽終於比較清醒之後，為了讓老媽還是可以嚐到一點她喜愛的甜味，**我突發奇想，用大枝的棉花棒，把水果汁或冰淇淋放在小杯**

子裡，用棉花棒沾著讓老媽吸吮。雖然這樣沾食只能嚐到一丁點味道，但看到老媽每次都很興奮地用力吸著那一點點熟悉喜愛的滋味，好像緊緊的把握著她人生僅存的幸福享受。

看著讓我一方面覺得自己真是太睿智，想到這個絕妙點子！一方面又有些難過；中風失能的老媽，僅存的人生就是這樣，沒辦法再有任何享受人生樂趣的可能了嗎？如果一切能夠重來，我有沒有勇氣決定不要幫老媽放置鼻胃管呢？

「不插鼻胃管是想把長輩直接餓死嗎？」這是一句不只是家屬，也可能是看護，或七嘴八舌的路人甲，甚至是從醫護人員口中常常聽到的質疑。

只有完全了解病人整個病程的直接照顧者，最了解長輩的狀況。該用盡一切延命手段讓老人苟延殘喘地活著，還是在該放手的時候放手，保留他最後的尊嚴和自由，不要讓最後的生命歷程都陷於纏繞的管路和無止盡的醫療痛苦？

在許多國家，鼻胃管按規定只能依醫療需求在短期使用，不支持把鼻胃管一直掛著。病人必須學習如何由口自然進食。**鼻胃管放置過久只會讓吞嚥功能更快速退化，也會造成食道損傷，引起胃食道逆流。**長期不咀嚼食物口腔肌肉會萎縮變形，也容易阻礙呼吸道。

他們的醫學價值觀是當人因為嚴重失智，或疾病末期不可逆的重症到了已經無法恢復到正常生活，就該循自然的方式讓生命有它該有的結果。目前**國外的照顧主流，**就是要求病人做吞嚥訓練，**直到能再次以口進食。**經過濃稠化或添加增稠劑和打碎的食物協助慢慢進食，

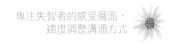

以湯匙控制每次 5CC 的量，配合醫院專家的吞嚥訓練，在有耐心的照顧下可以有不錯的改善機會。

當然每個人狀況都不一樣。有些人也許吞嚥進食有困難或是有消化病變，身體其他的徵象都很好，所以還可以帶著鼻胃管逛街、旅遊、打麻將。這是個爭議性抉擇。有些家屬重視生活品質，有些家屬則認為繼續活著最重要。如果家屬意見不一，可以請主治醫師召開家庭會議，說明病情和舉出其他家庭的處理方式做為參考。

C. 胃造口灌食

胃造口是歐美國家使用長達 30 年照顧灌食病人的普及選項，需要在肚子上穿刺一個小洞連結胃管，在肚子外以固定盤固定。灌食就是透過胃造口的管子進行。之後每半年左右到醫院或洽詢居家護理師更換胃管即可。

比較起來鼻胃管需要每月更換，日久容易引發胃壁傷害出血和胃酸逆流，更不用說裝鼻胃管的不舒適感，醜陋的外觀，失去可以用口腔品嚐食物的機會。

而由於異物感讓長輩頻繁的不自覺去拔管，又要被迫忍受重新置放鼻胃管的痛苦過程。為了怕病人自行拔管，常常不得不用乒乓球手套約束雙手。日久病人還是會自己找到方法如何用約束手套夾住鼻胃管慢慢扯掉，最後也不得不用約束帶把病人的雙手綁在床兩側的欄杆上。

老媽下意識的會一直想要去拔管子，我們只好在睡眠時間束縛住老媽的手。到了老媽最後的日子，連放置鼻胃管都變的很困難，不忍

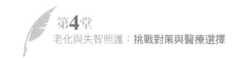

看著老媽因痛苦而掙扎，我們嘗試安裝了胃造口。手術很快完成後，看到老媽臉上乾乾淨淨的沒有難看的管子，我突然有些莫名的感動…

臉上掛個俗稱象鼻子的醜陋管子會讓病人自卑的拒絕社交接觸，對病人的自尊造成很大的傷害。而胃造口藏在衣服下面外觀幾乎看不出來，體力尚可的病人可以自在地回歸社會和職場。

由於經醫師評估一樣可以經口進食，經過專業的吞嚥訓練更有機會攝取足夠營養而脫離移除胃造口。相對長期使用鼻胃管幾乎不能用口腔進食，咀嚼和吞嚥功能會快速退化，想脫離鼻胃管越來越不可能。

當然胃造口必然也有缺點。因為對比鼻胃管，胃造口是一種侵入性傷口，如果長輩原本居住在安養機構，這時可能會被拒收而要求轉至護理之家。

台灣可能因為習慣上不喜歡在肚子上打個洞，胃造口的比例只有1/10。台灣的醫院也幾乎不會特別主動提及，所以我很晚才知道可以有胃造口這個選項。而國外卻非常普遍，超過半數的人捨棄鼻胃管而使用胃造口。

■ 第 5 堂 ■

照顧失智者的
生活準備和安排

★日記16／爸媽又把存摺藏到不見了

　•食：少量多種類食物，善用輔具進食

　•衣：隨氣溫加減衣服，不宜受寒

★日記17／下海陪老爸一起穿紙尿褲吧！

　•住：老人安全空間的環境

★日記18／五個階梯竟成了遙不可及的距離

★日記19／失算！小而新的社區未必對老人友善

　•行：老人防跌、安全出遊

★日記20／早知道就要老爸更早習慣拿手杖

★日記21／我把住院變成全家下午茶的日常

　•育：調整心態步入老年

　•樂：開心自由不設限

★日記22／咱家把大賣場逛出了菜市場的人情味

日記 *16* 📖

爸媽又把存摺藏到不見了

「小弟啊！奇怪耶！我和你爸的存摺又都不見了…是不是有小偷啊？」

「別急別急，你先把床底下，枕頭下面，衣櫥的角落深處，棉被的折縫裡，書桌餐桌的抽屜都拉出來看看裡面有沒有。我下班就回來幫你們找。」

老媽著急的打電話給我，這大概是這一兩年來，第五次他們的存摺又「神奇」的搞失蹤。前三次翻箱倒櫃了大半天還能「破案」。但接下來爸媽藏東西的道行似乎又精進了，終於把存摺藏到如入化境，從此我再也沒有找到過消失的存摺，成了懸案。後來我放棄了，只要存摺不見，我就直接帶爸媽跑銀行再把存摺一本本的補辦回來。

也許是年輕時經歷過逃難求生的日子，爸媽藏東西的功夫簡直是到了出神入化的境界。他們只要說藏好了，就算是開門請小偷進來幫忙找，可能都會甘拜下風，挫敗的直接改行。

藏東西其實不難，難的是不一定會記得藏在那兒了。更難的是銀行或保險櫃的密碼，設定很容易，難的是要記得密碼是什麼呀！

「我覺得老媽根本是故意的！」有幾次家人埋怨；老媽最

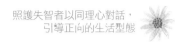

近老是跟他們叫窮說沒錢了。但除了固定給爸媽的部分薪水，他們的存款和養老金也不會不夠用啊！

　　爸媽開始會忘記吃藥，記錯回診日期，忘記家附近每天散步的巷子，日常生活漸漸失控，開始對未來越來越沒有安全感。我隱約感覺到，爸媽應該到了一個需要被照顧的階段了。

　　45 歲，我申請提前退休，回家開始陪伴父母。

　　到底幾歲算是老人呢？聯合國的定義和一般的認知都是 65 歲。而隨著醫療科技的進步，人的壽命越來越長，日本幾年前重新定義，認為 75 歲以上才算是高齡。65 ～ 75 算是準老期。當然這只是依年齡劃分的統計，每個人還是依個人保養和維護而有很大的不同，所以中年之後參加同學會都是很大的壓力，男人頭禿肚凸的外表變成「阿北」，若是有在保養的中年男性，還堪稱為老帥哥。女同學則有人變成「阿桑」，有人卻還是美魔女。

　　不論如何分類，65 歲以上就很難拒絕加入「老人」的行列了，連坐大眾運輸都可以折扣或免費啦！身體和心理到了這個階段，都不能逃避的要認真看待自己，**面對已經年老的事實，該注意身體保養的，該為自己準備人生後半場的，都要開始規劃安排。**

　　如果是父母還在初老階段的，大約在 65 歲前後，即使感覺到生理機能的衰退，而仍舊可以保持積極的生活樣態和身體的活力，也許還不太需要你費心照顧。而人在 50 之後生理開始快速的退化，慢性病會一一浮現，老化的速度常常會快的超乎你想像，快到讓你措手不及，

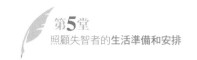

所以越早開始為邁入老年的父母規劃和討論未來是很重要的，尤其是心理上的轉化和準備。

人都會潛意識拒絕承認自己正在變老，會逃避去面對和正面思考自己的老後。這時子女可以三不五時開始提出這類的話題，提醒父母面對並預先思考自己的老後。

食：少量多種類食物，善用輔具進食

老人吃東西最怕的就是嗆咳，嗆咳導致吸入性阻塞是很多老人致命的原因。因為吞嚥功能退化，尤其是過去習慣狼吞虎嚥的長者，常常會忽略了吞咽功能的退化，慢慢地變得很容易嗆咳，進食被嗆到或嚴重時造成吸入性阻塞是會致命的。

◎注意老人飲食速度

● 隨時盯著老人吃東西的速度：有時候老人會不自覺的狼吞虎嚥，這時要趕快提醒老人停頓一下，找個話題跟老人說話，減緩進食速度。

● 一般建議吃飯的時間要在二十分鐘以上：隨時提醒老人一口飯吃到嘴裡，要咀嚼到完全都嚥下去了，才能吃下一口飯。容易嗆咳的老人更需要延長吃飯的時間。每隔幾分鐘要注意一下長輩吃飯的速度，如果發現老人低頭猛吃的時候，就要趕快提醒長輩要放下筷子休息一

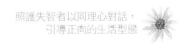

下。因為吃太快容易導致胃來不及消化，血糖還來不及反應飽足感，往往覺得飽或撐的時候已經食用過量，會造成胃的負擔，不但容易變胖，還有糖尿病破表的風險。要一直提醒老人一口食物比平常多咀嚼3～5下，就會有明顯改善。

● **陪伴長輩吃飯不能夠先離席**：照顧者和同桌吃飯的人也要調整自己的用餐速度。如果其他人都很快吃完了，離開餐桌轉身去看電視，這時候老人會覺得是不是自己吃太慢了，反而不自主地加快進食速度，所以照顧者要盯著陪著老人一起吃完。

● **飯碗內要留一口飯**：不要讓老人看到你已經吃完飯，以免讓老人覺得是不是自己吃太慢了，而加快進食速度。

◎減少嗆咳的機會

● 增加流質食物及湯品的黏稠度。

● 進食吞嚥時，不要轉頭說話或看電視，如果有電視要讓老人正對著電視。

● 避免在腦筋不清醒時進食。

● 飲食中要專注在進食的食物上。

● 避免一次在面前放太多種類食物。

● 有失能狀況時，可多利用輔助餐具，例如食物剪刀，有助於老人輕鬆用餐。

◎外食的輔具：小剪刀及小餐盤

● **出門隨身帶一把無尖角的小剪刀**：外食餐桌的菜色大多會因為美觀切大塊，所以可預先利用進食輔具，幫著把大塊或太有嚼勁的食物剪成小塊。

● **準備個小餐盤**：放在老人面前盛放處理過後的食物，未處理篩選過的食物盡量放在離老人伸手不及的遠端，以防老人習慣自己伸筷子去夾菜，把老人撿回碗裡的食物搶走的話，老人是會生氣的。

◎隨身小湯匙

● **小口進食**：可以控制份量。如果老人能接受，用小湯匙進食可以控制份量。

● **避免端碗喝湯**：喝湯時，最好避免一整碗湯端起來喝的習慣。流體控制比較困難，如果可以就準備一個喝湯專用的湯匙。

● **濃稠湯汁防嗆咳**：湯汁最好做成濃湯，可加入太白粉水製作、或馬鈴薯打碎做成濃湯，減少嗆咳的機率。

◎隨身小水杯

● **喝水速度減慢**：很多老人習慣將整杯開水一口氣喝光，如果長輩有這樣的習慣，要及早開始從旁協助叮嚀放慢速度喝水。

● **最好準備個隨身小杯子**：把大杯的飲料分次倒給老人喝。有時候用吸管可能反而增加嗆咳的機會。

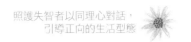

◎注意水分攝取

● **每天基本水分攝取至少 1500CC ～ 2000CC**：很多老人不喜歡喝平淡無味的水，只喜歡喝有味道的飲料，這種喝水的習慣可能會造成腎臟負擔，造成血液濃度變高，和其他代謝的不平衡。尤其像糖尿病、心血管疾病患者都需要補充足夠的水分。

● **培養良好的喝水習慣**：就是認真的一口一口喝水，一口喝完了嚥下去才能夠再喝下一口。適度而有節奏的吞咽習慣，有助於改善口腔肌肉退化的吞咽功能，減少嗆咳的機會。

● **睡前起床一杯水**：就寢前一小時和起床後都要先喝一杯溫開水。人體 24 小時都在流汗，睡眠時水分一直在流失，體溫在睡眠中也一直在降低，所以早上起床要立即喝杯溫水補充水分有助於體溫回復。尤其是有**心血管疾病**或**中風高危險患者睡前宜補充水分，可避免血液變濃稠及降低血管阻塞的風險**。這也是心血管疾病發作有相當比例是發生在上午的原因。

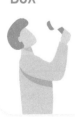

BOX　很多年長者擔心半夜尿床，每天晚上都不敢再喝水，其實這種習慣會造成體內過度缺水，最好睡前還是喝一點水，改善夜間上廁所的動線安全，甚至穿紙尿褲睡覺比較安心。在床頭櫃也可以放一個保溫杯儲放溫水，半夜口渴可以適時補充水分。

食：少量多種類食物，善用輔具進食

151

◎點菜減少分量

● **菜色以多種類份量少為原則**：一般都會建議老人飲食要清淡，但是過於限制老人享受美食，則會剝奪老人的人生樂趣，所以點菜的技巧是減少份量。

● **外食可事先準備保鮮盒**：外食點餐盡量選擇份量少的菜色，如果是無法選擇份量的話，可以事先準備保鮮盒，等食物端上餐桌時，先將一半的食物打包，因為老人皆有節儉的習慣，總是想要吃完不要浪費，但這樣的飲食習慣容易造成過量，所以提醒長輩吃不完的菜就打包帶回家別硬撐。

● **六分不餓，八分飽**：這句口號是健康飲食的標準規則，尤其是中年人的用餐鐵律。享受美食的一大原則，就是一有飽足感立刻停止進食，體重已經過重的人更需要控制進食，吃到不餓就停止用餐。

● **善用自助式餐盤**：控制飲食均衡及進食總量的方法，則是利用餐盤的空間，吃多少量及食物種類皆可一目了然。如果為了不要讓老人覺得有差別待遇，就大家都跟著一起使用自助餐盤上餐桌。如果老人想要多吃，需要嚴格點的討價還價，至少可以控制增加的食物份量。

◎忘記是否吃過飯？

● **換句說詞，可避免負面情緒**：進入失智階段的老人，常常會忘記剛剛吃過飯沒有。如果回覆「你剛才吃過了」，可能會給老人心理的挫折。如果先回答她，我去準備，等一下再叫你來吃喔！有時候老人過一會兒就忘了。

● **把一餐的量分成兩三份**：如果老人時常會忘記吃過沒，或突然

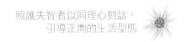

想起要吃飯，就用少量多餐的方式處理。

● **強化用餐的儀式感**：如果老人有能力，可請老人協助備餐，或請老人下廚在旁「協助」。吃飯時要拉長時間，邊吃邊聊，而且要大家都吃完了，才能放下筷子一起離席。飯後再一起出門去散散步。讓整個吃飯的流程很完整。

◎老人備餐

● **食材要切小塊**：麵條類要切短，尤其長條形的食材老人咬不斷就會用吞的，而長條形食材很可能會吞嚥一半卡在喉嚨而造成嗆咳。

● **湯類要增加濃度**：可以避免老人嗆咳，譬如加入太白粉水勾芡或是將食材煮成濃湯狀，例如南瓜濃湯。

● **某些食材打成泥狀**：對於不好吞嚥或比較難咀嚼的食材，可善用均質機或是果汁機攪打成泥狀，比較容易吞嚥。

● **蛋白質攝取**：主要的食材是是魚和肉，因為骨骼、肌肉與皮膚都需要蛋白質的營養。

● **乳製品補充**：每日攝取乳製品有益身體健康，取得多元的營養素及預防骨質疏鬆，維護身體機能正常。

● **補充適量的營養品**：可以請教專科或家醫科的醫師，針對老人的身體症狀補充合宜的營養保健品。

◎嗆咳&噎到的處置

● **吸氣咳出**：當下先請老人吸口氣用力自己咳咳看能否把食物咳出，是最快而及時的做法。

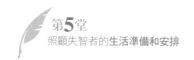

● **用少量的水漱口**：有時是因為辛辣的調味料或粉狀物卡在喉頭而造成嗆咳。用少量的水漱口或流入少許的水試試能否舒緩，可能讓部分卡在喉頭的東西嚥下去。

● **哈姆立克法急救**：可自行先試用哈姆立克法急救。從長輩後方雙手環繞抱著肚臍上方的位置，然後往後方做向上提起的動作，重複到卡進氣管的東西被空氣擠壓出來。

● **立即撥打 119**：老人的症狀嚴重到昏迷，請立即撥打 119 處理。

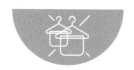

衣：隨氣溫加減衣服，不宜受寒

老人的生活自理能力會隨著年紀慢慢退化，尤其是對於冷熱的感知和預備都容易忽略。照顧者應事先準備好禦寒保暖衣物。不只是冬天要禦寒，夏天出門大多是吹冷氣，一冷一熱進出，反而是更容易受到風寒，所以建議一年四季都要一出門就隨身攜帶簡單的保暖衣物。

◎輕便背心或夾克擋風

出門一定要準備一件輕便的背心或夾克，最好是有連身帽的設計較佳，因為頭部的保暖比身體還重要，或是隨身帶個摺疊帽，擋風遮雨都非常實用。

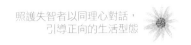

◎隨身圍巾保暖

人體從身體到頭的血管都是經過脖子。脖子暖了，可以預防頭痛、肩頸痛或心腦血管病變。即使在夏天，進入冷氣房也一樣要特別注意頸部保暖。如果是寒冷的冬天，有連身帽的外套更合適，讓寒風更不容易侵襲脖子。另外，常常最容易被忽略的是耳朵的保暖，耳朵的血管其實很多，因此耳朵也需特別留意不要受到風寒。

◎暖暖包袪寒效果佳

冬天出門要隨身攜帶備用的暖暖包，一碰到寒冷的天氣，可將黏貼式的暖暖包隔著內衣貼在心口或腸胃部位。也可以貼在圍脖上套在後頸部，隔開暖暖包和皮膚的直接接觸以避免燙傷。

◎防滑的步行鞋

我們都知道老人最怕摔，但是相當高比例的老人問題還是摔出來的，所以過去帥氣的皮底紳士鞋和美美的高跟鞋都可以收起來了，**換上包覆性強、彎曲度適中，且鞋底有深溝及防滑設計的走路鞋**，才能夠讓走路成為輕鬆而沒有負擔的運動。腿是人的第二心臟，最適合銀髮族的運動就是快走，上了年紀的人並不一定需要去跑步，跑步過度還可能傷及膝蓋，所以幫年長者準備一雙可以舒適安全走穩每一步的鞋子非常重要。

● **鞋底的紋路**：要像汽車輪胎的設計有排水線，不論是橫紋或是方塊狀。

衣：隨氣溫加減衣服，不宜受寒

● **溝槽不能太淺**：像登山鞋的設計都是深溝槽，目的就是抓地力和止滑。

● **鞋底的材質**：以橡膠的防滑最好，但最好都要試穿走路試試。有些鞋底太過防滑磨擦力太強反而更容易絆倒。而有些過硬耐磨的材質看起來設計很到位，卻抓地力很差。

● **利於走路的鞋子材質**：鞋底整體不能太硬挺。如果將鞋子對折很吃力就可能是鞋底過硬了；如果鞋子可以輕易像擰毛巾一樣扭轉的，就可能是材質太柔軟，有時走高低不平的道路可能容易拐到腳踝而受傷。很多鞋子強調可以減震吸震，但做的襯墊太厚、太軟也會有拐到腳的風險。

● **步行隨時觀察地面**：現在很多大樓外人行道為了美觀豪華，都使用平滑拋光的地磚。這種地磚在下雨或地濕時就是危機路面。如果不能避開，就要盡量放慢速度縮小步幅碎步前進。步行時，將腳面踩在磚縫之間也有防滑的作用。

◎預備紙尿褲

剛開始要求老人穿紙尿褲出門，很少有老人是不抗拒的。而老人頻尿又憋不住的狀況是普遍老化現象又無可避免，所以剛開始要求老人不願意就範，還是要預先準備著隨身攜帶，有緊急狀況時有多種應變方式。**就算一開始不肯穿，臨時尿急時，塞進褲襠吸水也至少可以減輕決堤的災害。**若是來不及尿濕了褲子，也可以方便找個廁所當內褲更換。

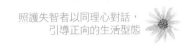

日記 *17*

下海陪老爸一起穿紙尿褲吧！

為了讓老爸出門不必為了因常常尿急找廁所，有時來不及會尿褲子，所以開始勸老爸穿紙尿褲出門。

但對一輩子注重形象的老爸來說，穿紙尿褲簡直就是顏面丟盡的世界末日！好說歹說寧願不出門都打死不配合。

最後只好使出「一起下海」的哀兵策略，我也跟著一起穿紙尿褲！而且要說我也很怕臨時找不到廁所尿褲子啊，老爸你就勉強陪我一起穿吧！

老爸這時才笑說，年輕人這麼沒用！為了顧及「我的面子」，終於勉為其難地陪我一起穿上紙尿褲出門。

現在市面上有販售普遍的內褲型穿脫式紙尿褲，其實和穿內褲的感覺沒什麼差別。有些超薄型紙尿褲更不會感覺到太緊迫和悶熱。另外還有一種男女用都有更輕便的尿墊選項，直接把尿墊貼在內褲上就可以使用。若是老人有頻尿現象，甚至尿失禁困擾的問題，會因為恐懼尿褲子而逐漸畏懼出門，所以嘗試讓老人習慣性穿上紙尿褲，才能放心的出門享受人生。

◎洗澡和更衣

洗澡是失智照顧中最困難的項目之一。因為失智者依輕重病程不

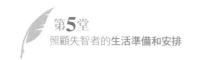

同，對這種高度涉及隱私的動作，除了重度失能的失智者已經不會感受隱私的尷尬，否則暴露自己的身體給陌生人或家屬看，對年長者會是很難接受的事。

有時協助老人脫衣更衣也可能被認為是侵犯動作，而會出現更多的抗拒，甚至攻擊反應。有時失智者會不記得自己老了的長相，而會從鏡子中誤認自己是個陌生的人，而產生驚慌害怕，而且**浴室內是個潛藏許多危機的地方**，如果老人的情緒在不穩定同時抗拒的狀態，一不小心就可能造成跌倒等意外，所以幫老人洗澡要特別注意安全。

如何說服失智老人洗澡？一位朋友的失智老爸越來越討厭洗澡，每次逼老爸洗澡都像一場拔河比賽，有時候要以利相誘，有時候要交易更換。當這些方法都不管用，要求洗澡時幾乎像是要打仗了，最後只好陪老爸猜拳，輸了脫一件衣服，半哄半騙的陪老爸一起洗澡。

如果老人到了失能階段，洗澡就是一個大工程。如果沒有外籍看護的幫忙，照顧者自己很難憑一己之力完成，在濕滑的場所更容易造成意外。不要總是嘗試自己硬拼，出了事反而造成更大的問題。也可以**利用長照或民間的洗澡服務要求協助**。

● **啟用換位思考的同理心**：不要一次把衣服脫光，可以拿大浴巾遮住，必要時要把目光轉開保留老人隱私，或是把自己身體弄髒，說要和老人一起洗澡。每個動作前先禮貌詢問說對不起，別當作幫小孩洗澡，說些輕鬆的話題轉移注意力，提醒老人洗香香，才能又帥又美。

● **冬天在浴室準備暖風機或安裝暖氣扇**：因為浴室通常比較溼冷，很多人習慣把浴室的窗戶打開當作主要換氣口，也讓潮濕的浴室比較

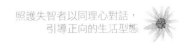

通風，但在冬季老人洗澡在濕冷的空氣中突然脫衣服，容易造成血管收縮或感冒，所以建議在老人洗浴前五分鐘先把暖氣打開，或先打開熱水流放，利用熱蒸氣提升浴室溫度。洗澡前後要準備一杯熱開水，一來暖身，二來也補充洗了熱水澡後，身體因出汗而流失的水分。

● **在浴室外等候及檢查換洗衣物**：如果老人還能自理，最好在浴室門外等著老人洗完澡，也注意聽有沒有巨大聲響，避免老人在浴室中滑倒。若是洗太久要去敲門問問。如果老人回答說洗過了，很簡單，摸摸浴巾是乾的還是濕的就知道了。同時每天去回收換洗的內衣褲，有沒有洗澡無可遁形。

降低「老人味」，幫助長輩神清氣爽

● 檸檬、茉莉、薄荷可有效中和老人味：老人有可能因為行動不靈活了，也不會在乎外表的光鮮亮麗，覺得身體沒有流什麼汗拒絕洗澡，尤其是在寒冷的冬天，老人懶得洗澡或忘了洗澡，當然衣服也不會更換，自然會散發出「老人味」。每天應定時叮囑老人洗澡，因為身體會自然的分泌排出微量體汗，所以每天洗澡除了是乾淨之外，也可以讓老人更有活力朝氣。

● 喝綠茶，吃柑橘、少吃高油脂食物：有研究發現老人的體汗確實有不同的味道，常常沉積在身上，慢慢累積成濃厚的所謂「老人味」。老人皮膚隨著年齡老化，增加一種不飽和脂肪酸，過度氧化後會產生獨特強烈的體味，即是一般人所言的「老人味」。有種說法是喝綠茶，吃柑橘、少吃高油脂食物，比較可以降低「老人味」。

衣：隨氣溫加減衣服，不宜受寒

159

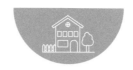

住：老人安全空間的環境

長輩常因對老家深厚的感情與熟悉感，而不願搬遷到新住所，但往往忽略了隨著年齡增長，居家安全和行動便利性的重要性。許多在身體健康時不易察覺的居家問題，隨著年老後行動能力的下降，可能成為潛伏的安全隱患。因此，為了確保晚年生活的安全與舒適，應及早考慮搬遷到更適合的居住環境。

日記 18

五個階梯竟成了遙不可及的距離

爸媽的老家雖然有電梯，但是過去的房子設計缺乏無障礙的觀念，所以從一樓電梯要走到大門口，還是有五個階梯。對行動自如的人來說毫不是問題，但是當外公摔跤就醫，出院之後也不能自行走路，這五個階梯，就變成遙不可及的距離。

這五個階梯讓輪椅沒辦法使用，外公要回診都需要預約強壯的司機幫忙背著外公出門。此時才深刻體會到，無障礙空間和老人友善環境是有多麼重要。當下我就決定要立刻積極的半強迫爸媽搬家換房子，為他們的老後預做準備。

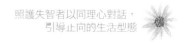

◎安老居家先做好5個抉擇

絕大多數的人在老後都會面臨或長或短時間，行動不再能夠自主的階段。為了年老居住無憂，要及早思考並做好準備。因為年紀越大體力越不能負荷搬家或裝修這種大工程，同時年紀越大適應居家環境的應變能力越差，所以在初老階段應積極面對老後住居的安排，在準備前期要先想清楚 5 個抉擇：

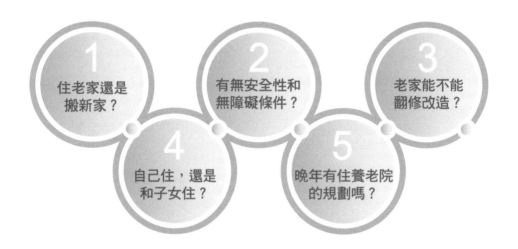

1 住老家還是搬新家？
2 有無安全性和無障礙條件？
3 老家能不能翻修改造？
4 自己住，還是和子女住？
5 晚年有住養老院的規劃嗎？

◎適合的老年居宅空間需要多大？

老年居住空間以簡約足夠使用為原則。把原本住的大房子換成小單位，換屋省下來的錢挪為養老資金運用。搬家前落實斷捨離的決心，存放很久用不到的物品趁這次就賣掉或送人。生活必需品之外的家當就處理掉，室內裝潢也不必太豪華，老年生活越簡單越可以少找自己一些麻煩。

　　家屬協助老人整理家當時，幫長輩丟東西就要用些技巧，否則老人往往捨不得又把丟的東西偷偷撿回來。如何運用好方法解決困境，可參考以下 3 個原則：

1 ●不要問東西留或丟。老人多半什麼東西都捨不得丟，所以得到的答案都是：留著吧！不要丟！還有用！所以建議不用凡事問，而多半要丟老人的東西再怎麼說服他們都是打心底不爽的，所以有時乾脆偷偷丟掉，連問都不要問。

2 ●先在家乾坤大挪移。打亂老人原本存放的空間，東西換了位置老人可能自己都不記得。

3 ●盡量拿到遠處丟棄。例如放在自家習慣丟垃圾的位置，老人會趁家人不在時再撿回來。

　　隨著年紀增長，人的物質需求會降低，居住的預算和花費越少越好，太大的空間反而有更多的打掃煩惱，也更容易堆積雜物。簡單而具有基本功能性的居住單位就足夠了。

　　● **夫妻合住**：大約是 20 ～ 30 坪的房型（2+1 房）最合適。因為老人睡眠品質較差，夫妻可以選擇是不是有自己獨立的房間，或是同室分成兩個單人床，減少半夜上廁所時的互相干擾，也還可以兼顧相守在一起能互相照顧，而另 1 小房可以活用為儲藏室小書房或小客房多機能使用。

　　● **獨居**：如果是獨居最基本實坪 12 ～ 15 坪以內就足夠，整合功能性的 1+1 含有小客廳、小廚房、臥室、浴室及曬衣陽台。

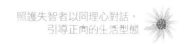

● **保留親友、子女偶爾造訪同住，或是看護的生活空間**：可能就需要實坪 16 ～ 20 坪左右。

● **最精簡省錢的套房或大套房**：可容納 1 ～ 3 位造訪的親友，實坪大約 8.9 坪就足夠（實坪須加上 40％左右的公設坪數），有最基本小型廚房、室內洗衣機，一個兼具餐桌書桌與客廳功能的中島吧檯。

● **老人最好保留自己的居所，不要變成老年人球**：晚輩可能會出主意，就把房子賣了，錢分給孩子，長輩就在每個子女家輪流住就好。立意雖美，孩子可以輪流盡孝心照顧父母，長輩可以三不五時換換環境不會無聊。其實人越老越需要安定感，沒有自己固定的居所反而可能會有漂泊的不確定感。

另外在子女家總是會覺得像是「做客」，常常更換居住環境無法對一個定點產生熟悉感，半夜起床迷迷糊糊中找廁所，可能會有記憶混淆的問題而發生危險。子女每個人的經濟條件不同，也可能會給父母很大差距的居住條件，會互相比較而產生嫌隙。

而且子女有自己獨立的家庭之後，就要顧忌兩代人不同的生活習慣和隔閡，有時距離近了，卻可能心越來越遠，住在一起反而容易造成關係的緊張，所以如果老人居住條件可行，還是要保留屬於老人自己的居所，如果和子女爭吵，還有個屬於「自己的家」可以安身。

◎挑選安老居6大關鍵

1.居家無障礙環境

輪椅無障礙

● **輪椅無障礙大門外空間**：住宅從大樓一樓馬路邊直到自家門口，都要有輪椅能毫無困難通行的專用坡道，一路沒有難跨越的門檻。

● **輪椅無障礙室內空間**：到了自宅，從進門到室內的臥室、廁所、廚房等空間，都要保留足夠輪椅通行迴旋和使用的足夠空間，寬度至少保留 85 公分，迴旋地帶至少要保留 150 公分。目的就是為了輪椅使用者可以全程無阻。也要讓老人行走時減少絆倒的機會。

● **電動升降梯**：住宅內若是有室內樓梯，但無電梯設備，應裝設電動升降梯。

● **盡早安排安老居宅**：現在新建大樓都已經規定必須要有無障礙的設計，但老房子就要仔細評估能否重新裝修符合這項要求。老房子如果不能夠整修改建，就要盡早安排適合養老的無障礙住處。否則居住在無電梯住宅的老人，一旦因病而行動不便無法上下樓梯，將立即面臨困在家中出不了門，連就醫都非常困難的窘境。

地面

● **淨空的動線**：室內的動線上的雜物及障礙物要隨時移除，保持淨空狀況。

● **排除地毯、地墊類**：這類的家飾其實很容易造成老人絆倒，應盡可能排除置放會造成行動障礙的設備。

● **大門口要設置穿鞋凳**：老人可以坐著安心穿好鞋外出，以免重心不穩跌倒。

● **拆除門檻**：家中進入廁所或廚房的門檻最好全部拆除，或降低至 3 公分以下。若是地面水平不同的話，就用斜坡來修補。

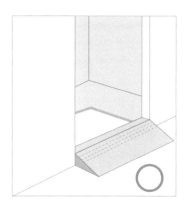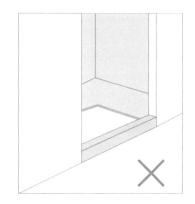

▲ 加裝可防滑的斜坡道

● **警語文字標示**：有高低落差的地面，最好是在鄰近的牆面利用醒目顏色或警示文字標示。

● **選用軟木地板**：家中的地板材質最好是選用軟木地板，或是可以選用鋪滿橡膠製的軟地墊，以預防跌倒造成傷害。

客廳

● **適合的家具**：例如防滑型的桌椅、硬沙發及有扶手的椅子，有支撐力可以幫助順利站立，但要避免使用無法固定的家具。

● **防撞邊條**：在客廳的桌角、電視櫃，或是門口擺放的穿鞋凳等家具設備，若是有堅硬的材質，最好在尖口處貼上防撞邊條，防止碰撞意外的發生。

● **注意延長線使用**：延長線最好不要散落地面上，以免造成行進動線的不便。

● **地板裝潢**：避免高低落差的地面，以免一不小心跌倒受傷。

● **療癒的綠色植物**：花花草草有著大自然對人的心情很神奇的撫慰作用，如果住在社區大樓裡，可以利用陽台布置家裡的小花園。

（ 臥室 ）

● **逐水草而居**：臥室、浴廁和廚房，與用水有關的生活機能區域，最好是要距離的越近越好，且要在同一樓層，沒有階梯和門檻的無障礙環境。老人半夜上廁所一直都是家居危機的首位，所以**臥室要離廁所越近越好，中間的動線照明無障礙防滑扶手都是必須的設施**。這裡的「草」是指食物，如果老人半夜想喝水或是突然肚子餓了，想吃點消夜，距離廚房就別太遠，盡量確保動線的流暢和足夠的照明，減少摔跤的風險。

● **裝置夜燈或感應燈**：床周圍要裝置夜燈或感應燈，最好裝在低處以走道照明為主。讓長輩半夜上廁所時，減少摸黑跌撞的風險。

● **兩張單人床可加裝護欄**：老夫妻如同臥室居住可以考慮用兩張單人床，可以互相照顧也比較不會干擾另一半的睡眠，且有利於下床或有需要看護協助時，比較有行動空間，若有必要時，可加裝老人上下床有扶手支撐扶握的護欄。

● **迷你廚房、吧檯和小冰箱**：如果老人的臥室空間夠大，不妨考慮裝設迷你廚房和吧檯和小冰箱，這樣更能大大減少半夜走太多路去廚房的摔跤機率。

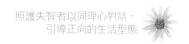

● **床頭櫃要穩固堅實**：老人下床撐起身常常都是依靠床頭櫃。床頭櫃略低於床，並裝置防撞邊條，起床時比較不會撞到頭，床邊走道至少要有 60 公分寬，不易絆倒或利於旁人攙扶。床頭可放置有加蓋的保溫杯，避免撞翻。床頭要有電話，以供緊急聯絡使用，還有最好是裝設緊急呼叫鈴。

● **床的高度不要太低**：以免老人起身吃力。床墊的硬度別太軟也會讓老人起床支撐困難。除了廁所，另一個容易摔跤的時間就是下床時，所以床沿可增設扶手，更方便老人站立起身移動。一般床和沙發的高度，不低於膝蓋起身最不費力。

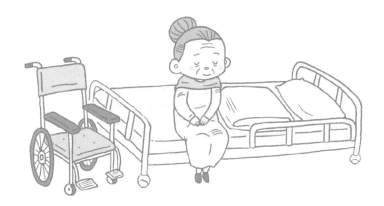

● **天花板裝置升降移動的軌道**：如果是新居或重新裝修，可以預留未來老人如果癱瘓，可能需要安裝天花板軌道升降移動的裝置，方便老人如廁或沐浴時的移動。

● **衣櫥常用範圍不要過高或過低**：家中常用收納空間都以不必爬高或彎腰的區間最方便。

● **窗戶改成氣密窗**：減少外界車水馬龍的噪音。窗簾做兩層，一

住：老人安全空間的環境

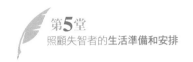

層用隔光效果好的材質，讓光線不影響老人睡眠，另一層做紗簾，在陽光過大時，可柔和光線。

（浴室廁所）

● **地面防滑**：老人行動最怕摔，而半數以上的老人摔跤都是在半夜上廁所時發生的，所以從臥房到浴室，甚至到廚房，這些接近用水環境的動線均要加強防滑及地面要保持乾燥。從房間到浴廁的整個動線地板應用防滑粗糙面的材質，或是貼上防滑膠帶，間隔在腳幅長度20CM 以內，或是鋪滿止滑墊，也可使用止滑噴膠。

● **輔助扶手**：從下床開始一直走到廁所的沿途，都要裝上輔助扶手。洗手台、浴缸、淋浴區和浴室四周牆面，都盡量安裝扶手，讓老人一路依賴扶手行動盡量不要有空檔。馬桶周圍要裝上如廁專用輔助扶手。

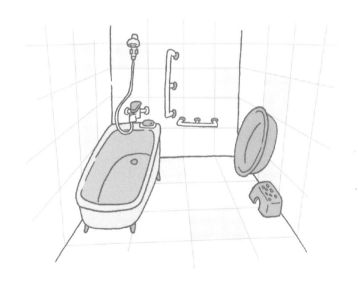

● **洗手台更換有立地支架或一體落地式的洗手台**：因為老人如行動遲緩手腳無力，會很習慣走到哪裡看到能扶的東西都會去抓，洗手台常常是馬桶旁最近的支撐點。如果用力過大，嵌壁懸吊式洗手台有斷裂的可能。落地砸碎的洗手台是可能造成很大傷害的。而如果考量輪椅的使用，就要找半落地的洗手台方便輪椅靠近或迴旋。

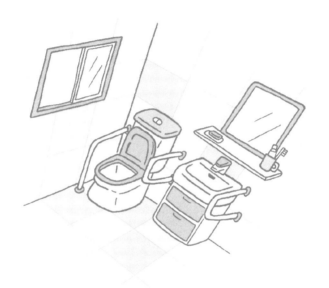

● **設置洗澡椅、更衣椅**：當老人行動不便，要抬腿跨入一般的浴缸洗澡，不但會吃力還會有滑倒的危險。最好使用洗澡椅配合淋浴，裝設可以上下調整懸掛位置的淋浴桿，和加延長水管的蓮蓬頭。如果有泡澡習慣的老人，若經濟寬裕可採購「走入式開門浴缸」。

● **浴廁暖風機**：冬天洗澡也是個容易被忽略的高危險時機。脫光衣服打著赤腳走進冰冷的淋浴間，也會讓身體承受瞬間的劇烈溫差改變，所以冬天淋浴前，最好先打開暖風機，或是打開熱水，讓廁所的溫度提高了之後，再進入洗澡。老人要盡量避免冷熱溫差過大，最常

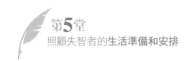
被人們忽略的常常是自己的臥室和廁所。尤其是在冬天的午夜，臥室的溫度會下降好幾度。

老人在睡夢中常常不會察覺，因此很多中風猝死的案例都發生在下半夜的睡夢中。即使有些人會在臥室使用暖氣，但是很少人會在廁所維持 24 小時的暖氣恆溫。半夜從溫暖的被窩爬起來走進寒冷的廁所，迷迷糊糊的也忘了套個外套，劇烈的溫差對老人來說就有很高的風險，所以至少廁所要裝浴廁暖風機，比較高檔的浴廁暖風機還可以遙控開啟。

● **免治馬桶**：有時老人生病或體力不佳真的不方便洗澡，用免治馬桶至少可以維持最基本的身體清潔。人體私處最容易孳生病菌，時常維持乾淨，也可減少私處感染的風險。

● **銀髮族專用馬桶**：銀髮族適用馬桶的高度會比較一般馬桶高，可以減少老人如廁坐下和站起來花的力氣。

● **浴室門改手柄**：建議浴廁門把換掉喇叭鎖，改成橫式手把柄，開啟比較省力，也比較方便應變危機。

> 照明

● **使用暖黃光**：保持動線上的照明既明亮又不刺眼，一般都是使用暖黃光最柔和溫暖。

● **安裝感應式照明**：臥室的低處可以安裝感應式照明，並在經常使用通道可增加感應式照明。尤其在半夜視線不清不容易找到電燈開關，甚至老人為了省電常常寧可摸黑也不開燈，容易增加摔跤的風險。

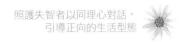

● 安裝一鍵啟動全屋光源的開關：裝修房屋時，可以在大門入口處安裝一鍵可同時開啟多處光源的開關，方便一進門就可以控制室內關鍵照明地點。

● 利用智能手機開啟電源：或使用遙控控制器，現在有許多用手機就可以遙控家電的設備。

（室溫）

● 隨時注意每天的溫度：18～28度是老人對冷熱適應的舒適區間，過熱或太冷最好就要開空調調節，以免過熱或太冷容易造成身體不適，老人心梗或中風等也和室內溫度劇烈變化有關，所以上了年紀這個錢別太省，保持室內平均 25 度加減 2 度的安全舒適溫度範圍，避免身體因無法調節而出狀況。

● 一般認為空調設定在 25～27 度自動風速，最舒適也最省電：夜間按下舒眠鍵，會在下半夜自動調升 1～2 度，讓人體在睡眠中會降低的體溫不至於吹到感冒頭痛。喜好溫度因人而異，不少老人比較怕冷，也會把睡眠空調調高到 28～29 度。

● 冬天睡眠時如果臥室溫度低於 20 度，安全起見最好就開暖氣：因為夜間氣溫逐漸降低和人體在睡眠中同時降溫，當臥室溫度已經太低時，人都在遲鈍的睡眠狀態，很多猝死狀況都是在這種時刻發生。長期開暖氣時，室內最好同時使用加濕器，否則空氣容易太乾燥而造成口乾舌燥。

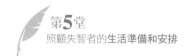
> **長照輔具及無障礙改善補助**

依目前長照規定，輔具及居家無障礙改善經申請核可後可提供補助，依申請家庭的經濟能力，輔具購買或租用的補助規定都有所不同。

居家無障礙改善主要針對扶手、高低落差地面、浴室或廚房使用器具的調整、防滑處理等。關於**輔具租借、購買及居家無障礙環境改善**，可直接上網查詢，https://1966.gov.tw/LTC/cp-6453-69940-207.html，而關於無障礙改善補助，可直接上網輸入關鍵字，原有住宅改善無障礙設施申請補助作業要點查詢。

2. 居家安全的建議

> **有警衛的社區大樓**

如果是居住的大樓有安排警衛管理，那麼可拜託警衛幫忙照看，若是老人單獨出門請立即通報家人，一時通報不到，就盡量留住老人在社區內。

> **門禁：雙向控制門鎖**

老人若是自己跑出門都可能遇上任何危險。失智的老人會忽略自己的老化，習慣性地走出門散步閒逛，就可能有不小心摔跤，坐錯公車，忘了回家的路等風險。當老人已經有這種情況發生時，就不得不考慮門禁。建議開始把大門反鎖，更換必須用鑰匙可以雙向上鎖的門鎖。尤其是晚上，失智長者可能出現「黃昏症候群」，白天還相對正常，而一到傍晚入夜，認知就開始失序混亂。為了安全，必要時就要管控老人出入。

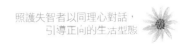

大門要有輪椅座位高度的對外貓眼，對講機的高度也要下降到坐輪椅也伸手可及的位置。大門可考慮自動鉸鏈門弓器可自動關門。門把以橫式手柄取代喇叭鎖。

裝設偵測煙霧警報器

人老了很容易忘記關燈、關冷氣、關瓦斯爐等家電，所以考量廚房的安全最好要安裝偵測煙霧警報器，或是將瓦斯爐改成電爐，水壺改用鳴笛壺，流理臺高度別太低。

裝設視訊監控，以及緊急求救撥號系統

如果是獨居長者，建議家中要加裝可雙向傳輸的視訊監控設備。遇緊急狀況老人可緊急通知未同住家人或是大樓警衛。有些設備還能監控老人的生命徵象，如果老人血壓等數字突發變化，或不慎跌跤，緊急通報系統就會對外傳達出緊急事件訊息。

全戶防盜及窗戶設備

窗戶建議改成兩道鎖，窗玻璃改成內夾鐵絲網防破壞的安全玻璃，若是有安全性疑慮的窗子最好是再加裝電動捲簾。

保險箱和存摺

金錢對老人來說，是很重要的安全感，所以存摺對老人來說，就是個安全的保障。三不五時都會拿出來翻翻，然後很小心的藏起來。糟糕的是每次都藏的太好，最後自己也找不到。

經歷過幾次藏寶歷險，我把新辦的存摺放在我這裡，把舊的存摺交給父母保管。另外，可以幫他們申辦網路銀行，當老人不方便上銀

住．老人安全空間的環境

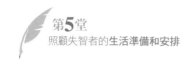

行時，照顧者可以代替老人處理銀行事務。不過牽扯到錢的問題，照顧者最好事先和其他家屬取得共識。

大日曆、大時鐘

老人很容易失去時間概念，所以家中要換大一點的時鐘可以一目了然，隨時提醒自己。老人不一定能接受電子數字鐘，選購的樣式最好是以老人習慣為主。同時買個大型日曆或月曆，日曆可以一張張撕下來的，月曆要有夠大空間可以把預定的醫療和邀約，家人生日等等，都寫上去。

若是沒有安排行程也可以把逛賣場或逛公園的娛樂行程，用不同顏色標註寫上去，讓老人覺得每天都有計畫及忙碌的行程。空白的行程會讓老人感到焦慮失落和恐慌。

布告欄

老人的記憶力差，常常事情講了又忘了，還有家裡日常注意事項多半老人會記不住，也是叮嚀過轉個身又忘了，若是寫便條紙可能會丟在角落忘了它的存在，所以改變溝通的方法，在家裡客廳找個醒目的牆面掛個布告欄，重要事項可以集中區域提醒，遇到非常重要的事項也可寫成醒目的大字報，貼在老人時常經過的地方。

藥物收納管理

安眠、抗憂鬱、感冒藥、抗組織胺、降血壓藥等，都會造成精神不濟、頭昏、站不穩的現象，所以家屬陪同看診時要提醒醫生給藥，最好把老人看的診都集中在同一個醫院，醫療記錄比較不會漏失，不

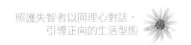

同的診別開立的藥物要避免重複以及互相牴觸。如果可以就都整合到老人門診，減少為了看診而四處奔波。每天的固定長期藥物要用一個月期的藥盒分裝好，放在起居最明顯的地方，比較不會搞錯或忘記。

夠高而穩固的梯子

很多人在自己家換個燈泡，或爬上較高的櫥櫃取物，都是隨手拿個凳子就站上去。很多老人的嚴重摔傷都是在爬高時，一時失去平衡或沒站穩而發生的。老人如有必要爬高，應準備高度夠高且穩固的階梯，往上登梯千萬別逞強，一定要叫個幫手站在旁邊看著或拉住登高者的腰帶，協助維持平衡。

3. 老後怎麼住？

「家」對大部分的人來說，是養精蓄銳的避風港。大部分的人也許工作打拼了一輩子，最大的成就就是給自己買一個安身立命的棲身之所。「家」對大部分的人來說，是人生依賴和伴隨一輩子的城堡。

對 "老家" 的依戀是因為它有我們的生命軌跡，白牆上孩子兒提時的塗鴉，廚房油晃晃的灶台是女主人餵飽一家人的聖殿，還有客廳那張快要解體的搖椅，亦是男主人多少年來疲憊下班回家後，倒頭就睡的王座。老人難以忘懷「老家」，曾經伴隨著他人生的種種辛酸和喜樂，記錄著他苦心積攢維護了一生的堡壘。

尤其進入老年之後，「家」是個已經和自己生命融合在一起的共同體。人生每個階段的酸甜苦辣，「家」是最忠實的見證者和記錄者，所以每次搬家，我們都會對「老家」有著感恩和依依不捨的傷感。

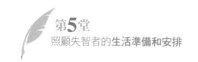
也因此，我們對「老家」都會有難以割捨的依戀。但「老家」也常常意味著設備老舊，不一定適合養老的生活環境要求，所以越到老年，想安排自己的養老計畫，就會面臨越大的心理衝擊。

老家裝修

如果老人非常不希望離開老家，而家中經濟能力也不足以購置新居，那麼老家能夠盡量以修繕改建的方式，改善無障礙空間和增加安老設施，是安老居住的另一選項。而老房子卻多半缺乏無障礙的安老便利性。如果是非都會區的透天樓房或是一樓平房還可能小幅改建符合無障礙需求，而無電梯公寓則變動的困難度就高很多。老公寓加裝電梯也受限於空間不足和同棟鄰居每個人的意願不容易整合，所以如果無法修繕改建，最好及早規劃搬遷適合的養老居宅。

或是搬去子女安排的適合養老的新住家，雖然硬體環境適合養老，而老人離開了熟悉的街坊鄰居，每天習慣散步的巷弄，街頭巷尾都會有人和你打招呼的熟悉環境，一下子搬到一個陌生冰冷的新家，老人會面臨很大的適應不良和失落。

4. 安老居的型式

共老社區

現代人漸漸都能接受養老靠自己，不要委曲求全跟孩子住，也不要造成晚輩的負擔，兒孫自有兒孫福的觀念。拿自己的養老金去補貼子女的家用，不如留下來做自己的養老財務規劃，必要時僱用專業看護或安排養老居所。

「共居宅」最早起源於北歐國家，從剛開始為了分擔共同照顧幼兒

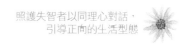

而又能兼顧工作，發展到後來高齡化社會的來臨，老人們相約同住互
助共居，共居老人可以共同找看護，分擔高額看護花費又能互相關懷
作伴（台灣法令目前仍有限制）。

與友共老

中年以後很多人開始規劃，老了就約好三五好友一起居住、一塊
吃喝玩樂一起變老，彼此熟悉一起回憶年少輕狂的過往，自立共生共
老，豈不是人生一大樂事！與老友共同居住在一個大屋簷下，或是找
同棟大樓的不同單位，每週都可以約定一天聚會，每個月可以擴大舉
辦主題活動、電影欣賞、廚藝交流等等，只要有人帶動，在同個社區
就方便很多。

互助公社

或是約了親戚好友在新建社區，或是挑選合適的社區約好大家一
同購置遷入。每天都可以分工聚餐，圍桌吃飯。**回歸一種公社或合作
社的概念，大家互相幫助，互相照顧，共同分擔生活所需的開支費用。**

共居養老的模式很多種，有共同置產再分戶居住，也有購地再規
劃獨立居住單位自成一個小社區，或由政府或民間一開始就打造好的
熟齡社區。不過規劃過於浪漫的共居養老維持並不容易，失敗率很高。

優點

> 1.分擔開銷，互通有無。
>
> 2.可以互相照料，也比較有安全感。
>
> 3.老人獨居時常感到孤獨，有熟人相伴可以噓寒問暖排解寂寞。

缺點

　　一群老友共享退休後的晚年，畫面固然美好，但一群步入老年的夥伴很快就會面臨幾個現實問題：

> 1. 人際距離的美感：再熟的親朋好友，一旦生活空間全擠在一塊兒了，互動的太過於密切，各自有不同的生活細節和習慣，反而可能會造成彼此的壓力，甚至會發生不愉快的爭執。
>
> 2. 醫療、清潔安排不易：幾個夥伴組成的共老團體，在市區內要順利找到這種能夠租用的空間並不容易。如果往郊區去建立這樣的夢幻家園，清潔和醫療便利性就是很大的問題，若要自己安排醫療、清潔等這些養老環境必備的輔助配套措施都要花一番功夫。
>
> 3. 終究還是會一一離世：與友共老，更要有終老的準備。年紀相近的朋友還是會一個個慢慢走向人生終點，最後留下的人還是會陷入孤獨終老的窘境。那麼就要提前預做準備，共同立好遺囑，並擬定一旦失能或失智後的醫療委託人和財產管理監護人。

集資共享合作社

主持者集資貸款，重新打造安老新社區，再分租出去。住民必須同意願意以此當作一個大家庭，有個共同聚會聚餐的共同客餐廳。平時互動互助，而不是關在自己家裡。基本概念仍是同樂共享，減少負擔的共老社區。

銀髮社區

養兒不一定能防老，靠子女不如靠自己。現代人已經越來越多人可以接受老了就住進老人社區的觀念，和過去只有「養老院」的時代有所不同。現在有為不同身心狀況老人而設計的居住環境。

銀髮社區要求進駐條件是身心健康仍有自主生活能力的老人，不論是單身還是伴侶同住，有不同坪數的套房或小居家環境可選擇。每戶都有老人居家安全警報系統，有些具規模的銀髮社區，還設置有小型醫療單位或簽約的固定服務診所，而較具規模的銀髮社區規劃，則有公共活動交誼廳，聘僱各項工作的服務員，或志工安排老人的交誼或教學活動，還有保留親友來訪的居助單位。

銀髮社區接納彼此不認識的老人入住。鄰居有人先下車了，會有新鄰居搬進來。在銀髮社區就會有許多和其他老人互動社交的機會，和與友共老的理想比較起來，**銀髮社區可以「生生不息」的接納新住民，可以約了老友一起入住，也有機會交新朋友。**

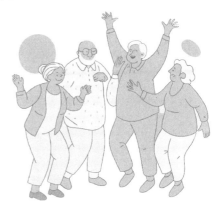

銀髮社區多半規劃成中小型居住單位，對象是銀髮夫妻或獨居長者，所以住房設計都是以簡約和小型全功能的大套房概念為主，也有些銀髮共居宅是臥房、廚房、衛浴各自獨立，而另設計的大客廳、大廚房、大餐廳和洗衣機都是公共設施。

住民可以和其他銀髮住鄰共享一同開伙和用餐的樂趣，公共餐廳和客廳可定期舉辦些電影音樂欣賞、團體遊戲活動。住民可選擇待在自己的小天地裡，或參與社區團體活動排遣時間和寂寞。當然銀髮社區還是以能自主生活和行動的老人為主。

時代聚落

形成共居共活的型態有很多可能性。台灣曾經普遍的眷村是一種因戰爭遷徙而形成的命運共同體聚落。眷村改建後很多住民還是會選擇搬回新改建的國宅社區，熟悉的街訪鄰居很多還是老面孔。也有因為天災颱風或地震，造成災民集體遷入臨時住宅，在共患難的危機意識下也會形成彼此更休戚與共的共生聚落。

居民自主管理排班，輪流負擔社區的安全巡邏，打掃等工作。在艱困環境中養成的共餐共食習慣，也成為社區也許每週至少一次的社區同樂會。也許肇始於戰亂或災難的共生共活社區，反而也許是多不和鄰居往來彼此陌生，老人也只能越來越與世隔絕孤獨度日的現代都市人，稱羨而不可及的夢想。

在地安老

歐美國家目前正倡導的在地安老（aging in place），在各地方建構區域照護服務，並加強到家醫療服務，目的在讓老人可以盡量在自家

安享天年。大幅增建銀髮社區在寸土寸金的都會區難度很高，因緣際會產生的聚落也只是少數。

有些主張在原住宅就地安養，關鍵在社區關懷支持體系和居家照顧服務是否健全。這就有賴政府或民間團體的第三方介入，主動訪視社區老人列冊輔導關懷，並活化社區公共資源，例如區里活動中心，定期舉辦銀髮餐聚和熟年活動，讓社區老人走出家門參與社區團體。

青銀共居（混齡安老）

源自歐洲的青銀共居模式，提供願意陪伴長輩聊天的青年租屋減免，讓獨居老人可以間接得到關懷和照顧。不過近年台灣初步試辦似乎成效不彰。

青銀共居的模式有很多可能：譬如學生以每個月陪伴老人多少小時，教導使用 3C 產品，或陪伴老人用餐聊天，老人有健康問題也方便就近通報或照料，以換取低廉租金，可以減少學生的經濟負擔。

租屋

老人住居是另一種老年困局。沒有自宅的老人，連租屋都常會遇到困難。老人是很多房東的租客排除清單前幾名。原因不難理解；擔心老人在租屋內過世，怕老人繳不出租金，都是許多房東的考量。

因此，解決老人的租屋需求，必須仰賴政府作為第三方公權力介入的媒合平台。安心租屋方案，如房屋險、火險，提供意外或死亡的保險服務，譬如房租保證金及善後服務費用。由政府提出配套措施和保證，才能讓出租方放心把房子出租給老人。

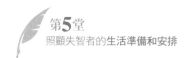

人老了就是不折不扣的弱勢，連租房子都很難。在其他國家會廣為興建公共住宅提供給弱勢或老人租用。九成以上的房東不願意租屋給老人，甚至超過 50 歲就會被房東婉拒，而台灣的公共住宅比例卻遠低於先進國家。

安養機構

目前具規模的大型養老機構提供分階段養老的安排服務，譬如：養生村，提供不同規格大小的套房可供選擇租用，入住前要先繳保證金和每個月的租金，村內有不同類型的餐飲選擇，每月為不同人的興趣規劃了多種社團服務，也為不同信仰的住民提供宗教聚會場所。

機構內分別成立銀髮住宅安養中心，以能自主行動長者為主。另成立護理之家則收容失能需照顧者。若是銀髮住宅的住民可在有需要時優先入住養生村內的護理之家。已具安老不斷鏈接續服務的雛形。

5. 生活機能

10 分鐘的步行距離算不算遠？對一般人來說這是很短的距離。對邁入老年的健康老人來說，10 分鐘的路程還可以當作健走運動。但隨著體力衰退，10 分鐘就可能是個吃力的路程。距離遠近的定義，和老人的體力是成對比的，所以挑選老年居所有生活機能的考慮要件如下：

有管理員的電梯大樓

警衛或管理員是你有緊急需求時，最直接最快的求助對象。不論是社區警報通知和社區安全的第一線防衛，社區大門有門禁管制和警衛服務可以安心的多。生活用品可以網購寄來再由管理員代收。

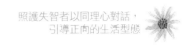

交通便利

出門方便叫計程車，以及離車站只要兩三分鐘的腳程。上了年紀很多人沒有工作通勤的必要時，會選擇別再被養車的一堆開銷綁死。同時注意力、反應能力和視力都隨著年紀逐漸衰退，開車的風險也更高，所以會選擇回歸簡約利用公眾運輸工具代步。安老住居選在人口較集中的市區相對方便，出門叫計程車也容易，想坐公車或大眾運輸工具都在不遠處走路可以到的距離。一樣可以海闊天空任遨遊。

餐飲選擇多

人口集中區一定有多樣的餐飲選擇，下樓就有餐廳和便利商店。平時不想自己開伙下樓就有得吃。台灣的便利商店全方位經營可能是全球之冠，只要家旁邊有便利商店就不會挨餓。現在外送叫餐服務又十分便利，解決吃的問題可以有多重選擇。

生活機能便利

不論是銀行、大賣場、便利商店、五金行等等，都在離住家不遠走路可及的距離，生活大小事就都不是問題。當然現在網購也很發達，不出門也可以採購大部分的生活所需，直接送貨到府。

鄰近醫院

老後最嚴肅的需求就是醫療問題了。選擇住居最好附近有大型醫療機構，或至少交通可以方便抵達。

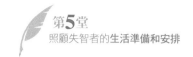

6. 和家人的距離

有人說：「距離近了，感情卻遠了。」這句話別有深意。人與人之間最美好的關係就是保持一點適度的距離和空間。如果為了照顧父母而打算一同搬家方便照顧，或接老人來一起同住，方便好好盡一下孝道，是很多子女的願望。

然而雖然全家熱鬧的住在一起是個傳統觀念的理想境界，但不同世代觀念，生活習慣，婆媳關係，都可能造成家人關係的緊張，甚至齟齬。二代同堂或三代同堂住在一起生活，實際和理想的願景是有很大的差距。

一碗熱湯的距離

有人形容為一碗熱湯的距離很傳神，當父母煮好飯或子女下班回家，只要提前一點通知，在 3 ～ 5 分鐘內就可以走到家，湯還沒涼飯菜都還熱的。三代同堂不如三代同鄉。住在一個屋簷下不如住在附近當鄰居。曾經住過一個數百戶的大社區，看過有一家人，幾個已經成家獨立的子女，約好一同和父母在同個社區各自購買獨立的單戶住宅，再全家搬到同個社區住在一起。

常看到他們一家兩三代人在社區中庭散步，週末或逢年過節就每家各自準備好食材，在社區裡各自端著鍋鍋碗碗的菜，集合到父母家聚餐，保持互相尊重對方的適當生活空間距離，有急事可以很快抵達，三不五時可以串串門子，也可以舒緩和長輩同住的壓力。

隱私空間

每個人都需要隱私和喘息的自我空間。常會聽到兩代人同住產生摩擦的事件，做媽的很習慣會去兒子房間幫忙折被子，收髒衣服去洗，但如果是兒子娶了媳婦進門同住，剛加入的家人不一定會接受於這種長輩不敲門就直接闖進來的習慣。

如果把門反鎖，做媽的又會不高興，可能多心懷疑媳婦不喜歡她。原本長輩習慣家人就是應該到了時間就一起吃飯的，有時候一家還會有共同固定的消夜時間。但新加入的家人不一定習慣這些規矩，只能強迫自己配合。

這種尷尬慢慢地就會累積出一些心結和疙瘩。即使經過磨合，大家能慢慢推敲出相處之道，但是不可避免的就是相互的容忍和克制，長久來說，多半是在緊張關係下粉飾出來的太平假象。

家的主導權

常言道；一個家只能有一個男主人，一個廚房只能有一個女主人。這是個有生活智慧的老生常談。有時和老爸因為家裡的一些瑣事意見不同時，老爸的結論總是：這是我家，我想怎麼決定就怎麼決定！

廚房裡的鍋碗瓢盆擺放的就算有些雜亂，老媽總是說：廚房是我在用我在管的，我喜歡這樣放就這樣放！如果是做子女的有時候出意見都被打槍也就算了。而如果是配偶也同住在一個屋簷下，別人家的小孩從小養成的習慣，現在要完全適應不同的生活規矩，可能連洗衣服的方式都有很大的差別。可能移動了什麼家具都會膽戰心驚，深怕東西放錯了本來的位置。

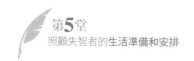
兩代人要能夠都學會放下主見，不堅持自己的習慣，容忍新的家人的不同觀念，其實並不容易。

獨立的大門

隱私權和獨立性對每個人來說都很重要。我們都希望在外忙碌一天，回到家可以隨便穿個家居服，摳摳腳、挖個鼻屎，這些所謂不雅隨興的家居動作，卻是享受隱私的自由最極致的放鬆表現。

但和兩代，甚至三代人住在一起，可就不能這麼隨便了。不能隨己之便就會感覺拘束，所以兩代人最好的距離，就是居住在附近的獨立住所。而要同時找到兩戶在隔壁或附近的房子並不容易，也可以找個大一點的房子，再區隔成兩個獨立大門的分割單位，大門和廚房都是各自獨立的。未來如果人口改變，也可以出租或彈性運用。

說服長輩搬離老家

多數長輩都不願意搬離習慣的老房子，所以說服老人的技巧很重要。不要跟長輩說；都是為了照顧你們。而要說住在一起或住在附近可以互相照顧，自己開伙也很麻煩，互相串門子蹭個飯方便多了，可以來搭伙省錢省事，衣服也丟給你們一起洗。讓老人覺得孩子是需要他們的，這就是個很正面的誘因。

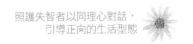

日記 *19*

失算！小而新的社區未必對老人友善

　　帶父母搬家前找了無數的房子，但是要能同時滿足無障礙設施，電梯大樓，有兩戶可以靠得很近方便就近照顧，又可以保有自己獨立的隱私空間，附近要靠近公園，有百貨商場，有傳統市場…這就很難了。

　　好不容易找到一個算是符合上述條件的房子，環境靜謐優雅的新建社區，兩個單元就在隔壁的兩戶。結果還是失算了；我太高估父母適應新環境的能力。

　　從開始說服父母到他們願意搬家花了十幾年，真要搬家時二老都已經七八十歲而且有失智傾向，即使附近都有這些娛樂休閒設施，但是二老已經沒有辦法再去適應一個新環境了。

　　另一個誤判，就是挑了一個新建小型社區。原本以為小型社區單純安靜，結果這個社區多半住戶都是年輕夫妻，除了我父母幾乎沒有其他老人。這些年輕上班族，比較自我的思維，只想顧著大樓的門面，而不顧及社區老人的不同需求。

　　而且小型社區缺乏足夠的公共設施，我曾經建議在中庭大廳增設一些休閒桌椅，結果遭到部分住戶強烈反對，提出的理由竟是他們覺得中庭大廳寬敞無雜物很好看，但是每天我帶爸媽下樓散步，竟然在自己的社區內沒有可以坐下休息的地方。

◎老人社交友善環境

A.10 分鐘的距離是遙遠的

我們常常會用自己的角度去評估挑選適合老人居住的居所，卻可能高估了父母適應環境的能力。當父母到了需要被照顧安排的年紀，我力勸他們和我一起搬家，住在附近方便照顧，好不容易找到一個合適的大樓，且完全符合無障礙設施的要求，結果還是高估年邁父母適應環境的能力。

對他們而言，老家附近熟悉的街道，老市場裡的店家或是常採買的攤位老闆都會熱情打招呼問候，彼此相互關懷話家常，幾十年老房子裡滿滿的人生回憶，這些歲月時光的記憶是無可取代。

到了新家，什麼都好，就是少了和他們充滿生命溫度的連結。走出門到哪裡都是陌生的，重新記憶這些道路和地形對爸媽來說竟然是非常困難的。漸漸的，全然的陌生取代了對新家的期待，二老越來越不想走出門，每天坐在家裡發呆。我才發現要老人去適應一個新環境，沒有想像中的容易，因為陌生而消極退縮，10 分鐘的距離對他們來說就是遙遠的。

B. 大型社區長輩多，權益和需求較友善

新建華麗的大樓未必對老人是友善的。帶著爸媽千挑萬選找的新居，是個精緻的小型社區。搬來之後才發現小社區沒什麼公共設施，連飯後想散散步小社區內都沒有足夠空間。因為住戶較少，幾乎沒有年紀相仿的老人可以互動。也由於年輕住戶較多，對社區公共區域與老人相關的改善建議竟然完全被推翻。我才發現，我帶著爸媽搬到了

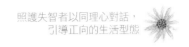

一個對老人並不友善的社區。

後來才覺悟；比較大型的社區，公共設施比例也相對較高，比較可能會有可遮風避雨的長廊可散步，有交誼廳可以和社區老人泡茶聊天。社區內長輩多，老人的權益和需求就比較會被看見和重視，就有機會可以組織一個他們定期同樂聚會的團體和活動。

所以尋找「安老居」不一定要挑選看起來高級豪華的社區，外表素質好像不差，卻可能會出現較自私短視的住戶，其實不一定是對老人友善的。

◎現況條件為主，不要太期待未來改變

有時候一個看起來不錯的住宅，聽說未來周邊的生活機能，或環境會陸續建設和改善，個人不建議有太多的期待。因為太多變數是無法預知的，聽說未來的美好遠景未必會如願出現，或者是需要等待很久才可能改變，所以選擇居住的條件，最好以現況看得到的已有條件為主。

住．老人安全空間的環境

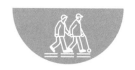

行：老人防跌、安全出遊

　　老人一旦跌倒受傷，身體狀況會像溜滑梯一般快速下滑。65歲以上老人 1/6 有跌倒的經驗，隨著年紀增長，跌倒的死亡率也急遽上升。這就是為什麼老人最怕摔。老化的器官其實很脆弱，脆化和疏鬆的骨骼容易骨折斷裂，復原的速度也會變慢。

　　一跌倒受傷而影響到平時支撐著體力的基本活動，身體各部位機能都會快速退化，而造成多重病症連環爆發的嚴重傷害。跌倒後一星期內是危險期，兩個月內都是觀察期。尤其如果撞傷腦部，內出血的症狀不一定會立即顯現，必須要密切觀察會不會出現口齒不清、手腳無力的徵狀，所以老人不論是居家生活或出門在外，都要特別注意防止跌倒。

◎起床停看聽

　　起床時，睜開眼要先等一分鐘，然後慢慢起身坐直，再等一分鐘，從床沿慢慢站起來，也先站直後停一分鐘。因為**瞬間快速起床動作都可能造成頭暈和腦血管的壓力**，所以起床時，建議讓身體慢慢適應，可以減少暈眩、摔跤的機率。

◎起床伸展操

一些簡單的四肢伸展操可以活絡喚醒身體各部位。

① 原地踏步 下蹲顛腳	出門運動會受到天候不佳的影響，限制老人活動的機會，在家做原地踏步的動作，可作為維持腿肌力的基本簡易運動。
② 扶椅子 做下蹲動作	老人家可以扶著椅子，做下蹲的運動，依體力能及的範圍略作膝蓋和大小腿肌的伸展。
③ 踮腳活化 末梢血液循環	踮腳的動作有助於活化末梢血液的循環。
④ 深呼吸 增強肺活量	每天早晚都深呼吸十分鐘，保護呼吸道增強肺活量。吐氣時嘴嘟成圓形，吐氣時間比吸氣長一倍，有助排清支氣管內二氧化碳。
⑤ 平躺 膝蓋微彎 深呼吸	平躺著做呼吸運動，也可以幫助睡眠，至少重複10次。 動作1：平躺膝蓋微彎，先用腹式呼吸法吸氣4～5秒，感覺腹部有鼓脹起來。 動作2：然後屏氣4～5秒，再用4～5秒徐徐吐氣，盡量把氣吐光。

　　隨著老化，老人記憶力容易流失，走路行動的穩定性就會遞減，尤其年長者，還有婦女的骨質疏鬆高於男性六倍，一摔跤就很容易造成骨折。年長者最害怕摔跤時，屁股著地常常會造成髖關節骨折斷裂，輕微的可以固定恢復，嚴重的需要更換人工髖關節。

　　雖然髖關節手術在現今醫學技術已不是困難的手術，但老人復健

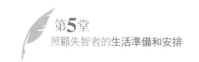
的恆心毅力多半無法持續。根據醫師的臨床經驗分析，超過 70 歲以上的長者，多半沒有耐心努力復健，半數以上的長者可能終生會依賴輪椅。加上有些老人伴隨著慢性病，跌倒後的復原期就可能會因行動不便體力下滑，身體機能退化，而引起併發症。

據統計 70 歲以上的老人只有 1/4 可以靠復健復原，半數以上都得靠輪椅等輔助器材行動，甚至近兩成的髖骨折老人會在一年內因失能而快速退化導致死亡。老人跌跤常常是從可以自主行動到一夕之間失能進入被照顧階段的轉折點，所以盡可能預防老人跌跤是照顧老人的必修課程。

照顧老人有很多兩難的選擇。你希望給老人多些自主行動的自由，不希望剝奪老人的自主權和自尊。但同時我們又都知道，老人最怕摔跤。**老人摔跤不像年輕人屁股揉揉就好了，稍微嚴重點就是傷筋動骨，不小心就會造成難以復原的失能甚至長期臥床。**

如前述，居家的行進動線要減少障礙物，濕滑的衛浴廚房區域要加強止滑防滑。到浴室的動線盡量把扶手裝好裝滿，最好每一步路伸出手都有扶手可以支撐。**平時行走的鞋子一定要挑選防滑舒適保護力強的。**下床或從椅子站起來都先等幾秒鐘，再慢慢起身站穩，免得瞬間頭暈而摔倒。

帶老人出門遊玩，要預作準備的絕對不亞於帶個嬰兒在外。「遛老人」，其實是需要很嚴肅認真地先做好功課。

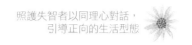

◎規劃好行動路線

● **不要高估老人的體力**：太陡峭的山路，空氣稀薄的高處，太潮濕寒冷的景點，太偏僻前不著村後不著店的鄉野，在不確定老人的體能耐力前，挑選景點要循序漸進，從最輕鬆的路線開始嘗試。所謂尋幽秘境通常都是人跡罕至的偏遠地區，老人若身體有狀況會很難隨時隨地應變。

● **自己先把模擬行程走一遍**：第一次安排的行程，若有動線規劃有疑慮時，最好自己先去場勘一遍，確定沒有任何不可預知的風險。每次選擇一個沒去過的景點，我都會先**上網搜尋附近的行動路線**，不夠確定的就上網詢問業者或其他人的經驗。

● **行程的點到點，盡量不超過30分鐘**：行程景點盡量減少會颳風、下雨、曬太陽的露天場合，走路半小時之內要有能坐下休息的地方。千萬不要高估老人家的體力和應變能力，讓老人家一路遊玩都沒有壓力和負擔，這樣他們才不會把出門視為畏途，因為老人家覺得體力疲憊，又沒有辦法停下腳步休息，讓他們感覺很挫折而沮喪退縮，下次就不出門了。

● **隨身攜帶輕便折疊椅**：帶老人出門和帶小孩出門一樣，常常需要準備大包小包的必需用品。如果出遊的地點不確定有沒有足夠的休息據點，可以在大背包裡放一張輕便的折疊椅凳。當老人說：「我走不動啦！」就是認真的走不動，你就不要指望老人可以像年輕人一樣再撐著走個 10 分鐘。

● **安排行程要讓父母有參與感**：即使全部行程都是自己在規劃，

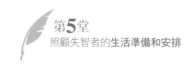
但行前先問問父母的意見，讓他們不要覺得自己是被帶出門遛老人的。

其實讓老人覺得自己有一些掌控權是一種心理上的慰藉。另外即使家中財物都是自己在掌控的，也要放些錢在老人手上。不論是路上買些小東西，吃些小零食，父母可以自己掏錢付錢，也是不要讓老人感覺有什麼都無法掌握的失落感。「這是你們戶頭裡自己的錢，你們比我有錢耶！那就給你們請客囉！」

◎無障礙行程

● **如果老人行動上有枴杖或輪椅的全程或輔助需求**：動線規劃上就要先查清楚，是不是都是無障礙環境？在旅遊介紹上往往看不出來，常常是到了現場才會突然看到階梯等等，這時輪椅出入就會陷入進退兩難的窘境。

● **如果老人已經漸漸進入行動不太自如的階段**：不論老人依賴輪椅的程度，帶著輪椅出門還是有可以隨時應變的好處。老人可以推著輪椅當作助行車，走不動了可以隨時坐下休息。輪椅上可以掛一個置物籃，可以放置一堆隨身物品減輕肩背負擔，空出雙手來照顧老人。

◎隨時找得到廁所

規劃沿路動線，半小時之內一定要找得到廁所。途中只要看到廁所，不論老人當下有無尿意都要老人去一下。老人一旦突然尿急是憋不住的。如果是坐輪椅的長者，要先確定廁所的通道是否都是無障礙的設計，如果有專門的殘障廁所是首選。帶老人出遊挑選地點的排行是安全與環境對老人友善，永遠比風光明媚的風景來的重要。陪老人

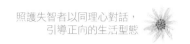

如廁最好在廁所門外待命，老人在不熟悉的環境任何小突發狀況都有可能，聽到聲音或呼叫你要能聽的到隨時救援。

◎避免蹲式馬桶

老人多半是用自己一輩子的習慣去行動，而總是忽略了自己現在的身體狀況。蹲式馬桶對很多老人來說已經很吃力，而老人可能會在廁所內滑跤，或忘記自己的腿力可能蹲下去之後會站不起來。

所以帶老人上廁所前要先進廁所勘查現場，先檢查是不是坐式馬桶。挑好坐式馬桶，檢查廁所設施有無損壞，再領老人進去。男生帶老媽進女廁就別有偶包了。當我守候在女廁門前等著老媽時，我會一直跟走進廁所一臉錯愕的女生先大聲說明：「拍謝！拍謝！我媽行動不便在裡面上廁所，我要幫忙守著一下。」

◎銀髮包

帶小孩出門有育兒包。帶老人出門依不同目的一樣要有準備齊全的銀髮包。銀髮包又可以分為一般旅遊和出入醫院兩種。

● **出遊包**：便攜餐具組、擦汗毛巾、乾濕紙巾、紙尿褲、綠油精、防蚊液、輕便外套、脖套、帽子、小剪刀、保溫水壺、醫療包（常備藥、慢性病藥、ok 繃、創傷藥膏）。

● **霹靂包**：老人最容易忘東忘西，而且背個手提包有時候反而阻礙了行動方便。如果準備一個掛在腰上的霹靂包，可以放很多隨身小物，雙手也可以活動自如。有些霹靂包的設計還可以包覆到部分臀部。如果老人摔倒時多少還可以有一點緩衝保護。

隨身藥物

A. 慢性病常備藥：如出遠門或出國，藥物要準備兩份，一份隨身攜帶一份託運，以備遺失時急用。另外請醫師開一份英文病歷摘要隨身備用。

B. 不適症常備藥：腸胃藥、止痛退燒藥、止瀉藥、綜合感冒藥。

C. 外傷消炎藥（眼藥膏）、OK繃：有人會用有消炎作用方便攜帶的眼藥膏作為應急外傷藥。

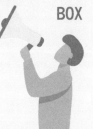
BOX

D. 驅蚊蟲藥、提神精油、暈車藥：因應長時間坐車不適、眩暈或臨時被蚊蟲咬，可以適時緩解。

● **雙肩背包**：老人出門逛街旅遊嬉耍總是要準備一些隨身家當，哩哩叩叩加起來可不輕。如果用側背包重量過重，容易失去平衡，也會造成單邊肩膀和脊椎的不均衡壓力。雙肩背包還有好處，重力在背部可幫助人矯正駝背的習慣，前後身體受力也更平衡。最重要的是能空出雙手，在行動間保持抓扶的應變能力。

● **住院包**：老人如就醫住院不一定會住多少天，所以陪病家屬的日常用品也要預備不時之需。除了出遊包的配備，要另備行動電源、延長線、充電器、刮鬍刀、平板電腦、耳機、mp3 等。

最好也準備個小白板看板，可以掛在病床前做為和醫護人員聯絡的平台。留下家屬聯絡電話，或要詢問醫生的問題。在醫院隨時掌握病患狀況很重要，但醫護人員總是來去匆匆不是想碰就碰得到的。

手機在陪病的過程當中隨時保持有電的狀態也是必要的。陪病常常會是大半天甚至好幾天，照顧者的手機除了排遣時間，最重要的是可以隨時和其他家屬報告現況，並且和醫生保持聯絡，所以行動電源和充電線是陪病必備的裝備。**住院包要隨時整理好待命，因為當老人隨時發生緊急狀況跑醫院，你是沒時間再慢慢打包的。**

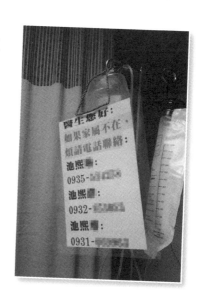

◎車用行動馬桶，外出應急尿袋

● 隨身尿袋：當父母體力越來越差，開車帶他們出門便成了常態。而老人對紙尿褲多半非常抗拒，所以多幾個應急的選項是必要的。尿袋就是個很方便攜帶又可以隨時應急的選擇。坊間有很多類型，男女專用或通用型的有多種選擇。多半設計的可以摺疊成很小的體積，用過即丟，袋內有置放凝固液體的物質，可防止尿液外溢。然後拿個塑膠袋包起來等看到垃圾桶，再整包丟掉即可。

● 行動馬桶：本來設計給露營使用的行動馬桶，在帶老人外出遠程旅遊時，可以讓大家安心不少。尿袋可以應付小號的需求，但老人腸胃比較敏感，如有臨時出現大號的需要，又一時找不到廁所，這時車上放個簡易行動馬桶就非常好用了。

載老人出遊最好使用休旅車，後行李箱就是勉強可用的廁所空間。行動馬桶從簡易折疊式的到自帶沖水功能的豪華型都有，可視車內空間選擇，只要撐得住坐得穩即可。如果老人行動不是很自如，有帶扶

197

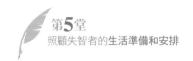

手的折疊式便器椅，原本是設計在居家廁所洗浴使用，也可當做車用行動馬桶，個人覺得更安穩方便，折疊後也比較不占空間。

● **簡易帳篷**：如果休旅車的行李廂窄小行動不便，可另備露營用更衣淋浴秒開式的帳篷，在車外可迅速搭起臨時廁所。或許聽起來很麻煩，其實這是「備而不用」迫不得已時的救急選項。如果沒有這些預防措施，你也不敢帶老人出遊了。行程前做好充足萬全的準備，才不至於緊要關頭拉在褲子上，整個旅程只能帶著一車臭味敗興而歸。

帶老人出遊從來不是一件簡單的事。要準備一堆道具用品，預先沙盤推演整個行程中有沒有無障礙設施和方便的廁所，也要有隨時戒備的心理準備應付任何突發狀況，所以帶老人出門會有很大的壓力是正常的。而當看到老人愉悅的心情和欣喜的表情，這一切的準備都是值得的，不是嗎？

◎拐杖

如果可以最好盡早讓老人習慣拿著手杖。年紀越大，老人越難習慣把拿手杖當成是自己行動很必要的安全保障之一。

拐杖區分為單腳拐杖、四腳拐杖、登山杖等，可視老人身體狀況和需求選購。標準使用法是拐杖和同側的腳同時前進，另一側腳再往前。如有受傷，則需要分三段支撐，拐杖持於未受傷的一側，先往前**放好定點，然後移動受傷的腳，最後再移動健康的腳。**

◎輪椅

輪椅選購時要注意四個原則。另外，可以在輪椅上掛一個嬰兒車

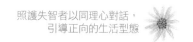

日記 **20**

早知道就要老爸更早習慣拿手杖

一輩子都很注重帥氣外表的老爸，剛開始覺得他走路總是歪歪倒倒，有時候還會變成小碎步。勸他試著拿拐杖，老爸總是說：拜託，我還沒到七老八十動不了啦！我都悠悠的回答：老爸，你已經八十幾了……。

人的老化退化有時候會快到讓自己都來不及察覺。就像醫生說：人的退化，就好像溜滑梯一樣，總是悄悄的瞬間來臨，讓你措手不及應變。總是不自覺老又倔強的老爸，覺得用拐杖就是承認自己是老人了，難看又丟臉。

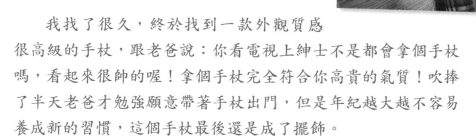

我找了很久，終於找到一款外觀質感很高級的手杖，跟老爸說：你看電視上紳士不是都會拿個手杖嗎，看起來很帥的喔！拿個手杖完全符合你高貴的氣質！吹捧了半天老爸才勉強願意帶著手杖出門，但是年紀越大越不容易養成新的習慣，這個手杖最後還是成了擺飾。

與輪椅兩用的置物掛包或掛籃，方便放置紙巾和水瓶等隨身小物。

● **尺寸要搭配身高**：個高腿長的使用者不能夠買太小，或者是要買腳踏板可以調整高度的輪椅。尤其個子高的男性長者，輪椅太小會很不舒適。

● **以輕量為主**：因為可能需要常常用家用轎車接駁，所以鋁合金材質的重量輕比較方便搬運。折疊後體積要能夠放得進家用轎車的後車廂。一些豪華多功能的輪椅相對重量較重體型巨大，就不適合用來當作時常外出接駁行動的工具。

● **大小輪的差別**：主輪是大輪子的可以讓使用者自行操作前進，穩定度也會比較好，但重量就會較重，體積也比較大。前後輪都是小輪的就會輕便得多，體積也比較小方便收納搬運。

● **延伸扶手**：照顧者如果是高個子，標準輪椅的高度就會偏矮，長時間彎著腰推輪椅就會很容易腰痠背痛。輪椅材料行有設計生產可以延伸高度的把手，簡易改裝之後就可以讓高個子照顧者輕鬆很多。

◎折疊躺椅和折疊桌椅

若曾經有在醫院徹夜陪病經驗的人一定深有所感，尤其在急診室，醫院的制式陪病椅，不能睡不能躺不能靠著休息，是很痛苦的，而病房的折疊陪病床，其實也設計的很糟，有時候你會疲憊到巴不得跳上病床，和病人一起擠著睡。

所以準備一張輕便但可以調整椅背的小折疊躺椅，在陪病的時候你就會很感恩有這樣的產品。白天可以當椅子，晚上至少可以斜躺著睡一下。必要收折時，躺椅折起來靠在牆角也不佔空間。

如果是長期住院，利用野餐式陪病道具，可以減少病人的焦慮沮喪。當二老其中一個住院，要安撫另一個就是一個艱難的任務。後來我決定嘗試把「家」的感覺和平日帶二老喝下午茶的模式搬到醫院來，讓二老住院或陪病的，一樣可以輕鬆地在醫院消磨一整天。

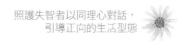

當然選購折疊桌椅一定是要袖珍輕便為主。病房空間有限，當醫護人員出入時要能立即移動收折不影響作業。

日記 *21*

我把住院變成全家下午茶的日常

相守一輩子是什麼感覺？是無聲，勝過千言萬語。

爸媽平時在家三不五時會鬥鬥嘴，總覺得他們老是吵不完，慢慢覺得他們偶爾鬥鬥嘴練練肺活量也不錯。每當其中一人住院，另一個即使什麼都會忘記，但絕對不會忘了找老伴。

老媽曾經因心臟瓣膜狹窄需要動大刀換人工瓣膜。期間因為手術感染又得再進開刀房清創，頭頭尾尾住院了三個多月。我們已經養成習慣，當進入住院陪病模式時，固定行程就是老爸一起床，我們就準備好今天的餐點食物，一行人浩浩蕩蕩前往醫院。然後在病床旁偷偷放一張小摺疊桌就開始「野餐」，或是到醫院內的餐廳吃炸雞薯條（我家有兩個全台灣最愛吃炸雞薯條的老人）。

然後就在醫院混一整天，一直陪老媽到晚上醫院打烊。勸二老該準備睡覺了，我再帶老爸回家。而每天回家的路上老爸都要懊悔半天，嚷著應該要留在醫院陪老媽的。

我都要花不少時間重複安撫老爸：你這身體要是陪病一個晚上，如果跟著病倒了，我們就不能好好照顧老媽了喔！所以

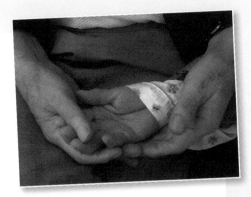

你好好回家睡一覺，媽可以好好休息，明天一大早我們就回來醫院陪媽媽好吧！

　　而相守一輩子的二老心心念念的永遠是老伴。一到家常常會忘了另一個在住院，就開始著急地一直找人。我提醒他們，打手機道晚安吧！二老通常拿起手機講沒兩句就掛掉了電話，但隔沒多久二老就都忘了剛才已通過話，然後就會繼續打繼續打…，這個互相道晚安的過程，每晚都會持續好幾個小時。直到半夜真的都累了。

　　老夫老妻常常沒那麼多話好講。每天老爸到了醫院，絕大部分的時間就是握著老媽的手，輕輕撫摸著。

◎隨身定位裝置

　　善用科技裝置防止老人走失。除了手機定位外，已經有很多防止老人走失的電子設備，如手環、項鍊、晶片卡、老人貼紙等。重點是要讓老人願意戴上。有人會拿長輩本來喜歡的手錶或首飾去改裝，鑲嵌在項鍊墜飾內或藏在皮夾裡，或是縫入老人常穿衣物口袋中，還有把定位設備裝在老人常穿的鞋子裡。或是到住家附近派出所做老人資料建檔，製作 QR CODE 便於掃描確認身份。有了基本個人資料、照片等輔助，更有利於老人走失時的搜尋比對。

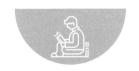

育：調整心態步入老年

　　對於老人的教育，重點是在給老人面對老年的健康心態，和營造激發老人興趣的環境和誘因。不要高估老人學習新事物的能力，個性不同，樂觀外向的老人會自己找朋友找娛樂。而對於失智或身體退化的老人，對生命失去活力，不再有興趣探索世界，這時就需要旁人協助安排可能激發老人興趣的事物，例如打電動遊戲、寫書法、唱卡拉ＯＫ、社區型的團康活動等。

◎培養老年的興趣

　　老年的通病就是對新事物失去好奇心和熱情。要求自己一定要學習新的興趣和娛樂，保持求知慾是逆轉衰老的重要關鍵。興趣可以帶給人活力和朝氣，讓人心態變得年輕，生活變得充實。老人容易缺乏培養興趣的動力，所以有時要協助老人尋找適合的興趣，並鼓勵老人嘗試和參與。

◎學習新科技

　　教老人上網，可使用平板或智慧型手機玩一些可提升智力的互動遊戲。現在越來越多的老人會自行上社群媒體了，有些屬於特定年齡層或銀髮族的群組，可以協助老人教老人如何使用，然後老人可以上社交媒體和年齡接近的網友分享自己的心得和生活興趣。

有些遊戲業者研發出為老人而設計的電腦玩具，重點是在活化老人的腦部運動，簡單易懂易操作，任何只要能夠讓老人動動頭腦的遊戲都可以考慮。當然電動玩具未必能夠吸引老人主動去探索，常常也需要家屬或陪伴者陪著一起玩才行。

◎保持社交圈

● **珍惜知己好友**：在人生的道路上能遇到長久到老的知己好友不容易，請好好珍惜。保持廣泛社交的老人，健康和壽命都比孤獨的老人多出 50％。不要埋怨朋友都不找你，你為什麼不主動拿起電話聯絡朋友呢？到了高齡年紀何必還要在乎面子不面子，合則來不合則去，話不投機的朋友可以直接省略刪除，不必勉強自己做不快樂的事。

● **結交新朋友**：其實上了年紀不要只聚焦在老朋友，結交新朋友更重要。兒時死黨年輕時的哥兒們，幾十年過去可能人生觀和生活圈都已經和自己有所不同，不妨從社群媒體或加入銀髮團體，結交有共同興趣共同話題的新朋友，新朋友可能反而是自己人生下半場的主角。有機會結交比自己年輕的朋友，更能讓自己朝氣蓬勃產生活力。心態保持開放，新的興趣和老年活動會認識新的朋友。價值觀不衝突，談得來就好。人生曾經的地位高低富有貧窮，到了老年都不再重要。

● **找可以一起學習共享的「老伴」**：老伴不只是婚姻伴侶，而是其他可以和你一同享受老年的同伴。中老年的興趣和生活模式和年輕時一定不一樣。尋找可以和你同步老年生活的夥伴，可以一起學習一起共享老年的樂趣。

● **別把生活重心都放在配偶身上**：再怎麼相愛相守的伴侶，總有

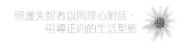

一天其中一個會先走。如果把所有的重心都放在伴侶身上，當伴侶先辭世，留下來的那個將很難承受突然陷入孤單的恐懼和失落。

老年容易社交退縮宅在家的，男性占大部分。如果長期疏離社交圈，很容易陷入老年自閉和老年憂鬱。嘗試在老年保持一些老友的社交圈，即使有一天遭逢喪偶的劇變，還可以把注意力轉移到朋友身上。固定的朋友社團會是幫助你走出傷痛的重要力量。

● **和親友鄰里保持互動**：遠親不如近鄰，老年以後最親近的可能是社區鄰里而不是親戚老友。當你需要幫忙時，鄰居是能最快伸出援手互相扶持的人。

◎老了別太ㄍㄧㄥ

不再追求完美，降低標準，少些原則堅持，放過自己。年輕時追求完美是為了讓自己更好，而老年以後，要求完美反而會拉遠人與人之間的距離。允許自己也可以隨便些，有缺陷更有親和力。年輕時為了保持形象，總是會有許多原則和堅持。老了就丟掉這些偶包吧！越隨和越可以交到很多朋友。太ㄍㄧㄥ總是會讓別人感到壓力。

◎吃喝玩樂做養生

人生下半場不必太苛求自己，保持吃喝玩樂的興趣，其實也是一種養生。在吃喝玩樂中維持社交互動，在團體活動中享受群體歡樂，而且吃喝玩樂是需要體力的，譬如唱歌跳舞都是可以訓練記憶力、平衡感的有氧運動。

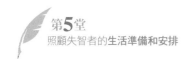
◎善用社會資源，加入社區和熟年社團

老人社福機構在全省各地區提供的服務項目有所不同，例如有樂齡學習中心、長青學苑、老人大學、銀髮運動班、熟年銀髮團體等等。老人對失控的一切會漸漸感到恐懼徬徨，晚輩就要開始主動幫老人安排生活的空檔，如各區舉辦的社區大學課程、鄉里舉辦的老人活動團體。

如果老人體能狀況還不錯，不妨可以參加銀髮族的活動團體，不論是交友、唱歌、跳舞或旅遊，同年齡層的互動會比較有認同感。社區照顧關懷據點通常由鄉里辦公室或在地社區組織經營，可安排老人的定期訪視、電話問安、社區老人共餐、唱歌、運動等活動。

步入老年，和自己年齡相近的朋友最沒有隔閡和距離感。大家都已從複雜回歸簡單的生活模式，彼此對老年的期待更接近。這些年長者可能是老年人更重要的生活夥伴。

◎投身公益做志工

年長者只要有體力，適度的參與公益活動是有助身心的。自從淡出職場之後，事業和成就已是過往雲煙，這時做一些可以幫助到人的事物，反而會是人生另一階梯的滿足感。志工是很正面的交友社群，願意投入志工行列的人都有一股服務社會幫助弱勢的善心。一個以良善組成的團體總是帶給人更多的活力和朝氣。

體力不錯的老人可以去養老機構或到老人服務站據點做志工。其實老人更能理解老人的需要，話題也比較沒有年齡差距和隔閡。老人

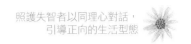

之間對人生的體悟交流更是一種雙向的學習。晚輩常常很難說服長輩去做什麼事？但其他老人的建議意見反而比較容易被接受。讓健康老人擔任志工，生活有依託，也更有被需要能付出貢獻的成就感。

◎協談機構

「沒關係你忙你的」，「你們覺得好就好」。通常聽到這兩句話就是個警訊。老人不願意成為子女負擔，即使需要子女時而子女沒空，父母都會說沒關係，你忙你的。這句話的背後已經太明顯暗示著：「我需要你，但是你沒空理我，就別管我算了」的無奈。

對於子女的安排可能並不如父母的期望，而父母不希望成為子女負擔，也無力表示反對，「你們覺得好就好」這句話也已經明白表達了父母的失望，對子女的安排不滿，但是也只能不得不接受。

老人不外三大問題：1.孤單寂寞、2.與子女相處不睦、3.人際社交關係疏離。老人如果心情鬱悶不快樂，不妨和協談機構聯絡諮商，例如張老師、老朋友專線，由專業人士提供輔導。老朋友專線等於是老人的「張老師」，老人是不快樂的族群，很多國家老人的自殺率高於青少年，所以做為子女的晚輩應隨時注意長輩的情緒，以及生活層面的安排。

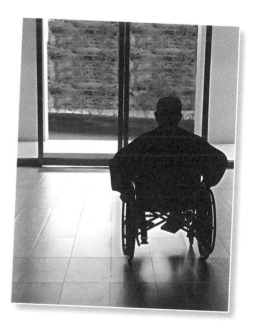

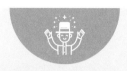

樂：開心自由不設限

　　快樂的老年生活只有一大原則：做讓自己覺得快樂的事。
兩大要領：主動積極的和外界聯絡參與活動，並保持開放的心
態去接觸新事物。總是把自己關在家裡很快就會變成孤僻老人
了。強迫自己投入群體就會發現，其實建立快樂的社交生活也
沒那麼困難。

　　走出去，是找到快樂的第一步！

◎老人未必喜歡到郊外看風景

　　相反地，很多老人喜歡人多熱鬧的地方。平時忙於工作的晚輩可
能在假日有機會都喜歡往郊外跑，看看青山綠水，但是老人平時在家
無聊的時間居多，所以害怕寂寞的老人多半喜歡去人多熱鬧的地方，
譬如閒逛夜市、勤走市場。

　　有一回開車帶爸媽上陽明山看花海，一路上老爸就一直嘟囔著：
帶我們跑到荒郊野外幹嘛呢？老媽為了緩和氣氛，小聲的問我：這裡
有沒有什麼可以逛一逛的小店吃吃東西呀？結果我們下去賞花不到 10
分鐘時間，二老竟然就想上車休息了。我只好直接開車到附近人多熱
鬧的觀光市集去，一路上有很多的小店可以邊逛邊買，零食一攤攤換
著吃，二老此時走的可是開心極了。

◎老人的最佳活動：唱歌和跳舞

　　唱歌可以增進心肺功能，可以在唱歌中為了記住歌詞和旋律，因而增進記憶力。跳舞除了是有氧運動，為了記住舞步也可以增進記憶力，在舞蹈中還可以訓練協調和平衡能力。

　　要兼具娛樂社交功能的中老年運動就是唱歌和跳舞了。**兩者都是可以增進心肺功能，活化記憶力，和訓練平衡及韻律感的有氧運動。**唱歌需要用到深度有力的運氣吸氣和吐氣，在固定的節奏裡重複吸吐氣的動作，是對胸腔最好的有氧運動，是有節奏的體內按摩。要能輕鬆的把一句歌詞一氣到底，高低音都能升降自如，就要靠寬而厚的肺活量。

　　要把歌詞都能記住旋律都能熟悉，是對增進記憶力最好的訓練。更不用說唱歌可以抒發情感，減少焦慮，平靜心情，又常常是社交活動中最普遍的必備技能。會唱歌愛唱歌就很容易和團體打成一片建立感情。唱歌可以算是最容易隨時隨地又一舉數得的健康活動。有位同學因為肺腺癌切除了部分肺葉，手術後常常覺得呼吸困難。聽建議開始每天在家唱歌，結果幾個月後呼吸功能便大幅度的恢復。

　　跳舞和唱歌有許多類似的優點。在固定的節奏裡手舞足蹈當然是種有氧運動。必須熟記舞步是對記憶力最佳的訓練，結合音樂與舞蹈的韻律感更是一種平衡練習。在社交場合中如果你舞藝超群，肯定是最受矚目的全場熱門焦點。就算是公園裡的廣場舞，都是運動和社交的不錯場合，所以**老人要找最適合的健康娛樂，唱歌和跳舞是最超值的選項。**

有人說，我唱歌很難聽，跳舞會同手同腳。拜託，這可是人到老年最佳拋掉偶包的機會！誰說唱歌一定要像歌星，跳舞一定要姿勢多優美，歌唱太好舞跳得太棒還會沒朋友。到了一個不必再去在乎形象的年紀，健康和快樂才是最重要的。

◎散步運動

陪父母到附近公園曬曬太陽、散步運動，應該是老人的基本活動。在公園看看其他遊玩的小孩或寵物，都是一種參與和療癒心靈的靜態活動。公園裡多半有設置一些簡單的運動器材，有些公園早上會有團體帶動跳一些健身舞蹈，也是輔助長輩伸展筋骨的好運動。

循序漸進，不要心血來潮就拼命運動，反而容易受傷。適度別超出負荷。稍微發熱流汗，有些喘又不會太喘，就可以暫停休息。**規律持續每週 3 ～ 5 次的溫和有氧運動**。中老年人不建議過度的心跳率，血壓過高反而有負面作用。從緩慢的身體重心轉移、四肢伸展，訓練平衡感和提升肌耐力，有助老人防跌。

◎逛賣場

規劃老人外出先要考量體力，以及注意當天氣候的變化、行動的便利性，最終覺得逛賣場是一個安全又令人放心的選擇。大多數的賣場都有無障礙空間，不怕刮風下雨，室內都有空調，且隨時找得到廁所。在賣場老人可以和他們過去習慣的生活一樣，選擇喜歡吃的菜，購買日用品。在賣場內附設的餐飲小店，陪老人一起喝個下午茶。

不要幫老人購買他們需要的東西；要帶著老人一起到賣場一起逛

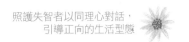

街採購。生活日用品其實根本不是重點，而是老人生活本來就有太多空閒，帶著老人一起購物，也是打發時間，也是陪伴的過程。很多人覺得老人需要什麼我就買回來就好了，有效率省時間。其實所謂照顧老人的一個重點，就是要花時間去陪伴老人，陪他們殺時間，陪他們閒著行走亂逛。

日記 *22*

咱家把大賣場逛出了菜市場的人情味

隨著爸媽體力越來越差，行動越來越不方便，除了固定的醫療行程外，每天要安排他們出門溜達變得越來越多限制。慢慢的我能帶他們去最安全舒適的地方，就是逛賣場了。

因為只有賣場不怕颱風不怕下雨，隨時找的到廁所，基本上都是無障礙空間，可以小小滿足逛街購物慾望，在賣場內的餐飲店享受一個休閒下午茶。

因為一星期至少上賣場 3～4 趟，沿路的攤商店員都認識我們這家二老一少一外傭＋一狗（有些賣場不讓狗進入，所以有時是偷渡的），一路上都有人親切地打招呼，有時還會請我們吃點小東西，幾天沒來店員還會親切的問候我們，怎麼好幾天沒見了。

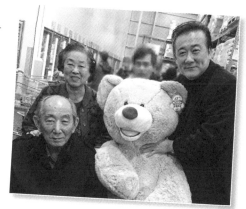

大概也只有咱家，把大賣場逛得像菜市場這麼有人情味～

◎園藝

根據研究指出年長者參與園藝活動可降低 30% 失智機率。老人在呵護心愛的花園所花費的精神體力，從植物的萌發到凋零是最真實的生命領悟，生活層面參與大自然的紅花綠葉的生長可在日常保持愉悅的心情，達到身心靈健康的效果。

◎寵物

寵物是全世界最呆萌的人生伴侶，牠不會嫌棄你的老病，不會厭煩你的怪脾氣，你再怎麼兇牠，寵物還是會展現一副天真模樣嘗試討好主人，只要伸出手稍微摸摸牠，或餵牠一些寵物零食，牠就會死心塌地趴在主人腳邊磨蹭和撒嬌。寵物總是可以為冷清的家庭帶來歡樂氛圍，填補家人相處之間的無聊沉悶與尷尬，也不需要費盡心思想話題勉強的聊天，寵物可隨時扮演家中的開心果和氣氛催化劑。

自從家裡養了狗之後，才發現寵物對老人有多大的慰藉作用。老媽在家最大的娛樂，就是抱著愛犬 happy 看電視。在父親過世，老媽摔斷髖關節開始仰賴輪椅之後，happy 給了我的媽媽及其他人無法給予的最大撫慰。對於有如小天使降臨來陪伴媽媽的 happy，我永遠感恩！

◎老人友善社區

老人的友善居住環境，遠比漂亮外觀及豪華門廳重要得多。較大的社區通常會有較多的公共設施、交誼廳和散步休閒空間，對於不是每一天都能出遠門的老人而言，這些有益於長輩活動的公共空間，相對是非常需要的。

一般住宅社區不會有專責的工作人員來安排社區內老人的聚會和
活動，照顧者就需要花點心思，幫社區老人打點一些適合老人聚會的
設備和環境。比較大型的社區人比較多，老人的數量比例也比較高，
可以協調管委會協助安排社區老人的聚會和活動。

有些注重老人友善環境的社區，還會時常舉辦一些老人的歌友會
或是聚餐等活動，可幫忙鼓勵協助年長者參與老人活動，有些社區的
年長者會自行組織聊天下午茶聚會活動。

記得小時候曾經看過眷村的老人們，每到了下午時間就會各自搬
個小板凳帶著零食和甜點泡著茶，在眷村的巷子裡就擺成一排，開始
談天說地。現在回想起來，這是現代人很難享受到的竹籬笆裡的歡樂。

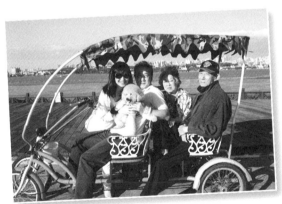

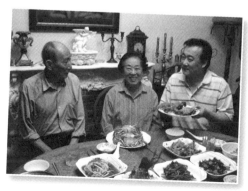

◎日照中心和銀髮俱樂部

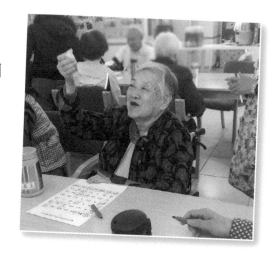

這二個單位皆是政府政策制定，每個行政區域必須設立的老人服務機構，雖然各地區運作上的模式可能會有所差異，成效上也各有不同，但可以提供社區老人更多的休閒空間，且有專業人士安排的課程和活動。

銀髮俱樂部是界定給行動都能自主的老人，提供的銀髮族聚會場所。日照中心則是提供給有輕微失智，但仍有自主行動能力的老人，一個安排了各種活動和娛樂的機構。

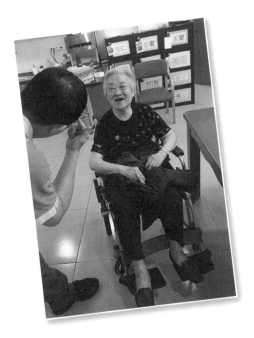

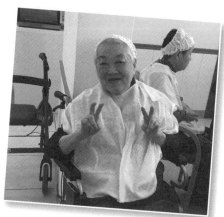

生命交關，
面對醫療決定

★日記23／生命交關的抉擇，該交給當事人嗎？

★日記24／每個生死關頭都是天人交戰的決定

• 「長輩病危」要做7項思考和準備

• 面臨生死關頭的迷思

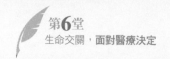

日記 23

生命交關的抉擇，該交給當事人嗎？

老媽因為心臟瓣膜狹窄，拖了很多年，已經到了走兩步路都會喘的嚴重狀況。這是一個要開胸鋸骨的大手術，醫師警告再不動手術，接下來隨時都可能心臟衰竭。

老媽的個性是比較膽小的，雖然她一直很害怕，而我們還是半哄半騙地強迫老媽進行手術的準備。到了手術的前一天，所有的家屬都到病房來給老媽打氣。不料老媽突然開始大哭的說：「不想要動手術！就算只能活幾天，也不要開刀！」

這時所有家人都傻住了。醫院好不容易排出了手術的檔期，都已經住進了病房明天就要動手術了，老媽現在突然說不要開刀，這該怎麼辦呢？

全體家屬只好集中到醫院的門口共商大計。明知老媽不動這個手術隨時都可能心臟衰竭，而老媽不願意，這時沒有家屬敢站出來堅持一定要老媽開刀。

最後我們妥協了。如果老媽不願意，這是她的意願，就別開刀了吧。家人有了共識，我們一群人就帶著老媽上演了一場醫院出逃記。老媽聽說可以不開刀了，高興的立刻跳下床準備要回家。我們分別在病房外的走廊把風，確定醫生護理師都不在，大夥就悄悄地帶著老媽逃出醫院。然後由老姊出面去護理

站告知：不好意思，我媽決定不開刀了，所以我們現在回家。
留下一臉錯愕說不出話來的護理師…

而老媽的心臟衰竭不會因為逃走的小確幸而變好。在持續
惡化的情況下，一個多月後，我們還是把老媽架到醫院開刀。

畢竟這是一個開膛剖腹的大手術，禍不單行，老媽還碰上
手術過程中最可怕的感染，開刀後發現傷口一直無法癒合，在
住院一個半月之後，醫院只好再幫老媽開一次刀清創，而且用
了最強的抗生素。醫生在術後偷偷地跟我說：「我們已經用了
最強的抗生素，但感染這件事其實醫療能做的也就這麼多，剩
下的就看天命了。媽媽現在如果想吃什麼就給她吃什麼吧！」

這時我才明白，為什麼有人會因為小感冒進了醫院卻因為
感染而突然病逝，原來醫學還是有很大的侷限性啊！前前後後
老媽住院了三個多月，很奇蹟也很幸運地戰勝了感染。主治醫
師在我們出院的前一天輕鬆的說：「恭喜呀！這種感染的存活
率不到四成。」

醫生說的輕鬆淡然，但這三個月卻是備受煎熬。如果老媽
因為感染而撐不過這一關，當初如果不讓老媽開這個刀，她是
不是可以多活些日子呢？而不開刀，心臟衰竭的老媽也可能是
很短暫的在倒數日子。這時，我們應該尊重當事人的決定，還
是幫老媽做理智的抉擇呢？

生命交關的抉擇，永遠是天人交戰卻沒有對與錯的賭注…

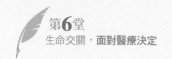

日記 *24*

每個生死關頭都是天人交戰的決定

　　老爸因吸入性阻塞突然斷氣。因為常進出醫院，老媽已經習慣性的拿起外套就說去醫院。當下慌了手腳的我不敢跟老媽說老爸已經斷氣了。只好趕快打 119 叫救護車。一連串的電擊、壓胸，斷氣了二十分鐘的老爸送到醫院時奇蹟似的恢復了心跳，但並無法恢復意識。急診室的醫生說，你父親雖然恢復了心跳，但是血壓並不穩定，我們需要打升壓藥，有必要時需要打強心針。

　　這讓我陷入猶豫。之前我們家屬已有共識，遇到緊急狀況都已經簽署了 DNR 放棄急救。而強心針和升壓藥也算是急救項目，這時候成了灰色地帶，這算是急救嗎？

　　我不知所措的回答醫生；但是我們已經簽過放棄急救…？

　　醫生卻冷冷地丟了一句話：都不要救！幹嘛送來醫院？

　　我愣了一下，在面對老爸生死關頭，情緒緊繃的我，一整個情緒大爆發。我在急診室暴怒並且破口大罵：不做無效醫療不急救不是現在的趨勢嗎？你需要這麼冷言冷語的把我罵成不孝子嗎？

　　冷靜之後，我明白了一個醫院和家屬都面臨著的矛盾。醫護所受的教育和天職，救人就是第一要務。即使現在提倡不做

無效醫療，但醫護養成教育就是要做所有救命的醫療行為，而且如果家屬出現不同意見時如果不救，還可能會有被告的疑慮，所以一旦送到醫院了，除非經過醫師和家屬的再三確認，否則醫院還是要施行必要的醫療程序。

而家屬就算曾經達成共識不急救，但在長輩出現危急狀況，情急慌亂之下還是會叫救護車送往醫院。沒有幾個人能夠眼睜睜地看著危急的長輩在自己的眼前死去而什麼都不做。

然後在醫院又再次面對要不要急救的矛盾，最後只能等病人穩定之後又送回家。這樣的場景不斷地在急診室重複上演。醫院希望家屬如果不要救就別送來，而慌亂的家屬情急之下還是會把長輩送去醫院。誰可能在當下冷靜地判斷該不該送醫院呢？不送到醫院，家屬怎麼可能知道這到底只是短暫的急症，還是真的大限之時？

老爸在最後的三個月裡，越來越吃不下東西，睡覺的時間越來越長，或是躺在床上睜著眼睛看著天花板，因為吃的越來越少，老爸的身體快速消瘦衰弱，我只好買安素給他當水喝，但老爸也只喝的下一兩瓶。直到老爸因吸入性阻塞導致斷氣送進醫院，護理師問我老爸的進食狀況，然後大罵：「一餐至少也要5、6瓶以上才夠啊！吃不下，怎麼不趕快送來醫院放鼻胃管呢？！」

當時被罵得狗血淋頭的我好愧疚，我怎麼知道一天該喝幾瓶安素才夠呢？我也不知道遇到這種狀況，應該要送醫院插鼻

胃管啊！以前問過門診醫生老爸身體越來越差怎麼辦？醫生也只告訴我：老了就是會這樣，其實沒什麼可以做的。

後來我慢慢了解，當老爸漸漸吃不下東西，睡覺的時間越來越長，其實就是大自然在發出的訊息，提醒我老爸的大限快到了，所以身體的器官會自動慢慢停止運作，持續的虛弱在自然情況下，就是個平靜的離去過程。

如果我早知道這時候就該插上鼻胃管灌食，也許老爸還可以多活好一段時間，甚至再活好幾年。只是用人工外力延命的方式也許暫時保住了生命，而老爸漸漸嚴重的失智和其他慢性病況不會因而停止惡化。那麼只是延長了生命，而等待著的是慢慢被衰老和疾病的蠶食凌虐。

掙扎了快一個月，老爸起起伏伏的病況走到了尾聲。醫生告訴我，你父親灌食已經不太能消化，呼吸器也已經開到最大，目前只能靠白蛋白支撐，家屬要有心理準備。

我問醫生：「請直接告訴我，我父親有沒有治癒恢復的可能？」

醫生：「機會很小。」

我說：「那麻煩醫生，請盡量讓我爸少點痛苦，讓我父親進入安寧階段，給他嗎啡，不要再做任何積極治療了。」

當晚我在醫院門口大哭：我是不是害死了老爸？...

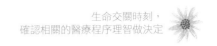

人生就是一連串的抉擇，不到最後的結局，誰也不知道做的決定是對或錯。有時根本沒有對錯，只有輸贏。只是當人在面對生死交關的抉擇時，誰都會害怕做錯決定。

人生更像是一連串的賭局，你做的每個決定不到最後翻牌，永遠不知道結果。我們能做的，就是預先考量輸贏的機率，想清楚自己要承擔的風險。然後，提起勇氣把責任擔起來的賭一把，剩下的就交給命運的轉盤。

「長輩病危」要做 7 項思考和準備

1.緊急時是否急救？

當長輩第一次需要打 119 叫救護車開始，家屬可能就要有心理準備，接下來緊急送醫和面對許多醫療決定的狀況會越來越多。老人身體像是個勉強支撐的腐朽危樓，一旦某個地方毀壞，則會整個坍塌。當因重病急診，常常會發現是多重器官同時在退化崩壞的結果，所以當老人病倒，常常一發難以收拾，而頻頻入院。

很多人都沒有簽署放棄急救，未來緊急送醫都可能是生命抉擇，危急階段要由家屬做決定，什麼時候或什麼狀況，該決定放手？

2.送醫後的醫療方向和評估

醫病溝通是就醫過程很重要的一環。很多人會覺得人到醫院了就全部交給醫生就好。而醫療方向和醫療決定還是必須和病患及家屬共

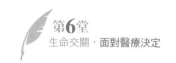

同討論後才能決定。期待醫療要有的效果，手術可能的風險，很多的醫療同意書，家屬都必須主動去了解。預期的目標不同，治療的方式就會有很大的差異。醫生也必須讓家屬充分了解每個治療過程的規劃和可能發生的副作用和風險，以避免未來因錯誤認知而引發糾紛。

3.病人自己對疾病和生死的想法

如果長輩仍有意識，當頻繁就醫時，就要嘗試了解病人的自主意願。生死問題總是很難開口，但這卻是當事人也許可以在最後關頭，減少痛苦的最後機會。

所有的醫療過程都可能出現不可預期的突發狀況，如果沒有預先知道病人的想法和意願，可能會出現當事人如失去意識的情況下，家屬不知該如何決定下一步的窘境。

4.是否需要召開家庭會議

如有重大手術，或是病人重病的狀況，就要考慮召開家庭會議整合家屬的共識。會議需邀集醫生和家屬共同商討，家屬最好事先做好筆記條列出要問的問題。通常包括：

● 請醫生整體評估病人病情

● 如需手術或化療，優缺點和存活率及風險是多少？

● 病人病情需不需要積極治療？

● 如不適合積極治療，家屬是否同意放棄急救插管等延命措施？

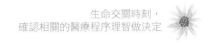

● 如有後續的照顧需求，家屬需要先討論未來的分工和分擔

5.視需要主動要求會診安寧科室醫生

如果評估治療的預後不佳，不可逆的多重病症，符合安寧的相關規定，可以要求醫院的安寧單位會診。第一線醫療和安寧療護的醫病理念是不太一樣的，有時還互相牴觸，所以要完整諮詢兩者的專業意見之後，才能做相對理智的決定。

有個朋友送重病長輩急診時，向醫生要求會診安寧單位，卻被一線醫生回絕阻擋。家屬不得已帶著老人轉院，才讓長輩住進安寧病房。老人在一週後離世，所以家屬如果認為需要安寧醫生的意見，即使一線醫生有不同意見，也要堅持會診安寧專家聆聽不同意見。甚至不惜轉院。因為有些醫生會因個人價值觀而主觀介入家屬的意向和決定。

6.何時該放手？

面對生命末期何時該放手？真的是很難做出選擇，家屬需要些時間的醞釀，才可能慢慢冷靜做出理性的決定。一般如果病情有以下幾種狀況時，就是該考慮放手的時機：

● 多重疾病：如果有多項無法根治或不可逆的疾病。

● 反覆的發燒感染進出醫院。

● 身體狀況無法正常生活，靠三管維生，長期臥床、意識不清、重度失智。

● 末期病人：癌症等重大傷病的末期患者。

● 病人的自我意願：如果病人能表達，傾聽當事人自我抉擇。

● 當無法立即做判斷時，以限期治療做指標，觀察兩三週再做決定。如果沒有回復健康的可能，就可以考慮放手，減輕病人的痛苦。

7.是否選擇在家安寧壽終正寢

當老人常不明原因起起伏伏的發燒，躺在床上昏睡的時間越來越長，越來越不想吃東西，體重身形明顯的逐漸消瘦，這可能就是生命即將結束的徵象。如果順其自然能吃多少是多少，讓身體自然的漸漸關閉每個器官的功能，那麼長輩就會有壽終正寢的機會。而現在醫療發達，沒有幾個家屬在遇到這種狀況會什麼都不做，慌亂送醫後，就會進入不可預期左右為難的醫療矛盾中——救還是不救？

在過程中很多變數會更增加家屬的為難。有老人是末期病患，老人自己早已決定不要插管，想在家裡往生。家屬也都經過明確的溝通達成共識，不急救不插管。而當老人出現緊急狀況時，家屬慌亂中多半還是會送急診，因為誰也不知道這只是暫時的急症，還是真的到了最後時刻。

當醫生說必須插管急救，家屬謹記老人的囑咐拒絕了，醫生只好略以藥物穩定病情，然後家人辦了出院回家，想靜靜等待長者的天年。沒料到老人過了超過一星期還是活著，而急喘和痛苦的表情讓緊繃等待的家屬更是不知所措，只好再次反反覆覆的送醫，讓當事人及家屬繼續這種身心的折磨和煎熬。

往往急診醫護也無計可施，只好讓老人躺在擁擠的急診室旁的走道上。碰到用心悲憫的醫生，可能會特別安排一間等待往生的病房，給家屬好好地陪老人走最後一程。聽過一個每次看到都讓我鼻酸的故事；原本病危的老人被放在廁所旁邊等死，醫師不忍特別騰出了一間單人房給老人和家屬。老人過世後子女向醫師下跪磕頭，謝謝醫生叔叔沒讓她爸死在廁所旁邊。

其實我們每個照顧者，都可能在急診室、在病房、在手術室門外，向醫生鞠過這輩子最多的躬，說過這輩子最多的感謝，卑微地做過這輩子最多的拜託和請求。面對生命的脆弱，我們才會感覺到人有多麼無助而渺小。

往往家屬都需要一段時間反覆的送醫過程，從驚惶中慢慢冷靜，才能慢慢接受；時候到了，就該讓長輩好好地走，所以想要壽終正寢，是需要很多的事前準備和功課，才可能有此福報。

面臨生死關頭的迷思

◎存活率多高該拼一下？

醫病討論病情時總是會討論到存活率有多少，通常醫生會用統計數字做為答案。客觀去看存活率低於 50％就表示有一半的失敗率。20％就代表 80％的機會是悲觀的。但是對當事人來說；20％代表他有 1/5 活下去的機會啊！面對死亡的威嚇當前，這 20％就是汪洋中的一塊可能活命的浮木，抓住它就有活的希望。這世界不是有奇蹟嗎？也

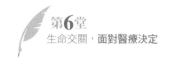
許奇蹟就會降臨在我們身上呀！

而在這個階段，我們總是會刻意忽略治療過程中可能伴隨而來的痛苦，以及80％的失敗率會一再殘忍的撕裂你卑微的渴望。拼搏的脆弱意志會被一再壓碎，直到我們向死神臣服。

誠實的面對生命，需要時間的領悟和痛苦的淬鍊。

◎交給子女決定就好？

人老了，隨著體力衰弱和漸漸失去自主能力的恐懼，老人的意志力會越來越薄弱鬆動，也越來越害怕面對自己漸漸不能控制的世界。

「就都交給孩子們去決定吧！」，面對逐漸老去的未來，老人的內心也是恐懼和徬徨的，所以很多老人面對自己的重大醫療決定或生死關頭，就是「不做決定」。

「是自己的孩子，當然會幫自己做最好的安排呀！」聽起來確實理所當然。當自己沒有勇氣面對，交給孩子是許多人逃避的方式。然而把生死交關的醫療決定都交給子女，真的比較好嗎？

生命到底有多重？重如泰山輕如鴻毛的豪情只不過是嘴上壯志，只有自己才知道自己的生命價值。任何其他人，都不敢幫我們做生命的裁奪。尤其對子女來說，「孝」這個字更是如千斤之重，遠遠超越對生命的理智，所以把生命決定權交給子女，其實是給了一個數倍於他們自己面對死亡的壓力和殘酷。

子女情何以堪，如果是決定自己的生死還簡單點，但是怎麼可能

對父母的生死表現灑脫呢？孩子被交付這樣的重責大任時，會有如千金重擔般的難以喘息。尤其面對親人生死交關的抉擇，不是定奪自己的生命而是去拍板親人的生死，家屬其實更難以背負這種不可承受的生命之重。

所有的理智在死亡面前都不得不謙卑。「不要救」三個字就是沒辦法說出口…

許多子女最後都因為承受不起決定父母生死的巨大責任和壓力，而選擇盡力讓父母活著就好，直到最後束手無策都是送往護理之家。

◎尊重當事人的決定真的是最好的嗎？

面對醫療決定，社會主流的意見都傾向於；命是他的，就尊重當事人自己的決定吧！**而當事人在年邁、失智，或害怕恐懼下做出來的決定，常常是欠缺理性的。**平時也許我們都可以把生死說的多麼的灑灑豁達，但只有在真正面臨生命交關的時刻，很少人真的不怕死。

家屬為了避免承擔這種重責，明知當事人的決定不一定明智，卻還是尊重當事人自己的決定，結果可能因而延誤了治療時機，而造成當事人要承受更多來不及後悔的痛苦。屆時家屬一樣要承擔另一種一輩子的自責，那麼尊重當事人的決定，真的是絕對的真理嗎？

◎要不要告訴病人病情？

面對死亡，原本理性的勇敢和灑脫都會怯弱噤聲，懼怕死亡的不理性往往會讓人做出未來更可能後悔的決定。雖然主流看法強調病人

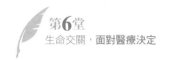
有知道病情的權利，而我則對這點有不太一樣的看法。

自己親身經歷過家人的重大醫療決定，人到了生死關頭，沒有幾個不怕死。即使生前做了一堆慷慨激昂的聲明，但臨場的恐懼會推翻所有理智的決定。

所以如果是我，在簽好了自主醫療決定後，當我到了病危時刻，**請醫療代理人堅持我已簽下的原則，不需要告訴我病情**，也不必和我確認。**我和大家一樣，到了生命末期也會變得膽怯**，請不要讓我的脆弱有凌辱我的機會。

醫界主張要告訴病人實情，強調不該對當事人隱匿病情，應該完整的告知真實的病況，「**讓當事人決定他自己的命運**」，是為了讓病人及早做出是否急救等醫療決定，也讓病人把握時間可以和家人告別，寫下遺囑，**所以不必告訴我實情的前提是，都已經把遺囑醫囑寫好，文件都簽好**，我會在生前告別式把該和親友說的話說完，並且提早道別。

從另個角度思考；如果明知道短暫的逃避未來會帶給當事人和家屬更痛苦悔恨的結果，那麼把實際病情告訴當事人，是不是也是一種家屬的逃避和不負責任？

當然是不是尊重當事人決定和要不要告知當事人病情，都沒有絕對的對錯。誰也無法預知所謂理智的決定，最後會不會出現預期的理智結果。醫生也永遠不會知道；判生也許只能延續病人的痛苦，判死會不會又突然出現奇蹟。

◎生死抉擇的對與錯

生死抉擇的弔詭就在於；我們永遠不會知道，選擇放手了，而其實還有活下去的可能。選擇堅持拼下去，又只是一場無謂的掙扎，而要承受更多的痛苦。怕因為我們的不捨，而讓長輩多受病痛；又怕因為我們的猶豫，讓長輩錯過了活下去的機會。這是個最難的生命教育，而我們不能不面對。

不要去想當下的決定是對還是錯，因為沒有任何人能預知結果。只要記得當下所有的抉擇，都是為了對至親的那份摯愛，所有的決定都是對的。

◎急救的盲點

有人把強心針、升壓劑、電擊、CPR，稱作死亡套餐。因為這幾項醫療措施都被歸為急救項目。事實上急救存活的成功率並不高，常常經過急救結果還是失敗。或是勉強恢復了心跳，病人卻失去意識苟延殘喘的多活了幾週或幾個月，最終還是衰竭死亡。

要不要急救，在實際的急診現場有很多灰色地帶。有時候為了穩定病情，可能會使用強心針、升壓藥，這算不算是急救醫療行為呢？

因為急救不完全是不可逆，有時候瀕臨死亡卻可以因而救活。有時候是短暫的延長生命，有時候可以在急救後恢復正常，所以面對生命危急到底救還是不救，很難在緊急的當下做出判斷。尤其當家人如果曾經被急救回來，下次再遇生命危急時刻，家屬將更難決定不急救。

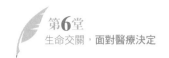
◎放手，是愛還是殘忍？

放手，永遠是最讓人揪心的痛苦決定。**放手，等於是自己宣告了摯愛家人的死亡。**也許持續惡化的親人離去只是倒數的時間而已。但是，**可以不要讓我來做這個決定嗎？**

每個生命交關的抉擇都是天人交戰的椎心過程。即使知道可以讓親人少受點痛苦和折磨，但是放手，是多難以說出口的死亡判決啊！

放手，真的很難。但是我們更不忍心看著已經無法恢復健康的親人，因為延命治療伴隨而來的痛苦，更不忍心看著親人，因為貪戀想要他活得久一點，卻用一堆的管路和機器延長他的餘命。努力救活，卻可能是在護理機構或呼吸病房等死。**生命的定義；只是心臟仍在跳動而已嗎？**

如果只是活著，卻再也不能享受生命的樂趣和生活的品質，那麼活著也只是拖著一個無靈魂的軀體而已。為摯愛的親人左右生死的決定永遠是天人交戰的過程。**該放手時就要勇敢放手。**這是一種殘酷的仁慈。

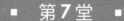

■ 第7堂 ■

生命末期的
尊嚴善終之路

★日記25／如果是我，會不會想要絕望中的急救？

★日記26／是誰剝奪了老人壽終正寢的機會？

　•安寧緩和醫療條例

　•病人自主權利法

★日記27／老媽沒說過不要救啊！

　•善終很難嗎？

　•生命自主權的最後一哩路—尊嚴善終法（立法中）

日記 25

如果是我，會不會想要絕望中的急救？

在急診室重症區，如果病人突然發作，可能口吐鮮血接著心跳停止。醫護會立即從嘴巴插入氣管內導管，並在胸口有節奏的壓胸刺激心臟，然後在胸口電擊。按壓心臟時必須非常用力，常常把病患的胸骨壓斷骨折。

經過一番折騰救不回來的大體，因痛苦而眼睛仍舊大大的睜著，好像可以從那恐慌驚懼的眼神中看到他剛剛經歷的肉體折磨。而經過急救回來的老年人，多半是在半昏迷的狀態下，透過人工維生設備再多撐了幾天或幾個月。

有一回在急診室聽到陣陣規律而有節奏的氣動泵浦聲。我偷偷從拉簾的縫隙裡，看到一個老人整個身體隨著機器的律動而上下跳動著，後來才知道那是自動心臟按壓器。老人並沒有因為這麼大力的扯動而有任何反應，癱軟下垂的四肢隨著機器的律動亂甩。病床旁也沒有任何醫護和家人。

聽到值班護理師小聲地說：沒辦法，家屬都在忙沒辦法過來，沒有人能決定要不要停止急救，只叫我們一定別讓他斷氣，等到家屬都來了再說，其實老人的心臟早就停止了⋯

泵浦聲持續好幾個小時，平時人聲鼎沸的急診室都鴉雀無聲，每個糾結的心都隨著泵浦聲的節奏陷入沉思；如果躺在那裡的人是我⋯

日記 **26**

是誰剝奪了老人壽終正寢的機會？

看著爸媽在衰老過程中受盡醫療折磨，心力交瘁的我看著在旁協助的外籍看護；「在你們國家，老人老了該怎麼辦？」外籍看護很無所謂的回答我：「老闆，老人老了就在家死掉了啊！我們也沒有健保，也沒有那麼多錢看醫生。哪裡像台灣，老人都活很久啊！」

「那你們不會難過嗎？」

「不會啊！人老了就都會死掉的呀！」

這句話給我很大的感觸和省思。也許人老了，到了時候走了，就是最自然的結果。老了，就在家順其自然的離世，這不就是我們常說最嚮往的壽終正寢嗎？

也許我們有健保，所以壽命延長了。但是相對的；人也很難無病無痛的死去。我們延長的壽命，卻是在無盡的延命醫療和老病的痛苦中苟延殘喘…

突然，我對一向珍惜的許多生命價值產生懷疑；到底是她們的老人幸福，還是台灣的老人幸福？

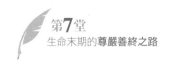
想起外公在呼吸病房時,到了呼吸器已經無法提供足夠支撐,醫師問家屬要不要氣切?「如果氣切,至少還可以活 7 ～ 8 年沒問題!」

一位同學重度失智 10 年的高齡父親,因肺炎昏迷送進急診,被告知需要插鼻胃管進食餵藥。家屬雖然早有共識,不要讓老爸身上有任何管子,不希望老爸帶著滿身的管路走到生命盡頭,所以跟醫生說,希望通報安寧單位會診,讓老爸別受太多痛苦,希望能尋求安寧的介入。沒料到遭到醫師的怒斥:「你們是想把爸爸活活餓死嗎?」

一個朋友的叔叔常住國外,被確診為癌症末期後,因無法自然進食要求插鼻胃管,卻被醫師嚴詞拒絕。在許多國家對於已無治癒可能的病患,可能會拒絕為你做任何延命醫療措施。他們的理念是;讓生命順著最自然的節奏走到盡頭,而這如果發生在台灣,這個醫生八成會被告到死。

這是台灣需要從整體觀念教育和法規改革的大命題:

● 2000 年台灣公布安寧緩和醫療條例

● 2009 年健保對安寧給付範圍擴大到 8 種疾病

● 2013 年修法末期病人經醫生及家屬同意,即可不施行心肺復甦術或維生醫療

● 2016 年病主法公布,2019 年實施安寧的生命選項

在不久前的過去,質疑生命存在價值是絕對禁忌的時代,醫生不急救是缺乏醫德大逆不道的。病人即使是不可治癒的生命末期,也沒有放棄醫療的權利。你不想活,但醫生不准死,因為法律沒給醫生不

救的權力，卻有不行使醫療的刑責。只要能讓人活著，所有的人工延命措施，都是在神聖的生命祭壇上不容質疑的聖杯和法器，所以在那個年代，很多癌症末期病人唯一離苦得樂的路，就是自殺。

台灣每年仍有相當多的末期病人因為不得不救而不能善終。臨死前被五花大綁以電擊壓胸、強心針、升壓藥搶救，很高的比例無法救回，即使救回來了很多人也會陷入無意識的昏迷狀態，多半苟延殘喘撐了幾週幾個月，最終還是步向死亡。

直到台灣開始有了安寧照護的法令，瀕死病人才有了一個可能少受點罪的機會。安寧不是完全不需醫療行為，而是醫療的目的決定醫療方向。譬如癌症末期，可以選擇仍想賭一把試試看以治癒為目標的積極醫療，或是為了減緩病痛不做無謂的延命措施而做的緩和醫療。

台灣在 2000 年通過安寧緩和醫療條例，當事人可選擇簽署安寧緩和醫療暨維生醫療意願書，DNR 放棄急救，面對不可逆的疾病，不做心肺復甦術、不插管、不用呼吸器、不做無效醫療和延命醫療措施，主要是為了能將末期病人的痛苦減低，能平靜有尊嚴的離世。

安寧緩和醫療條例

2000 年立法通過之後，2009 年健保將安寧緩和醫療給付範圍擴大到八種非癌末期病患，如心臟衰竭、中風、失智、慢性阻塞性肺病、慢性肝病及肝硬化、急性慢性腎衰竭、末期運動神經元病變等。2022 年擴大適用範圍到昏迷、永久植物人、極重度失智、末期衰弱老人、罕見疾病患者。不過都必須先預立安寧緩和醫療暨維生醫療抉擇意願

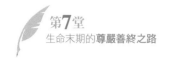
書的人,才具備健保資格。

◎安寧能做什麼?

● **緩和醫療**:以減少痛苦的醫療讓病人盡量和緩的自然死亡。

● **協助病人做心理上的死亡準備**:協助病人生命回顧肯定自己。化解親情衝突追求圓滿。傾聽心願嘗試完成。安寧療護包括安排宗教師、心理師的關懷、身心靈的全人照顧,從只是消極想死到積極珍惜餘生。即使是生命末期,最後的靈性成長可以帶給病人真正的平靜和接受順服。

◎安寧的迷思

● **擔心安寧階段回不了家**?有些民間習俗希望能在家走完人生。如果已經進入安寧階段,家屬可要求轉為居家安寧。

● **進入安寧沒有回頭路**?醫生依然會視病人狀況同時施行一般醫療措施,如果病人轉趨穩定,也會轉往傳統病房繼續治療。

● **到安寧就是等死**?在家屬及醫護人員都判斷病人狀況不可治癒不可逆轉,也都同意下才進入安寧照護。緩和醫療的目標是盡力讓病人安然逝去,也會盡力讓病人好好活到最後一秒。

● **安寧就是加速死亡**?安寧病房以緩解症狀和減輕痛苦為原則。如果判斷病人已進入生命最後階段,那麼減輕病人痛苦不強留,是對病人最大的慈悲。低劑量放射、輸血、點滴、檢查和藥物都還是視需要給予,但不施行急救或延命的維生治療。

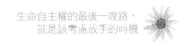

● 等於安樂死？安寧仍尊重生命自然消亡的歷程。安樂死則是以藥物達到立即死亡的目的。

◎安寧療護的選項

A. 安寧病房

安寧和一般病房最大的差異，就是可提供全人身心靈的照顧。安寧不以治癒為目的，而是更積極的減輕病人身心靈的痛苦。

B. 安寧共照

可以算是一般病房與安寧病房的中途之家。病人可以在一般病房先會診安寧科別醫生，讓安寧療護與共照的醫護介入醫療團隊，視病人病情慢慢過渡到安寧病房。不過目前各醫療院所的安寧病房床位有限，可以先在一般病房讓安寧共照介入。

C. 居家安寧，緩和安寧的回家之路

如果選擇走安寧，居家安寧也是一種選項。家永遠是一個人在疲憊的時候最想倚靠的港口。人走到最後，再高級的病房再昂貴的醫療器材和服務，都比不上家裡熟悉的枕頭和可以聽著老歌躺著打盹兒的老躺椅。家就是一個充滿了愛的空間，那是一種只為我而存在的唯一，所以臨終的人如果回到熟悉的家做為人生的最後一站，可以更自在而勇敢的走完餘生。

而擔驚受怕的家屬，多半不敢帶長輩回家，因為擔憂回家之後出現危急時怎麼辦？醫院有專業設備和醫護人員可以倚靠，回家之後家屬很難冷靜安心面對。這時居家醫療就很重要。居家醫療可以接軌居

安寧緩和醫療條例

237

家安寧。居家安寧團隊不但可以去家中或安養機構照護病人，而且提供隨時可以諮詢的窗口。「**一旦安寧介入，以後老人有狀況第一時間打電話給安寧團隊，就不需再打給 119 送急診。**安寧護理師會告訴你該怎麼做？然後由他們接手後續的工作。」

要讓長輩能夠回家，就必須從醫院或機構轉移出來之前，就已經聯繫確認好居家醫療團隊可以無縫銜接。否則只不過是如同把燙手山芋丟給驚慌失措的家屬，然後等待不久的將來再次送進醫院。

尤其是末期病人，近半數會在兩週內再回到醫院，而安寧病房也有住院期限。如果在期限內病情趨緩沒有立即醫療處理的必要，仍會請家屬把病患接回家。末期病人未必能夠一直住在醫院裡直到往生，所以居家安寧是家屬必須同時考量的選項。

居家安寧需要醫療團隊的介入，還包括安撫悲傷失措的家屬，告訴家屬一切都是對病人最好的安排。也要指導家屬接下來該做什麼事？聯絡什麼單位？做什麼準備？有些是專職在宅醫療，接手由病到死的最後一哩路。有些團隊只接受醫院轉介的個案，定期到家中訪視，給予必要的治療，去世時醫師開立死亡證明書及遺體護理。

◎祥和的離世需要預做準備

完全的自然死亡除非是睡眠中一覺不起，那是真正有福報的壽終正寢。而多半的自然死亡常常是伴隨著一段痛苦的過程，所以臨終前依賴安寧團隊盡量減輕疼痛不適是必要的。當家屬已經有共識，不以臨終急救為第一要務，而以減輕病人痛苦為目標。那麼家屬最後要通過的考驗，就是病人一出現緊急狀況時，家屬必然出現的緊張慌亂。

這時有安寧團隊可以做為家屬的求援對象和後盾，可以及時平穩家屬的情緒，按部就班接受病人的善終。因為當長輩臨終前，太多臨場狀況都會讓家屬茫然失措，過度悲傷的家屬也可能臨場做出不理智的情緒反應或決定，所以有些民間業者或宗教團體也可提供臨終服務，陪伴長輩臨終，適時提醒或處理相關的後續工作，協助家屬度過居家安寧的驚懼過程。

其實在家走完人生最後一哩路可能是絕大多數當事人的理想結果，但是要做到真的是很難。病人面對死亡將臨的恐懼，家屬則是最怕在親人臨終前等待死亡不可預期的過程。臨終的人不一定都是祥和平靜的，所以多數家屬還是會選擇，不論如何還是在醫院交給醫護人員全權處理，大約八成的老人都是在醫院走完人生。

◎安寧需要專責醫院或部門

安寧照護在台灣是個還不夠普及的觀念，各醫療院所即使有安寧小組的成立，也多半是人力不足，在法令的灰色地帶邊緣邊走邊摸索。

很多家屬在老人病危時的經驗，即使平日在理智時簽好了放棄急救的聲明，但當老人在家中突然出現疾病的狀況，有幾個家屬能夠冷靜的就讓老人在家等待死亡呢？有些重病並不會導致立即死亡，而如果因為簽署了放棄急救，因此把老人放在家裡，可能等待了好幾天，甚至好幾個星期都還活著，這段時間內家屬的情緒壓力將是千萬倍於平日的照顧！

即使來到了醫院，想要聯絡安寧小組，卻時常因為安寧小組的人力缺乏，可能還要預約很多天之後才能夠來處理，而安寧法令的灰色

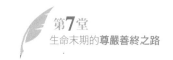

地帶更是讓醫護人員也常常不知該怎麼決斷？所以長照的改革需要求各級醫院普設專責的安寧部門，或是安寧專責醫院。安養養護機構都需要附設安寧病床，讓簽署了自主醫療意願的老人有機會善終，才能保障病人善終的權利。

為了讓安寧病人在人生的最後可以舒適的離開，安寧病院的設置可以更人性化。不論是病房佈置、音樂播放、芳療按摩、泡澡設備等等，都以讓住民感到最舒適而沒有醫院的壓迫感為主。

♡ 病人自主權利法

才實施沒幾年的病主法很多人都還不知道有這條法律，而病主法透過法律方式保障了病人的個人醫療意願，排除家屬的干擾，也保障醫師不執行積極醫療的豁免權。若不想有朝一日罹患重病卻求死不能，這條法律的保障就十分重要。

繼安寧條例後，台灣進一步立法賦予病人自主權高於生命權的選擇權利。2015 年立法通過病人自主權利法，被認為是亞洲第一部善終法案。2019 年開始實施病人自主權利法。把自我生命選擇權進一步付諸法律保障。

病主法規定，年滿 20 歲具完全行為能力之人，或已合法結婚之未成年者，以病人的意願為主體，保障病人知情，選擇與決定的權利。經過預立醫療照護諮商（ACP，advanced care planning），預立醫療決定（AD，advanced decision），及醫療委任代理人（health care agent）等程序。

當有行為能力的民眾，完成健保卡註記後，一旦發生符合法規訂定 5 種特定臨床資格（末期病人、不可逆轉之昏迷、永久植物人、極重度失智以及其他經中央主管機關公告之重症疾病），經二位相關專科醫師確認診斷，及緩和醫療團隊二次照會，確認病人的預立醫療決定內容，即可依病人本人意願拒絕心肺復甦術（DNR，do not resuscitate）、葉克膜維生系統、輸血、抗生素等醫療措施，以及鼻胃管、胃造口灌食與點滴注射等人工營養及流體餵養。

停止治療後，可接受緩和醫療照顧，由家屬或看護手工餵食，照顧維持生活品質，至尊嚴的善終離世。（因為病主法需經過法定諮商及認證程序，所以在社群媒體上公布並沒有法律約束力和保障）

◎病主法規定的5種臨床資格

1. **末期病人**：嚴重傷病診斷為不可治癒，有醫學之證據近期內病程進行至死亡已不可避免。

2. **不可逆轉之昏迷**：外傷所致超過 6 個月，非外傷所致超過 3 個月，意識仍沒有恢復跡象。

3. **永久植物人**：外傷所致超過 6 個月，非外傷所致超過 3 個月，仍沒有改善跡象。

4. **極重度失智**：失智評估量表達 3 分以上，或功能性評估量表 7 分以上。

5. **其他**：經中央主管機關公告之重症疾病，疾病狀況及痛苦程度難以忍受，無法治癒，且依當時醫療水準無解決方法者。

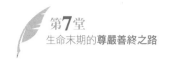

兩個讓人心酸的知名案例：

● **案例 A**：1963 年台北二女中管樂隊指揮 17 歲的王曉明因為車禍成為植物人。在那個沒有健保也沒有長照的年代，龐大的醫療費用和無止盡的照顧讓整個家庭陷入困境。父母經過數十年的照顧逐漸老去，擔心自己身後誰來照顧女兒，曾向政府請願訂立安樂死法律，並多次向總統府陳情。但礙於法律不准撤除醫療維生設備，都遭到拒絕。1996 年、1999 年二老相繼離世，王曉明則被安排住進機構直到 2010 年在 64 歲時告別人世。前後昏迷臥床 47 年。

● **案例 B**：知名的電視主持人傅達仁因癌症長期進出醫院治療，受盡病痛折磨生活失去品質和尊嚴。一再呼籲政府訂定安樂死法律未果，直到最後選擇前往瑞士進行安樂死，2018 年如願離世，安樂死立法目前仍繼續卡關。

◎病主法的精神和關鍵

保障病人知情權和醫療選擇權，並受法律保障。

● **預立醫療照護諮商 ACP**：主動要求病人和家屬的完全溝通與及早建立共識。圓滿的醫療決定，是跟家屬達成共識的決定，不要把最困難的決定留給最愛的家人。病人在臨終前能否善終最大的障礙幾乎都是家人的強留和不捨，所以此法特別強調盡可能和相關家屬的完全諮商並達成共識。

● **預立醫療決定意願書 AD**：預立醫療決定意願書 AD 可自行選擇醫療方式。分別針對急救等維生治療和人工營養等延命措施，可自行

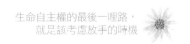
①
●是否急救？
是否接受
心肺復甦術？

②
●舒適療護：
抗生素、嗎啡等止痛
安寧療護。

③
●照護場所：
在家還是
醫院安寧療護。

④
●維生醫療選擇：
呼吸器、血液透析、
葉克膜、鼻胃管、靜
脈注射營養。

⑤
●委任醫療代理人，
做為自己醫療意願的
執行人。

病人自主權利法

勾選拒絕，或自訂一段觀察期，或交由醫療委任代理人決定，或希望接受上述治療和措施。

當生活品質已讓人無法接受，延長生命已不符合生命價值觀，病人可拒絕延命醫療，包括心肺復甦術、機械式維生系統、血液製品、特定疾病治療（透析）、抗生素、人工營養及流體餵養等，任何可能延長病人生命的必要醫療及保護措施。醫師得依其專業判斷決定。

● 在病主法和安寧條例之前，病人沒有自己決定要不要救的權利。依醫療法 60 條及醫師法 21 條，醫師對病人有救治或採取必要措施之義務。只要送進醫院，醫師就依法要救到底。有病主法之後，醫院有尊重限制條件之內的病人自主決定的彈性，不過都必須簽立自主醫療意願書的人才有法律保障。

過去安寧條例和醫師法的規定，病人和家屬都有同等對病情的知情權。當家屬對醫療決定有異議時，常常造成爭議。病主法則明文保障了病人對醫療決定的自主決定權，配偶親屬醫療委任代理人等關係

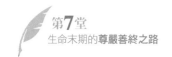

人，均不得妨礙醫師依病人病況決定而作之處置。

並對醫生及醫療機構明定法律免責權，醫師依預立醫療決定執行終止撤除執行。

◎病主法的爭議和盲點

● **病情進程的認定有很多灰色地帶**：如末期、極重度失智、不可逆、不可忍受等。醫病家屬三方都可能積極或消極的從寬或從嚴認定法規的文字。誰能精準判斷是否到了安寧療護可接受的程度？

● **當醫療委任代理人和家屬認為符合 5 種臨床資格**（詳見第 241 頁），**而醫師不同意時怎麼辦**？家屬在病人未達法定標準就要求停止治療，或符合標準了家屬仍堅持要救，醫護此時對執行預立醫療決定會有更多的猶豫和困擾。

● **醫師因個人信仰或價值觀**：而依法可以依其個人意志不願意執行，還需轉院或要求其他醫療人員接續醫病流程，徒增困擾。

● **餓死病人**？病人選擇不是沒意義的活著，而是該走就走有尊嚴的離世，但家屬和醫師未必能有相同的自由心證。

● **鼻胃管算不算維生措施**？拔除鼻胃管不會立即死亡，可以用餵食方式嘗試維生，直到自然死亡。鼻胃管的用途主要在短期急症醫療時做為輔助，但如果變成長期的維生工具，已經不是人自然生存的條件，那麼拒絕鼻胃管和拒絕急救也是同樣的個人選擇，而家屬和醫生可能在病程的認定上有所不同。

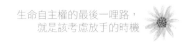

● **拒絕治療是最低底線**：任何心智健全有行為能力的成年人都有權利，以任何理由拒絕不想要的醫療，這也是全世界醫療倫理的通則。那為什麼法規卻限縮病人拒絕醫療的資格？為什麼需要法規制定「准死清單」，由別人來決定誰可以求死？誰又被排除在外，只能生不如死的賴活？

● 一些並未被明確納入准死清單的疾病，成為認定上的灰色區域：譬如罕見疾病，許多罹患罕病的人都想自殺，結束痛苦而無意義的加工延長生命。而未被納入準死清單的罕病患者就失去善終的機會？

● 沒來得及簽署任何醫療意願的當事人怎麼辦？很多在病主法之前已符合規定的臨床條件，沒有補救的機會嗎？

● 一個保障病人醫療自主權，同時可以減少醫療資源浪費的進步法律，政府應該大力獎勵宣導。而目前民眾若想簽署醫療自主意願書，還需要自費花不少錢，健保卻不給付？！

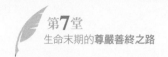

日記 27

老媽沒說過不要救啊！

老媽已經兩三個月呈現無意識狀態。偶爾睜開眼，我會興奮地去喊她，跟她說話，撫摸她的手，抱著突然發生奇蹟的杳然希望，雖然理智告訴我這是不可能的，老媽即使清醒了，她正在承受的肉體磨難也不會消失…

因為老媽的腸胃消化能力已經退化到無法消化管灌飲品，醫院必須用白蛋白和輸血的方式維持老媽的生命，加上需要常常抽血來確定身體指數的變化，老媽身上幾乎同時插了兩三根輸液管，而每一個輸液管只能維持幾天就又會堵塞。這時又要重新尋找可以插針的位置。

而老人經過長期的扎針，已經不容易再找到合適的位置了。時常會看到兩三個護士一起圍在老媽的床邊，從手、腳、手臂和大腿一直嘗試尋找可以扎針的位置。如果一個護士試了十五分鐘失敗，他們會叫上其他護士來輪流接手繼續挑戰。每次光是扎針都要耗費一小時。

護理長故作輕鬆地安撫我說：「老經驗的不一定就容易成功，有時候新來的反而一次就能搞定了。」原本怕痛的老媽只能躺在病床上，如刀俎魚肉般任憑宰割任由擺布。老媽真的感覺不到痛嗎？還是已經沒力氣說不出來？

家人問：老媽不太可能好了，那我們還要讓她繼續這樣痛苦的撐著嗎？

我說：「怎麼辦？老媽也沒說過不要救啊！」

看著老媽每天做著沒意義的醫療和檢查，我實在看不下去，最後只好要求醫院別再做任何治療，別再讓我媽受折磨。醫生卻不敢答應，他不能不做該做的醫療。我只好嘗試聯絡醫院的安寧小組，結果拖了快一星期才有回覆：「很對不起，我們醫院負責安寧工作的只有兩個人，實在忙不過來…」

呆坐的我，只能無力的看著受罪而無力反抗的老媽，好像躺在生命的祭壇上任憑宰割。每天看著這一幕幕，其實只是在拖延生命的制式醫療流程，無助心痛的我只能很不孝的暗自禱告：上帝啊！請早點結束老媽的痛苦，讓她去和老爸在天堂相會吧！

善終很難嗎？

自然死亡是上天給的禮物。當生命慢慢遠去，腦細胞會分泌腦內啡，減輕病人的不適。身體器官功能在衰退，無法代謝營養和水分，身體脫水會讓身體比較舒服。自然死亡的過程是平靜祥和的，生命末期腸胃已經不太蠕動，各個器官正在陸續進入休眠到關機的狀態，感知能力也在遲鈍化，這時人不太會感到飢餓或疼痛。這是自然界最自然的事。

壽終正寢是每個人最希望的結局，在睡夢中打個盹就心跳停止，無苦無痛的離開人世，這真是夢寐以求的最後告別啊！而不論你怎麼期盼，想要的結局常常不會自然發生。想要有個好的善終，是需要預作準備的。

◎善終需要心理建設

瀕死的定義，是生理器官機能的停止，還是自主生活與行動能力的失去？

如果是自己，有一天走到了人生盡頭，你會想看到自己全身插滿了管路，重複的急救，忍受無意義治療的痛苦嗎？如果生命只剩下心臟還在跳動，卻不再能享受人生的樂趣，沒有生活的品質，我還要苟延殘喘的撐著最後一口氣，其實也只是在等死嗎？還是把握最後的生命平靜，盡量給自己一個尊嚴的結束。

如果知道餘命不久，我們要為了也許可能多活幾天，繼續依照醫療建議東限制西小心，還是管他三七二十一，就去享用自己最愛的大餐？一句老生常談，**也許我們不能夠決定生命的長度，而我們可以選擇生命的厚度和品質**。而到了關鍵時刻，我們做得到嗎？而如果是自己的摯愛親人，我們能為他做得到嗎？

不論是為自己或是為摯愛的親人，都需要預先做好準備，並且做好長期的心理建設，即使是初期失智，都要敞開心胸面對自己未來的醫療決定。不要等到了中重度失智，自己失去判斷能力，也會被認為無行為能力而完全無法決定自己的生死。在不能判斷為身心正常的情況下，將失去決定自己生死的機會。

◎醫師、病人與家屬的配合

想要有個祥和的好死，需要家屬和醫生的配合。

● 自己的決定：簽署 DNR 放棄急救（安寧緩和醫療和維生醫療抉擇意願書），和 AD 自主醫療決定（病人自主醫療意願書）。在還能自主做決定時，及早行動是對自己最後的仁慈。不要錯失時機，避免最後陷入無法求生不得求死不能的困境。

● 家屬的共識：儘管台灣已有善終法案立法，但最終關鍵常取決於家屬是否推翻當事人意願。生命的終點往往牽涉現實與情感的拉扯，因此，面對死亡的決定，必須與家屬坦誠討論，達成共識。病主法中的 ACP 預立醫療照護諮商，提供了一個平台，讓醫護與家屬在見證人及法律認證下，共同討論並確保當事人的意願得到理解與尊重。

這其實是對家屬的一種慈悲。決定自己的生死都需要很大的勇氣了，而把生命的取捨交給家人更對家屬是莫大的沉重壓力，家屬在這時候很難用理智思考，家人的愛和不捨總是反對的絕對理由。更不用說再理智的家屬也很難立即接受當事人的決定。

不捨，是家庭會議必經的儀式過程。這也是為什麼必須和家人充分的溝通和告知，在家庭會議的儀式中，讓所有的人有機會表達他們的愛和不捨，然後放下和接受。

這是對自己最後的仁慈。如果家屬改變了主意，推翻先前的決定，可能會不顧一切要求醫院使用各種手段進行搶救，甚至強迫患者嘗試各種民間療法。這樣一來，患者會經歷更多的醫療痛苦，並承受反覆的挫折與失望。

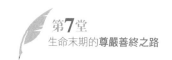
● **醫師的觀念**：過去的醫學養成教育，就是奮戰到底，搶救到底。因為做為醫師，病人的死亡意味著失敗。很多資深醫師醫術高明授徒無數，但是當碰到無藥可醫的病患，他們也會想逃避不敢對當事人坦白談生死，因為過去醫學教育沒有這門課。

另外，醫師也要避免醫療糾紛，如果沒有病患本人和家屬白紙黑字的做好共同的決定和共識，並付諸法律公證，臨場醫師不敢不救，還是會使用各種醫療手段搶救病人。所以若想要善終，也需要跟醫師開誠布公的講清楚自己的醫療意願和決定。

◎想要善終要做的幾件事

想要有個好死的善終，千萬記得要趕快去做這幾件事：

1

● 簽署預立緩和醫療意願書 DNR 放棄急救。

2

● 簽署預立自主醫療意願書，聲明在重病時不做延命醫療。

3

● 預先選定醫療代理人執行自己的意願。

4

● 寫好遺囑完整自己最後的交代。

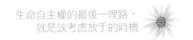

生命自主權的最後一哩路——
尊嚴善終法(立法中)

◎美如夢境的離世

場景一：

在自己熟悉的客廳，慵懶的躺臥在自己習慣的舒適躺椅裡，陽光煦煦撒在自己的臉上，屋子裡悠然迴響著最愛的爵士樂，我特別慎重地穿上畢挺的西裝，裝扮出自己最帥的樣子。

每個人的人生終局都一樣，那麼我不希望是在哀樂悲調的凝重儀式中和大家道別。依照我的要求，穿著鮮豔喜氣禮服的少數親友在不遠處喝著咖啡、紅酒，吃著蛋糕點心，嘻笑著聊著過去的我多麼風流倜儻。現在的我可能已不太能很清醒的和大家聊天了，大家在銀幕上看著我預先錄製的我的告別式，我在影片中還能侃侃而談想對親友們說的最後告別，那是我最後最好的樣貌。歡迎來參加我的告別 party，請用歡樂愉悅的心情來分享我的最後一刻。

在藥物的協助下，我漸漸的感到疲倦了，我緩緩閉上眼睛，微笑的揮別人世。

場景二：

在冰冷的醫院病床上，因為插著一身的鼻胃管、尿管、氣切管而把我的手腳五花大綁的固定在床邊的欄杆上。即使到了最後

一刻，為了清楚記載我是幾點幾分掛的，床邊還是擺著生命徵象監視器，凝重的空氣中只有儀器因記錄我的心跳，傳出讓我最終都不得安寧的嗶嗶聲。

為了方便清潔我幾乎是衣不蔽體的只套著紙尿布和遮掩的病服。進進出出的親友好像只是儀式性的為了盡到禮數，來確定有沒有見到我最後一面。我突然為了沒辦法快點嚥氣而對他們感到有點抱歉。

終於我覺得很累了，看到的最後一眼，是親友和醫護人員圍在床邊盯著看我的心跳數字一點一點地慢慢減少，直到歸零。「幾點幾分某某人死亡」。好像所有的鋪排和準備都只是為了見證這一刻。

如果是你，你希望自己的最後告別，會是什麼樣子？

◎想實現夢想中的離世，需完成3項程序

夢想中的離世，不僅需提前規劃，更要與家屬深入溝通，確保彼此達成共識。通過法律程序保障個人意願，讓生命的終結成為一個平靜、尊嚴且無悔的告別過程。

1. 預立醫療決定：拒絕苟延殘喘的延命醫療。
2. 選擇居家安寧：讓自己最後的時刻不要躺在冰冷慘白的醫院病床上。
3. 期待尊嚴善終完成立法。讓當事人可以在仍有剩餘的心智體力時，自己決定何時更優雅的結束生命。

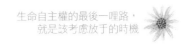
◎善終的最後一塊拼圖

立法中的尊嚴善終法（生命自主權法），是尊嚴善終的最後一塊拼圖。生命和善終的抉擇應該是基本人權，為什麼需要別人來決定？

有人質疑說尊嚴善終法就是安樂死的合法化。其實如果不對安樂死刻意扭曲的話，安樂死其實是一個更尊重生命的選擇。因病痛或厭世而走向結束生命的過程，都是極盡痛苦折磨的。既然每個人的終點都是死亡，為什麼我們不能選擇一條更有尊嚴的死法？見諸各國對安樂死的都有很嚴格的程序和規定，都需要經過一段時間的專業評估和嚴格審查，才能申請安樂死，成案並不容易，所以安樂死也並不是想死就可以死。

尊嚴善終法的提出主要是彌補安寧條例與病主法的不足。對於適用對象針對「經過安寧醫療到一定程度，仍無法減少因病造成難以忍受的痛苦者」。主要差別就是參考國外經驗，明列准予以藥物立即結束生命，或是由醫護人員協助完成，所以研議中的尊嚴善終法其實已經是相對保守和節制的。

病主法雖然已經是對生命尊嚴的一大進步了。而其最大的爭議，是在「條列式準死清單」。為什麼人擁有決定醫療自主意願的權力，卻需要別人來規定什麼病才准你死，什麼病又不准你可以自己做決定？理想中的尊嚴善終最後一塊拼圖，就是不再有準死清單，我的生命可以全然由我自己來定奪！

有人主張 10 年、20 年之後，或許醫療進步可以治癒目前不治的疾病，那麼當事人是否會後悔？我們是不是剝奪了他可能病癒的希望？

當然這個假設可能存在，而也是個豪賭。自己願不願意再痛苦的掙扎靠著醫療維生，去等待一個未知而可能是奢求幻影的期待。因為臥床 10 年 20 年可能併發的其他身體機能的退化，長期忍受病痛的折磨以及必須依賴他人照顧的人力經濟負擔，下注的是一個贏面不容樂觀的賭局。

不論如何，要不要下場賭一把，那也應該是當事人自己的抉擇，而不是由其他人越俎代庖的指手畫腳。人生本來就是一連串的抉擇，有對有錯。但那是自己的選擇。到了生死的決定卻要別人來拍板自己的選擇是對是錯，不是很荒謬嗎？

也有人主張，過度開放可能會淪為有心人作為謀財而害命的工具。而這不就是立法的宗旨嗎？立法者的責任當然就是需要清楚的界定和防範不法的企圖。但如果因而遲遲不敢通過立法，豈不是因噎廢食？

◎病主法和安寧療護，不等於安樂死

有人質疑：安寧就是安樂死？

● **拒絕醫療權**：安寧是在特定條件下拒絕治療，選擇回歸自然的生命終結，不是主動結束生命。有人認為；所謂拒絕醫療，就是安樂死的合法化。其實兩者有很大的區別。目前國際間所謂的安樂死，是經過醫生諮詢後，協助以藥物結束生命（physician-assisted suicide）。病主法則是針對不可逆的疾病不再施以無效醫療和人工與儀器的延命措施，但仍是必須經過自然死亡的過程。

●**安樂死**：以人工縮短生命，由醫護人員直接為病患注射藥物死

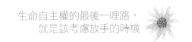

亡。目前只有荷蘭、比利時、盧森堡、哥倫比亞等國家合法。和安寧
條例與病主法最大的差異，就是病患可以自己決定死亡的時刻，不須
經歷等待自然死亡的煎熬過程。

●　**協助自殺**（為較多國家採用）：醫護機構提供藥物，由病人自
己執行注射或服用藥物死亡。如瑞士、加拿大、芬蘭、德國和美國的
幾個州承認合法。瑞士的機構開立藥物是一種麻醉劑，以口服或注射
方式進入體內，幾分鐘內即會進入昏迷，呼吸系統癱瘓而死亡。快速
無痛苦，過程中由申請人自己執行。

最早推動安樂死合法化的是早在 1960 年代的荷蘭。直到 2001 年
成為世界上第一個允許安樂死的國家。並且將資格從不能忍受無法改
善的疾病，逐步放寬允許精神病及失智者。可惜並不接受外國人申請。
近年荷蘭政府相關單位進一步主張，經仔細考慮後覺得人生圓滿的人，
若符合必要條件，可獲准以有尊嚴的方式結束生命。這不啻為安樂死
合法化的過程中，更為開放先進的一大步。

目前各國允許安樂死的國家也都各有不同的嚴格門檻。以大家熟
知的瑞士為例，接受外國人申請安樂死的要繳入會費和年費，還需要
申請者提供自己有無法忍受疾病痛苦的醫療紀錄，需要兩名醫生開立
診斷書證明自己有無可治癒的疾病或無法忍受的病痛。

申請者必須意識清楚能認知整個流程。之後到了瑞士還需要和醫
護多次溝通確認，才會開出藥物安排進程。每個步驟都要收取不低的
費用，加上事後喪葬及證明文件需要花上很大一筆錢。

大多准許安樂死的國家，都會制訂一個相當時間的思考期，慎防

有人是因為一時衝動而做下自殺的決定。也是留下相當的時間，讓當事人和家屬可以好好的溝通省思，生命畢竟是珍貴的，是不是周圍關心的親友都已經明白和諒解當事人的決定，甚至是支持當事人的抉擇。當確認生死無憾，當事人仍然堅持自己的抉擇，才會進入流程。大部分人經過這段相當時間的醞釀沉澱之後，會選擇回到自己的家，在家人摯愛的陪伴下自然死亡走向生命終點。

● **安樂死和自殺的迷思**：人是否有權利提早結束自己的生命？希臘文 euthanasia 一字原字義是「好的死亡」的意思。單純的看這個解釋，其實就是我們每個人面對人生必然終點的最高期望，不要有痛苦但求好死。而今天這個被翻譯成安樂死的美好理念，卻被種種意識形態扭曲複雜化。想要求個好死，變得好難。

曾經有人描述追求死亡的歷程。因為太熱愛生命，所以渴求結束生命。這是個很發人深省的人生哲思。因為希望能呼吸的每一天都是百分之百的活著，讓活著的每一天都充滿生命。被老病纏身的生命將不再是美麗而滿足的，甚至會蠶食掉記憶中所有曾經的喜悅，所以選擇把人生在最美好的時候畫上句點，而不是苟延殘喘的被病痛一點點荼毒啃噬。

記憶中最早知道安樂死這個字眼，是對流浪動物人道處理時的用詞。從此安樂死就在殘忍，不尊重生命等等的負面陰影下留在人們的印象裡。處理無主流浪動物而以痛苦最小的方式結束他們的生命，可以說是不得已的殘忍。

在許多國家都是採用所謂人道毀滅的方式解決流浪貓狗氾濫的問題。而對人類的安樂死，則是以尊重個人在不想繼續病痛折磨，或了

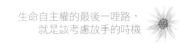

悟人生的前提下自主決定以人工方式結束生命，那是完全不同的意義。
簡明正確的說法叫做生命自主權。但是這個議題也因為安樂死長期的
負面形象而遭到污名化。

　　每個人對活著的意義都有不同的認知。有人認為，當嚴重失能失
去自主行動能力，不再能自由自在地享受人生的樂趣，甚至需要別人
的協助和照顧才能維持生命。即使仍有意識，卻被禁錮在崩壞的軀體
裡痛苦的掙扎，這樣活著和死去沒什麼不同。有些人則認為有再多的
病痛折磨，只要一息尚存就有克服病魔的機會，而現在能把握和家人
多一片刻的相處就是活著的幸福。

　　對生死的價值觀因為年紀病情和家庭諸多因素都密切相關，沒有
對錯。每個人也都可能在人生的歷程中，經過不斷的省思而修改調整
對生死的態度。問題是；生命最後的決定權應該在自己手上，為什麼
需要其他人的准許和評論呢？為什麼要用文化倫理信仰法律等框架，
去匡列捆縛人的最基本人權？

　　沒有人可以完全理解另一個人所承受的一切，也沒有人可以代替
自己去承受這一切。那麼當一個人覺得活夠了，對活著的人世已無眷
戀，為什麼卻不能擁有自己的生命決定權？當我們高調呼喊人權至上
的普世價值，為什麼作為人最基本的生命自主權，卻要讓道德或宗教
的價值觀凌駕個人的基本尊嚴呢？

　　有很多勸人珍惜生命的口號和標語，但是每個決定結束生命的人
都有他自己對人生對現實的理由。我們可以冠冕堂皇的讚揚生命的美
好，勸阻他人選擇死亡，但是對於意圖尋死的人來說，他們也許已經
無法負載他們的人生。剝奪生命自決權，只會逼使尋死的人尋求地下

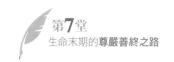

非法管道完成心願，甚至無奈的選擇悲慘的跳樓燒炭等自殺手段。

如果安樂死，可以讓人更平靜舒適的離開人世，誰還會想要去跳樓或燒炭自殺呢？因為被剝奪了以安樂死來結束生命的選項，逼使想結束生命的人不得不選擇極端而不人道的方式結束自己的生命，而成為社會新聞事件，這會對社會有更好的影響嗎？又是誰造成這些人不得不選擇殘酷的方式結束生命？那些高喊倫理道德和宗教價值的人是不是也成為了間接的劊子手？

反對者認為安樂死可能會成為許多重病長者或失能病患，被家庭與社會合法遺棄的工具。贊成者則認為，失能與長者未必能獲得被美化包裝的社會關懷和照顧，他們不堪的處境多半不會被真正改善，堂而皇之的口號並不能解除他們的困境。而安樂死可能是真正可以留下最後尊嚴的解脫。

都不要欺騙自己，說我們的社會有多少的愛，可以提供多少的關心多少的實質幫助。其實我們真的能為他們多做多少？對於想要結束生命的人來說，這些微不足道的道德勸說或是蜻蜓點水的施捨，並不能真正提供足夠支撐他活下去的勇氣。我不鼓勵自殺，但也不要再污名化這些人尋求解脫的最後選擇，自殺反而可能是它們維護最後尊嚴的方式。

當然生命是可貴的，而作為一個獨立個體的自由人，如果他自己覺得離開人世是他最好的安排，為什麼需要衛道人士去阻止，甚至譴責他們以個人意志做自己的生命主人的基本人權呢？聯合國世界人權宣言這麼說：每個人從出生後，在不損害他人權利下，都享有選擇的權利。

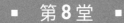

第8堂

最後時刻的
臨終陪伴

•如何安慰末期臨終者

•臨終陪伴

★日記28／看起來無意識的外婆，其實可能聽得到

•人生的最後一堂課：面對死亡

•臨終的人，是我們最好的人生導師

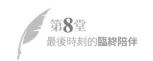

♥ 如何安慰末期臨終者

探望末期或臨終的人是最難的。明明知道他在等的就是死期，也不能要他加油，也不能給他個虛妄的期待說一定會好起來的。面對已經深陷絕望的人，該怎麼安慰他呢？

● **不要說；沒問題，你一定會好起來的。** 如果一個人很清楚自己不可逆的病情，那麼說瞎話的安慰，其實只會讓當事人心情更為低落。

● **一個擁抱，陪著一起哭一場，一起罵罵這混帳的疾病**，都可以更強烈表達你的關心和同理心。然後一起叫這個疾病滾遠點，幹嘛為它不快樂，我們一起想想能做什麼開心的事。

● **這個世界還是可能有奇蹟的，但那是上帝的事。** 那我們在等待奇蹟發生以前，想想我們現在能做些什麼吧！

在大限之前，你現在還是活著的。就去做些活著的時候會想做的事。每一個人的終點都是死亡。即使被預告了死亡的期限，也不過是比其他人早了一步打卡下班而已。但今天，我們都還活著，就一起想想我們怎麼過這個活著的一天！

● **不要迴避死亡的話題。** 不如直接了當地說，其實說穿了，人生就是這樣，大家最後都會死，沒什麼大不了。我可能也了不起只比你多活幾天，誰知道我明天是不是還活著？

生命的旅程總是有人會先下車，而每個人都有終點。旅途中不斷會有人上車有人下車，這就是天地之間永恆的自然規律。沒有人能逃過或改變。那當我們還在車上時，何不專心的欣賞窗外的風景呢！

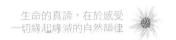
● 別人不一定比你好命，你也沒有多倒楣，最後大家的結局都一樣！人生最公平的時候，就是死亡的那一刻。不論人生是順遂還是艱苦，家財萬貫還是窮途潦倒，最後都是一切歸零，一分錢帶不走。人永遠是孤獨的來，然後孤獨的離去。即使在死前家屬環伺，最終還是要一個人孤獨的踏上死亡的歸途。

● 談談彼此的人生願望。如果是我，今天我會想為自己做些什麼事情？然後問問對方有沒有什麼願望還想去完成。有人在疾病末期的願望是去吃一頓米其林牛排，有人想回老家去看一看。很多事情其實是可以安排的，當人已在死期將近時，不需再考慮體力身體能不能負荷，會不會發生緊急狀況。如果在死前一刻做的是自己開心的事，就是值得的！

臨終陪伴

陪伴臨終的至親看著生命一分一秒的消逝，是一種難以言喻的糾結和傷痛。

除了家屬的伴隨，其他的陪伴者常能給予家屬適時的慰藉，撫慰家屬的不安。靈性與宗教的力量適時給予支持，也可以帶給悲傷的家庭平靜與祥和。如果家屬沒有辦法自己面對，也可以請託宗教人士或民間專業臨終陪伴的服務組織，協助家屬走過這艱難的最後陪伴。

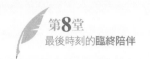
日記 28

看起來無意識的外婆，其實可能聽得到

到底人在彌留狀態時有沒有意識，知不知道身旁的家屬有誰在？聽不聽的到家人和醫師的對話？目前的醫學還無法有肯定的答案。

外婆在離世前，在醫院呈現彌留狀態長達半年。她幾乎不曾張開眼睛，發出過聲音，或手腳有過明顯的動作。我們都認為外婆就是完全無意識無知覺的昏迷著。

有一天我去探視她，外婆依舊沒有和我有任何對話或互動，我有時甚至覺得這樣的探視毫無意義。過不了 10 分鐘我就起身準備離開。當然，還是要跟外婆說聲再見。

走到病房門口，「婆，我走囉！改天再來看妳喔！」

突然我的眼睛餘光看到，外婆竟然用手張合了幾下！這是外婆跟人打招呼或道別的習慣手勢！

我才驚訝的發現，外婆用她僅餘的力氣在跟我說再見！雖然可能整個身體狀況已不能言語或行動，甚至沒力氣睜開眼睛。但是其實外婆都聽得到！她只是虛弱到無法再用任何行動來觸摸她最愛的外孫！

頓時我眼淚暴噴，過去外婆呵護的種種畫面，如跑馬燈閃

過腦海。我轉身緊緊擁抱著外婆，親吻著她的額頭，並輕輕在她耳旁說著；「對不起，我從小到大都沒有好好陪妳聊聊天，說說話，跟妳說聲謝謝…。」

◎向親人告別

● **聽覺是最後失去的感官**。即使病人外表看起來已經昏迷，呈現無意識狀態，但可能仍然可以感知親人的告別。不論你相不相信，當親人臨終時，子女還是可以在他身邊輕輕的跟他告別：謝謝他這一輩子的養育，我們都會照顧好自己，請他放心安心。抱歉，沒有把你照顧好，但是我盡力了。

不要以為彌留或過世的家人聽不到，就在病床旁毫無忌諱地亂說話。不論聽覺是否真的還能夠存在到最後，我們都希望讓過世的親友，最後聽到的話語可以讓他放心的離開。

可以在彌留的家屬耳邊輕輕說話。從醫學儀器的觀察，對彌留者提及一些家人名字和現狀等等，彌留者的血壓心跳常常會有升高的跡象。即使無法準確判斷是否絕對相關，而家屬對彌留至親的最後告別對話，對家屬也是非常重要的心理補償和療癒。某些研究和宗教的看法也認為，即使心跳已經停止，人的聽覺是最後才會關閉的器官。

● **用視訊讓遠方的親人和臨終者道別**。如果親友在外地，在長者臨終前可以用手機視訊的方式，做最後的道別。也許臨終長輩可能已無法回應，也無法判斷是否聽得見，但可以透過視訊見最後一面和最後的道別，讓雙方都不要留下遺憾。

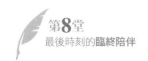

● **輕鬆地說一些自己的近況和日常，聊一些從小到大的回憶，謝謝他的養育和照顧。**說句對不起，以前常讓你操心。沒把你照顧好，而我盡力了。請長者放心，我們都很好，會好好照顧其他親人。說句我愛你，和過去曾經的恩怨與心結和解，讓此生的緣分有圓滿的總結。

東方人比較不習慣把愛這個字放在嘴上，但要記得，這是最後的機會。再不說，就不會再有機會說了。

● **許諾我們以後都會在天上重聚。**我們雖然不知道到底有沒有來世，但我們盼望人在死後只是到了另一個世界，而我們都會在另一個世界重聚。這是生者死者共同的期許和盼望。

◎面對死亡要做的準備

● **醫療措施：**簽好安寧緩和醫療意願，和自主醫療意願書，讓自己臨終不會受到折磨，也讓家屬免去不捨的掙扎。

● **臨終處所：**依個人意願和家庭信仰，先選擇安寧病房或居家安寧，希望在家走完人生的，先透過有關單位諮詢提供協助。

● **最後道別：**家人彼此之間，都需要及時的和對方道謝、道歉、說愛和道別。

● **遺體處置：**預立遺囑，表明希望的遺體處置方式等身後安排。

● **喪葬禮儀：**不論選擇哪種喪葬方式，都需要及早安排預備。當時候近了，就要事先通知業者準備後事。

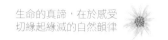

人生的最後一堂課：面對死亡

人都會害怕死亡。死亡是一種對死後未知的恐懼，意味著將與這一生的一切劃清界線，全部歸零。因為眷戀人世不甘心離開，所以害怕死亡。學校沒有面對死亡的教育，教你如何順服生命的終結。

如果你時常思索死亡，經歷過親人的死亡，你才會體悟到活著的每一刻的價值。**因為恐懼而迴避死亡，死亡的未知恐懼永遠不會消失。接受死亡，才能真正懂得珍惜生命。**

當我們真正能夠坦然面對生死的必然，才會認真的預作準備安排，更積極的去追求還未完成的夢。你才能更懂得如何「好好的活」。人生很短，必須讓每分每秒都活得精彩。

● **接受自己無法完成的夢**：靜下心來，回顧自己的一生總結自己的人生清單。人生不如意事十有八九。沒有誰的人生是完美的，感謝那些獲得的，失去的也沒什麼大不了，得不到的也曾經努力過沒什麼遺憾。接受人生本來就有不公平，接受人生有不完美，接受自己可能是倒楣的那一個，只要努力過了死而無憾。**經過淬煉的生命，不在於計較贏得多少，而是失去的能否瀟灑放下。**

● **北風北，瀟脫的道別**：一個老哥在人生最後的日子裡，一一打電話給老朋友；「兄弟，我現在到了北風北啦！要下桌囉！」一生過的瀟灑風流，到了臨終仍不改談笑風生的本色。和老友的告別沒有痛哭傷感，只是相約來生再開桌一聚。

人生就像是一場賭局。隨時都在做決定，下賭注，論輸贏。有順

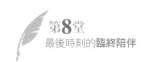

風有逆流,不到最後誰也無法預知終局。**而到了終局,也許會發現一切不過是過眼雲煙,上桌的都是過客,下桌後都是神仙。**走下人生賭局時,我們是不是也都能如此豁達?

● **與死神共舞:**我們不能選擇不要死,不想死,死亡是人生最終的宿命。那麼與其被死亡嚇得失去希望,何不勇敢而瀟灑地與死神共舞呢?**被死神召喚之前的每一天,自己還是活著,就去做活著的時候想要做的事,該做的事,想要完成的願望和心願,直到最後一天!**

在先進國家,如果某天被醫生宣告得了絕症,他們做的第一件事,是安排旅遊好好的大玩特玩。他們多半不傾向於浪費時間在無效延命醫療中掙扎,而是在死前的每一天活得燦爛多彩,笑著離開!我們不能選擇死亡,但可以選擇勇敢的無視死亡,快樂的活出死前的每一天。

♡ 臨終的人,是我們最好的人生導師

在臨終親友面對生死掙扎的過程裡,我們看到了生命的脆弱,也看到了生命的可貴。**看到人在經過肉體的折磨和精神的恐懼,最後接受了走向盡頭的生命,而能自我解嘲平靜祥和的站上生命祭壇,細數人生快要來不及說出來的愛、抱歉和原諒。**到了死亡前的那一刻,反而一切變得沒那麼可怕。

切身陪伴過至親從衰老走向死亡過程的人,更容易了悟生命的意義。臨終者用自己作為教材,讓我們親自觸摸和感受生命的起落,為我們上了一堂最真切的生命教育。生命的真諦,在於感受緣起緣滅的自然韻律。這是個需要時間從痛苦中體會的人生功課。

如何和長輩談
身後事

- 淺談：死亡話題

- 淺談：遺囑

- 淺談：安老財務規劃

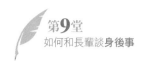

♡ 淺談:死亡話題

在中國人的傳統觀念裡總是把死亡當成禁忌話題,一提到相關的話題便會覺得晦氣,不吉利。尤其是當長輩年紀越大,就會越不想面對死亡,而年輕一代更是怕跟長輩們提及死亡會被罵翻:「你們是不是就想要我早點死啊?」

年輕人不談,覺得離死亡很遙遠;中年人不談,覺得不急有空再說;老年人避談,因為越老越怕死,談死不吉利,但是死神總是不按牌理出牌,人生的悲劇或禍事總是在不預期時來臨。因為從來不敢談死亡,所以意外永遠是突然降臨,完全讓人措手不及,有半數以上的逝者,沒有留下遺囑遺言。

◎把死亡當成日常的話題

在家居生活裡,要及早試圖習慣把死亡當成飯桌上或茶餘飯後的話題,把死亡當成人生很自然的一部分。當然直接把死亡帶上飯桌一定太突兀,所以要從生活的日常中找尋間接切入的機會。

在家居生活裡,若是聽到家人直接把死亡話題帶上飯桌聊天,一定會讓長輩或家人感到不愉快,但是生命終點並不是我們任何人可以左右的,每個人都應該學習把死亡當成人生自然的一部分,面對善終也能達成無憾的心願,或許家人之間可以練習從生活日常中找尋間接切入的機會,及早試圖把死亡當成茶餘飯後的聊天話題。

子女們最好是趁著父母身體健康,無病無痛的時候,很自然地去談論生死議題,例如預立醫療決定、遺物安排、喪葬儀式等事宜。人

都是越老越怕死，越多病痛越不敢去面對死亡，越擔憂越會影響身體健康，何不拋開慣性的思維，即使是生命走到盡頭，也能從容面對，與家人安詳共度最後的時光。

◎從新聞事件、專題影片、電視劇切入話題

通常家人碰到面最多的場合，多半是在平日的飯桌上，或者是家庭聚餐的時候。很多家庭聚餐都是邊吃飯邊看電視。我們可以在新聞中的突發悲劇意外死亡事件點出話題，反問家人如果是自己面對意外時，若沒有事先做好準備，我們會不會臨時手忙腳亂，甚至造成家屬的爭吵與遺憾？

如果死者來不及跟家人道別，那家人應該會傷透了心？如果他都沒有先交代身後事如何安排，他的家人應該會不知道怎麼處理？如果他預先跟家人交代最後想說的話，他和家人彼此都不會有遺憾。

在日常融洽的生活中，自然帶出一個關鍵話題。藉由討論別人的死亡事件，設身處地的去假設；如果自己是死者，會希望怎樣的死亡方式，該不該預先寫好遺囑，先留下想跟家人說的最後道別，想不想被急救，要不要找好醫療代理人，用開放式問句詢問父母及家人，你們覺得呢？如果是你會怎麼做？覺得怎麼樣才能更好？

其實討論的內容，雖然是別人，但是父母順其自然說出來的，卻是自己想要的方式。

在電視或網路平台上，也可以找到很多關於探討生死的紀錄片、重病、罕見疾病、癌症、安樂死等等話題做深入探討。可以在家人共

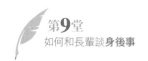
同看電視時拿出來播放。一個有深度和內涵的紀錄片，可以提醒家人該及早規劃自己最後的道路。

◎親友亡故的例子

親友的亡故案例是最有力的教材，因為熟識，而會更有感觸。可以嘗試用親友死亡的訊息，開啟一些連帶而來的問題；他們有沒有事先做些規劃？離世之前有沒有疾病纏身飽受折磨？有沒有簽醫囑和遺囑？如果沒有交代清楚後事，那麼家人是不是會感到很困擾？不論是正面還是負面的教材，親友的死訊都是最適合引用並且最深有所感的案例。

可以從晚輩的角度開啟話題；如果是長輩危急時，他們的子女要怎麼做，才能避免因為自己的恐懼和不理智，反而可能讓父母受更多罪。而父母能為子女做什麼？就及早告訴子女，做父母的希望子女屆時該怎麼做，不讓子女為難，也讓自己可以安心。

◎分享自己面對身後事的規劃

如果開口就直接問老人家有沒有寫好遺囑，多半會立即換回個白眼。而我們可以用自己當做例子：「有個同年紀的朋友前幾天發生一場車禍，什麼都來不及跟家人交代就這樣走了，好可怕！我才不要和他們一樣什麼都沒準備！我已經趕快把遺囑及醫囑都寫好了！等下跟大家報告一下喔！」。

遺囑及醫療意願、人生願望等等，都早早地先寫得一清二楚。要讓長輩警覺到；明天和意外不一定哪個會先到？下一分鐘不一定是日

常還是無常，沒人知道自己還有沒有明天？並不是只有老人才需要預做人生最後的準備。

先談自己身後的安排，列出我的願望清單，和最後想跟家人朋友說的話，並和父母家人分享。迴避掉遺囑之類的字眼，其實願望清單的某些部分實質上就是個更柔軟有溫度的遺囑，是可以讓父母慢慢接受的第一步。

◎寫給子女的一封信

請父母嘗試寫寫自己的人生回顧，並把想跟子女認真說的話寫下來。有時候會自然帶出一些最後想要交代的事，而這等於就是比較感性的遺言。當情緒和心理準備都進入狀況了，就可以引導父母加入些更實質的交代內容。

子女可以利用自己的生日，要求父母寫一封給自己的信當做生日禮物。信中要寫從小到大的往事，對自己的期盼，期望自己的未來。這就是個溫暖的起頭。接著就可以請父母也寫下他們的過往，人生的回憶，以及老後有什麼想法或規劃。

◎邀請親友一起談死後

邀請親朋好友聚會，並一起輕鬆地談談身後事，如果氣氛到位，可以建議大家一起嘗試寫寫遺囑，大家還可以交換意見心得，會是比較輕鬆的心情下寫出遺囑草稿。如果和家人一起來嘗試寫寫最後想說的話，想做的最後安排，比較不會讓父母覺得太有針對性。

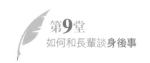

可以事先和親友達成共識，在聚會或飯局中輕鬆的帶入這個話題。如果都是年齡相近的長輩，在同儕意識中更容易心有所感，而可以在談笑間輕鬆地各自抒懷談談生死大事。

◎和父母一起計畫和安排身後事

可以拿自己當做目標，因為自己覺得先安排身後事和最後的人生計畫很重要，可以請父母給些建議，和自己一起做身後規劃。誘導父母也可以分享自己對身後事的想法，一起做身後計畫。

如果經過誘導，父母願意分享自己對老後的安排和面對死亡的想法，下一步再伺機切入關於財產分配和安排的話題就比較容易水到渠成。也許遺產很多人都是死後才會公布，但至少要能提醒長輩把遺產的安排付諸文字。

◎不要急於開口談財產怎麼安排

先談活著的時候想怎麼快樂的過下半輩子，談財產總是個最敏感的話題。除非一個人已經做好完全的心理準備，否則寫遺囑的過程可能會需要很多階段。談到財產問題通常到了最後自然寫出來最好。

◎在長輩生病時引導規劃身後事

當人處在重病中，總是會比較認真思考身後的問題，所以當父母在生病時，提出自己的恐懼，怕做錯了安排。這時可能是個打開身後事話題的時機。

長輩生病時，委婉地表明，很害怕有一天如果父母被病痛折磨，做子女的一定會很驚惶失措。請爸媽說一下自己的想法，如果有朝一日發生了，告訴子女該怎麼做。

◎當長輩自己談起身後事，傾聽別阻止

我們總是在長輩談起身後事時，會打斷長輩別說不吉利的話。其實父母主動願意談身後事是最好的時機。

老人自己想談身後事，如果老人自己沒忌諱願意談生死大事，千萬別打斷叫老人別想太多，讓他說完自己的想法，最好也確定下次能否具體文字化的時間，可以最後再正面的鼓勵：「你們身體好的很，沒問題的！但現在能預作準備更好，你們可是走在時代尖端，比大多數老人都勇敢喔！」

◎全家一起去聽關於生死的演講

生死哲學由家人說出來既沒有公信力，還會有是否需利害迴避的顧忌，所以帶著老人一起去聽學者專家的演講，由專業客觀的人士來談生死。

對於有信仰的人來說，一些在宗教的領域提及關於生命與死亡的論述，更容易被接受。另外有些人生哲學的大師，也都會從人生哲學的角度去闡釋生命和死亡。專業而被公認的大師談生死，常常比我們更有說服力。

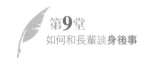
◎總結自己的心願清單

和父母聊天從回顧人生開始說起，最後問問還有沒有沒完成的心願。檢視自己還有無缺憾，列出清單，然後一一註記，已經完成的給自己一個讚。失去的給自己一個無所謂的笑臉，無法完成的就當垃圾丟掉，錯過的就聳聳肩揮手再見；而還沒有完成的就打上星號，這是在人生後半場還可以積極追尋再衝刺一下的目標。

有位朋友的父親生平最大的嗜好就是旅遊，而上了年紀的人出國旅遊不能不考慮健康風險，年輕人也要把旅遊意外都認真地放進考慮，所以可以在陪父母一起規劃旅遊時，提出大家最好都把該交代的全交代好，然後大家都可以無罣礙的享受旅遊的歡樂！在歡樂的氣氛中更能輕鬆地完成身後事的交代。

◎提早規劃人生的最後一哩路

人一生都在做計畫，而總是被忽略的，是規劃自己人生的最後一哩路。

有人認為，最後都要死了，還要計畫個鬼啊？其實人走到最後，可能因為病痛和虛弱而無法掌握生活，反而是最容易荒腔走板的一段歷程，所以提早規劃自己人生的最後一哩路，才能讓人生畫上完整的休止符。

「你神經病啊！年紀輕輕，活得好好的，說什麼不吉利的話！」、「呸！呸！呸！，說什麼晦氣的鬼話！別再說了！」

在我寫好遺囑簽完放棄急救 DNR 和自主醫療決定書之後，我很興奮的和朋友分享，總會遭到奚落指責。在社群媒體 Po 文談到我的人生最後計畫，也總是少有回應，甚至很多人連讚都不敢按，好像深怕按個讚就會沾上霉運一樣，避之唯恐不及。這讓我很訝異，即使是離老年不算遙遠的中年族群，多半還是沒辦法接受去面對死亡這件事。

除了自己的意願，很多人的自主意願還會受到家屬的牽絆。

「你就這麼想死，把我一個人丟著不管了是不是！？」即使自己有勇氣面對生死，但也常常受到伴侶的強烈反對。

年輕世代的人也都逃避生死議題。難怪很多老人都沒有及早交代後事。有個朋友因為照顧失智失能的父親長達 10 年，兩代人都飽受煎熬。他就對自己的孩子說：「有一天當我到了這個樣子，就讓我早點死，少受點痛苦的走。」沒料到他的孩子竟然堅定地回答他說：「**當然不！我一定會救你救到底，怎麼可以讓你隨便死掉呢！我會這麼不孝嗎？**」

這孩子也許只是試圖安慰父母，孝心的表態，還是認真的這麼想呢？是對生命課題的生疏，還是對生死的理解仍停留在「讓父母活著就是孝順」的認知呢？

面對死亡，我們都需要時間去內化和領悟。其實年輕人多半沒有足夠親身經歷至親死去的過程和經驗，所以不能要求他們能夠對求生不得、求死不能的老病痛苦有深切的認知，所以帶著家人一起學習生命議題是很重要的人生課程。

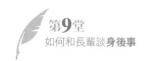
♡ 淺談：遺囑

中國人的傳統觀念裡總是把死亡當成禁忌話題，一提到相關的話題便會覺得大多數的人是怕死的，而且隨著年紀越老越怕死。也許是嘴巴上可以說的對死亡看得多開，多麼視死如歸，而在內心深處，人都會隨著年紀越來越恐懼死亡。老人年紀越大自己會越忌諱提及死亡，子女更是不敢對父母提起和死這個字有關係的任何字眼。**有超過半數的老人亡故前都沒有立下遺囑醫囑，也沒有和子女談過相關問題。**安排養老不只是居住環境而已，更重要的是面對終老與身後的安排。

所以安排養老的心理建設和安排，對於身後事的交代是越早越好。趁年紀和身體還行，在死亡離自己好像還很遙遠時，面對死亡你會有較大的勇氣，把遺囑、DNR 放棄急救與預立自主醫療意願和遺囑醫囑委託人或執行人，期望的告別式模式，都全部訴諸文字和法律認證。

◎如何寫遺囑

遺囑是一門嚴肅的法律和財產分配的大議題，所以僅此略述關於遺囑的基本概念。

● **遺囑一定要親自手寫、親筆簽名，註明日期。**法律效力等同公證遺囑。打字的不行，寫在社群媒體的也不算，錄音錄影不算是法律認定的有效遺囑。有修改最好重寫，或於一旁簽名註明修改。

● **遺囑指定遺囑執行人**，通常是選擇信任的親友或繼承人之一，也可找律師或會計師擔任。如有指定遺囑執行人，就可依遺囑內容直接辦理相關手續，不必經過全體繼承人同意，可省去不必要的麻煩。

也可以找遺囑保管人，屆時交由執行人執行。執行人不受繼承人限制，繼承人也不得妨害執行人的工作與遺囑有關的遺產，其管理與處分權屬於遺囑執行人。

● 有封緘的遺囑需在親屬會議或法院公證處開示並做成記錄，在場者需簽名。拋棄繼承需要在自己被告知時起算三個月內，書面向法院申請，同時通知其他順位繼承人。遺囑見證人不能為利害關係人，如繼承人和受證人及其配偶和血親。

● 遺囑公證要準備兩份遺囑，以及相關證件、權狀、法定繼承人的戶籍資料。

◎遺囑的種類

● 自書遺囑：全文手寫，註明年月日，並親自簽名。如有塗改增刪，應註明字數並另行簽名。

● 公證遺囑：二名以上之見證人，在公證人前口述遺囑，由公證人宣讀經遺囑人確認後，註明日期，並由公證人見證人及遺囑人共同簽名。遺囑人若不能簽名可按指紋代替。

● 密封遺囑：遺囑簽名後將其密封，並於密封處簽名，指定二名見證人，向公證人陳述其為自己之遺囑，非本人親筆，陳述繕寫人之姓名住所，由公證人於封面註明，並與見證人遺囑人共同簽名。

● 代筆遺囑：指定三名見證人，遺囑人口述，見證人之一代筆宣讀，然後全體簽名。

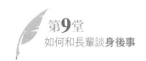

● 口授遺囑：遺囑人因生命危急等不能以其他方式寫遺囑，可口授遺囑。指定二名以上之見證人，見證人之一筆記並由全體見證簽名，過程可全部錄音錄影並密封保全證據。（當遺囑人可以其他方式完成遺囑時，口授遺囑三個月後失效）

● 遺囑依法律效力的先後，依次為公證遺囑→代筆遺囑→自書遺囑→口授遺囑。見證人多優於人少，但未成年，受監護或輔導宣告者，繼承人，受遺贈人及其配偶或直系血親，見證人之同居人助理人受僱人，不能擔任遺囑見證人。

重要：及早寫下自己的第一版遺囑！很多人都覺得還有很多事沒想清楚，法律也不懂。等自己都確定了再來寫。而老問題又來了；我們誰也不知道明天和意外哪個會先到。不要等到意外發生時而你什麼遺言都沒交代，空留給家人最大的遺憾。

很多不絕對相關法律或財產問題的可以先寫。對至親子女最後的交待遺言，身後一些非絕對相關財產的安排也可先寫。身後喪葬的安排也可以先寫。有粗略想法的財產安排也不妨先寫出來。遺產執行人等都可以預先找好寫下來。只要是親筆手寫簽名和日期，這就有最基本的遺囑效力。遺囑可以隨時修改，有了第一版的輪廓你就會認真一點的去請教律師，對法律和財產的合法適法更進一步確認。就算到最後這份遺囑，還是有部分法律衝突或疑慮，也總比什麼都沒寫要好。

◎遺產注意事項

● 財產繼承順序：如 1.直系血親卑親屬、2.父母、3.兄弟姊妹、4.祖父母。

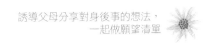

● 注意子女特留分的法律規定（**法定應繼份為 1/2**）。

● 生前贈與須問清楚贈與稅和遺產稅等相關問題。如生前贈與子女，須約定對父母之撫養義務，若子女棄養，父母可依民法撤銷贈與。

● 未婚同居伴侶的保護，立遺囑可指定伴侶為遺囑執行人。

● 人壽保險，若是由伴侶為收益人，不受特留分的規定限制。

※ 相關法規仍請諮詢專業人士。

淺談：安老財務規劃

台灣平均壽命約 80 歲，退休後至少要有二十年左右的財務預備。退休後要考慮的支出主要是生活費、醫療費，以及房產相關規費及維護費用。

假設每月生活＋醫療開銷五萬元，20 年就要一千多萬。很節省的開銷每月大約二萬五千元，20 年也要六百萬。一般認為最基本也需五百萬才夠保障退休生活。

很多人更擔心老了以後養老的錢被詐騙，或是被家人子女挪用。怕老了失智了不知怎麼處理財產，所以及早找尋理財顧問諮詢，幫助自己重新審視自己手中的財產，預做未來的規劃。靈活運用手中的資產和參考理財的各種方式。養老財務規劃有很多種方式，以下僅淺談幾種老年理財的選項：

◎財產信託

信託是可自主而有保障的財產管理方式。委託人可將財產託付給

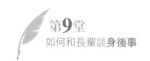
受託人，按照契約將財產分配給受益人。管理權在受託人手上。現金和不動產或變賣都可以在信託契約中載明。委託人與受益人是同一人叫做自益信託，不同人就是他益信託。

●**安養信託**：信託財產包括金錢、不動產、有價證券、保險金等、信託的錢可以放定存或投資。委託人將財產轉移給銀行為受託人，依契約管理財產，支付給自己，家人，子女或想照顧的人。當委託人把資產交付信託，財產就會歸到銀行底下，達到資產隔離的效果。委託人不能任意動用信託裡的資產，也不能拿房子擔保借錢，不肖子女或詐騙集團很難下手。

信託可約定固定給付生活費，特別給付醫療費或安養中心、繳稅，以及財產傳承。以房養老的貸款也可以結合信託及年金保險等方式，確保專款專用保全資產。受託人如破產時，對信託財產不得強制執行。

年滿 55 歲即可申辦。獨居者可選任社福機構為信託監察人。

●**三合一信託契約**：不動產保全＋生存保險金＋安養信託。多重保障把關自己養老的財產。

●**傳承信託**：成立子女信託專戶，利用每年二百二十萬贈與稅免稅額度，逐年贈與資金。

●**遺囑信託**：立下遺囑經公證，再到銀行辦理遺囑信託，指定遺產執行人和信託監察人。過世後遺囑信託生效，資產交付銀行依契約交付受益人。但特留分不能改變。

●**保險金信託**：指定保險受益人的領取用途。監護人不能決定如何使用。人壽保險也可做傳承工具，可跳過民法特留分的限制。

● 信託大約費用：

1. 簽約金：千元至萬元之間，遺囑信託則會視複雜程度，在數萬至十幾萬都有。

2. 管理費：信託財產的 0.2%～ 0.5%，信託本金存銀行定存可抵扣年費。

◎以房養老

政府自 2013 年起，推動不動產逆向抵押制度，也就是俗稱的以房養老。逆向抵押貸款是不動產活用的方式之一。有屋老人可用以房養老活化不動產獲得安養生活費，並選擇在自宅安老或是出租，自己去住養老院。亡故後貸款可由繼承人清償，繼承人以新借款人申請貸款，或出售償還貸款。

銀行讓年滿 55 ～ 65 歲的銀髮族 (各家銀行規定不同) 用名下房產向銀行借錢，每月定額撥款固定的生活資金。也等於把房子抵押給銀行，所有權和使用權還是借款人的。手續和貸款相同，由律師見證確認貸款人當時之行為能力。到期借款人或繼承人只要清償貸款即可。（例如：某銀行最高可貸七成，貸款期間最長 35 年，貸款期＋借款年齡須低於 95，可提前申請終止契約）

而房產區段好壞，屋齡新舊，都會影響鑑價後的貸款成數。也要注意以房養老每月實領是遞減的，大多銀行規定扣息金額上限是給付金額的 1/3，大約貸款到 10 ～ 13 年，實領金額可能減少為初領的約 2/3。超過緩繳的利息就遞延到房貸剩餘本金支付。

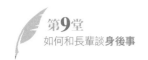

● 以**房養老結合信託**：每月撥款撥入安養信託專戶，固定給付生活零用金之外，累積於專戶內以備不時之需，抵押設定的不動產可以不動產保全信託防止詐騙或遭設定。遇特殊醫療費或安養費需求，可由監察人檢附單據申請部分返還信託資金。

◎即期年金（賣房養老＋安養信託＋即期年金）

如果不想用以房養老的方式活化養老資金，可以把房子賣掉，然後把錢存入保險公司。保戶拿一筆錢放進保險公司，下個月就能領年金。分月領、季領、半年領或年領，也可以搭配安養信託，保障資金不被挪用。

◎人壽保險

因為民法有特留分的強制規定，立遺囑人不能用遺囑去改變繼承權利。而人壽保險可以指定受益人把遺產給伴侶或其他人，不受民法特留分的約束。其他人無權干涉置喙。

◎退休投資

不少退休族會把退休金拿去投資或買股票，而賭的是人生可能是最後的養老金。專家建議轉投資的金額不要超過總資產的 20%。不論賺賠，都要給自己留下退路，但必須注意配息可能會吃掉本金。本息複利，本金才會變大。

■ 第10堂 ■

當二老
有一個先走

★日記29／如果有一天，家中的大樹倒了…

★日記30／患難見真情 表姊妹如天使降臨伸出援手

　•患難見真情，親友的支援陪伴

　•讓長輩加入銀髮團體重回社交圈

★日記31／在日照中心，看見老媽難得的笑容

　•寵物給老人無可取代的慰藉

★日記32／毛天使happy的慰藉，沒有「人」能取代

日記 *29*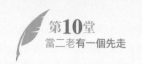

如果有一天，家中的大樹倒了…

看護半夜突然打電話來大聲求救：「哥快來，爸爸跌倒了！」我急忙地衝去爸媽家，看到老爸跌坐在浴室的地板上，看護和老媽都扶不起來。老爸看到我，擠出一絲微笑，把顫抖的手伸向我求助；「老囉…」這是老爸習慣自我解嘲的用語。

看到跌坐在地上瑟瑟發抖的老爸，我突然心中一陣酸楚。曾經英姿畢挺的老爸，也經不住歲月的踩躪，在風燭殘年中漸漸黯淡僅存的微弱光芒。我握住老爸的手，跪下來雙手環抱著老爸的腰；「沒關係，我扶你起來！」檢查了一下，還好這次跌倒沒受什麼傷，雙手環抱將老爸扶到床上休息。

近半年來，老爸半夜上廁所摔跤的次數越來越多了。請他穿紙尿褲，老爸不願意也不會記得。我隱約感覺到，老媽依賴了一輩子的這棵大樹，我們一家人一輩子依賴的支柱，已經快要無法再為我們遮風擋雨了…

相守了一輩子的父母，年紀越大兩個人更是互相依賴。

但如果有一天，大樹倒了…

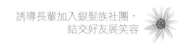

日記 *30*

患難見真情，
表姊妹如天使降臨伸出援手

老媽剛動完第二次髖關節手術，老爸離世了。老媽慢慢清醒恢復了精神就開始問老爸在哪裡？這是我一直擔心而終於發生的事。我完全不知道這時候該怎麼安慰和陪伴老媽⋯

其實老媽這時候最需要的是家人以外的親友陪伴，來分散她的注意力。我試圖聯絡老媽的朋友，卻都是蜻蜓點水的來探望一眼交差了事。而正在我不知所措的時候，天使出現了！

表妹淑芬這時打個電話來關心，知道我的煩惱之後，表妹通知了渝君表姊立刻趕到醫院來陪伴老媽。從老媽手術後住院休養，出院回家之後的復原，然後我安排老媽到日照中心去上學，前後三四個月的時間，渝君表姊幾乎每一天都來陪伴老媽一整天！在人最孤立無助的時候，才能夠深刻體會，什麼叫做患難見真情！

對表姊、表妹的感激無以言喻。只能感謝上帝，適時派遣來的天使，幫助我度過那段人生最低谷的難關。表姊、表妹，謝謝妳們！

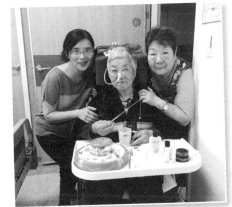

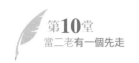
♡ 患難見真情，親友的支援陪伴

在爸媽同時入院，老媽才動完手術時老爸辭世，我最擔心的一天終於來了，二老有一個先走，我要怎麼安撫另一個傷痛欲絕的老人呢？

感謝上帝的慈悲安排。表姊妹適時的出現，在我不知該怎麼安慰喪偶的老媽，在我最恐慌無助的時候幫助我轉移了老媽的注意力。在我最焦頭爛額的時候，幫助我度過最不知所措的難關。人只有在經歷患難時，才能見到真情。對如天使般出現的表姊妹，我永遠感激！

♡ 讓長輩加入銀髮團體，重回社交圈

老爸過世後，該怎麼安撫喪偶的老媽呢？

為了讓老媽轉移注意力，我帶著老媽參加老人團體，是我當時能想到最好的辦法。感謝朋友的提醒，送老媽去日照中心上課，幫了我很大的忙！日照中心有專業老師和熱心的志工逗老人開心，安排一整天的課程，從遊戲、園藝、剪紙、賓果等康樂活動，讓老人沒有閒下來的時候，白天忙了一天，回家也比較好睡。

有些區里也有銀髮團體或社福組織，幫長輩安排到老人群體中重回社交圈，擺脫憂鬱或悲傷。日照中心的社工說，最難的是帶老人出門的第一步，因為老人不喜歡陌生環境和人。只要帶過來，七成老人會喜歡上活潑的上課環境，交到同齡朋友。

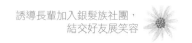

日記 *31*

在日照中心，看見老媽難得的笑容

當老媽失智傾向越來越嚴重，我開始手足無措。這時有朋友介紹，可以考慮送老媽去日照中心。聽到日照中心這幾個字就令我很反感。直覺就是個老人不能動了，送去躺著的地方。但朋友一再強調；不是啦！你去看看就知道了。

做了一番功課，帶著好奇的心態第一次帶著老媽來參觀日照中心。離開後我問老媽感覺怎麼樣。不料老媽冷冷的回說：「這就是家裡沒人管的老人，丟過來的地方啊！」回家後我不敢再提一句關於日照中心的字眼。而老人的退化和變化，常常就像溜滑梯一般，讓你措手不及。

不到三個月，老爸過世，老媽摔斷髖關節動了兩次手術之後，體力和智力都大幅退化，必須靠輪椅的老媽根本就被日照中心列為拒收對象。好不容易拜託到一間日照中心，同意讓我們帶著看護一起照顧坐輪椅的老媽，才勉強接受我們的申請。

在日照中心經驗豐富的老師與親切的志工照顧之下，我看到了老媽好久不曾見到的開心笑容。

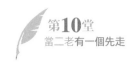
寵物給老人無可取代的慰藉

　　老人的生活常常是空乏無聊的。子女往往已經成家立業，沒辦法常常陪伴老去的父母。只希望子女平時偶爾能親切的打個電話問個安聊聊天，其實對很多老人來說都是奢求。

　　寵物不會嫌你囉嗦嫌你煩，不會跟你吵架也不會回嘴。不會在乎你有沒有錢，不會怕你有老人味。偶爾你打牠兩下，牠還是會搖著尾巴黏著你撒嬌。也不必用大餐賄賂牠，一把狗飼料牠就對你忠心耿耿。

　　寵物能給老人的慰藉甚至是人無法給予的。子女獨立了不會再依靠老人，而寵物永遠把主人當成牠的全世界。會希望你抱抱，希望你給牠抓抓癢，你看電視時牠總是會窩在你的腳邊守護著你。你帶牠出門去逛大街，牠就會腳舞足蹈的像是得到了全天下的幸福。寵物讓老人重新有了被需要的滿足感，也讓老人不再感到孤單寂寞。

　　尤其當老爸過世後，我們家的小天使 happy 超越了人類所能，擔起了安撫老媽的重責大任，撐起了我家瀕臨崩塌的一片天！

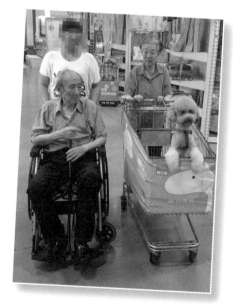

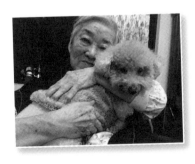

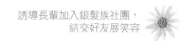

日記 *32*

毛天使 happy 的慰藉，
沒有「人」能取代

從 happy 來我們家之後，立刻成了老媽的最愛。happy 陪著我們逛公園、上賣場、一起吃下午茶。牠是我們家的歡樂潤滑劑，也是我們家不可或缺的一份子。happy 在我家最艱難的時候，給了我媽沒有任何人可以給予的慰藉。

老爸過世的同個時間，老媽摔斷了髖關節在醫院動手術。我最擔心的事情發生了：當相伴相守一輩子的二老有一個先走了，我要如何去安撫另一個喪偶的老人呢？

到了老媽出院當天，我整個人都七上八下忐忑不安。在回家的一路上，老媽還在一直說：快回家，老爸在家等我了。聽到這句話我整個心都沉到谷底⋯天啊！如果回到家瞞不過，我要怎麼辦，我完全不知道怎麼安慰老媽呀⋯⋯

越接近家門，我冒著一身冷汗，緊張的幾乎能聽到自己快窒息了的快速心跳⋯

到了家，我硬著頭皮把家門打開。

這時，小天使降臨了！

happy 超級誇張的跑步衝過來用力地跳上老媽的輪椅，賣萌對著老媽又親又舔。然後跳下去瘋狂的在客廳繞了一圈，再

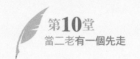

次跳到老媽的身上狂親狂蹭，然後再跳下去跑了一圈，再跳回老媽身上瘋了一樣的撒嬌。這個沒有人做得到的歡迎儀式可以持續十幾分鐘不停，其實 happy 都跑到喘不過氣來了，他還是繼續給老媽最熱情的迎接儀式！

奇蹟就這樣發生了！被 happy 幾波熱情衝撞得頭昏眼花的老媽，緊緊的抱住 happy 又親又吻，完全忘了詢問老爸這件事。而這個奇蹟時刻，在之後的每一天都持續重複的上演！

為了不讓老媽閒下來可能胡思亂想，我找到一家日照中心送老媽去上學。每次去接老媽放學時，老媽都會問：快回家，老爸在家等我。每次聽到這句話，我都只能忐忑的敷衍老媽幾句。一回到家 happy 永遠不會讓你失望，依舊用跑百米的速度衝到老媽的身上熱情磨蹭狂舔，每一天都像看到多年未見的主人一樣給予老媽最盛大的歡迎！

等到 happy 跑到喘不過氣，我把 happy 抱起來放在老媽懷裡。在日照中心累了一天的老媽，常常抱著 happy 就睡著了。happy 也就乖乖地躺在老媽懷裡陪著老媽。

直到老媽過世，我一直讓老媽相信，老爸還在她身邊不曾離開。

在家最困難的時候，永遠給老媽無比慰藉的 happy，我永遠感恩在心。

謝謝你，happy。

■ 第11堂 ■

不得不
送入機構的那天

★日記33／昏迷中的老媽突然被醫院丟包了！

　　•機構依失能程度區分類型

　　•生命尊嚴的兩難抉擇

★日記34／一床難求，被羞辱的我只能忍氣吞聲

　　•對父母最沉重的承諾

　　•老人最後的期望：回家

★日記35／想回家，而家卻那麼遙遠…

★日記36／老媽生前最後一句話：我想回家

日記 *33*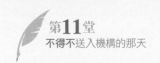

昏迷中的老媽突然被醫院丟包了！

老媽突然中風，完全不省人事。由於是在接近腦幹中央的腦溢血，造成老媽在醫院治療的幾個星期裡一直是處於昏迷不醒的狀態。有一天主治的內科醫生突然來通知我們，你母親目前的狀況已經穩定了，我們能做的也就是這樣，明後天你們就可以準備出院了。

蛤？我當下完全愣住傻眼，腦中一片空白：醫生你是…你是開玩笑的吧？！我媽現在都還是昏迷狀態，你現在跟我們說我們可以出院了，我…是叫救護車把我媽抬出去？要開到哪裡去？送回家等著餓死嗎？以前我媽是可以自行進食的，而現在還是完全昏迷狀態呀！

她現在完全需要依賴鼻胃管餵食，還需要抽痰、化痰器等一堆我們沒用過的東西，而且我們根本沒經驗，也不知該怎麼做，醫院卻叫我們自己想辦法把還在昏迷中的病人帶回家，難道醫院沒有什麼協助小組可以幫忙的嗎？

醫生聳聳肩，醫院能做的就是這樣！沒什麼可以幫忙的單位，這樣吧！再多住兩天，我叫護理師教你們怎麼使用鼻胃管和抽痰器呼吸器，然後你們可以自己試試看帶回家照顧。

這樣的回答讓我再次吃驚的合不攏嘴：你叫我們在兩天之

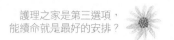

內就學會如何灌食、抽痰，然後就可以自行將昏迷病人帶回家？醫院的態度擺明了就是出院後，不干醫院的事，你們自己想辦法。

這時隔壁床的看護看我整個呆住了，提醒我趕快找一家護理之家送去，你們自己沒辦法啦！在隔壁陪病家屬的提醒下，我開始倉皇的搜尋護理之家和安養院的資料，在那兩天瘋狂的打電話四處找護理之家，才知道台灣的護理之家到處都是一床難求，結果幾乎都是滿床的！當下著急如熱鍋上螞蟻的我，想著如果都找不到有空床的護理之家，難道我就要帶著老媽一起走投無路嗎？

完全不可想像，幾年前同樣的一家教學級指標醫院，讓我父親過世前幾天，還特別安排了單人病房，讓我們家屬方便探視並給予我們最貼心的體諒，讓我滿心感激。而今天同一間醫院不同科別的醫生，卻在家屬毫無準備不知所措時，粗暴的就要把我媽丟包趕出醫院了，我永遠不會忘記，那個醫生一臉不在乎，聳肩離去的表情。

後來我搞懂了；對於醫院而言，這種重度中風的病患，既很難治癒，又沒有立即死亡的可能。醫院並不認為治得好或值得浪費時間，繼續住下去健保也可能不給付。這就是為什麼老媽在急診室躺了三個星期，都沒有任何科室的醫生願意接收，因為這類病患最難處理。也許他們認為，這樣的病人應該回去等死，就是最好的結果。

後來在表妹的協助下，好不容易找到一間護理之家恰巧有剛空出來床位。我們匆匆辦理了入住手續，才終於安下心，不至於讓老媽餓死在家裡。安頓好老媽之後，我才想起；曾經堅持不會送爸媽去養老機構的我，直到今天才徹底體悟，原來面對人的老弱病殘，我們是多麼無能無助⋯老媽，對不起，我不得不讓妳住進護理之家，對不起⋯

慌亂間倉皇被趕出院，好不容易找到護理之家安頓老媽。後來才慢慢知道，各醫院早就成立了協助出院準備小組，只是依院方態度而未必功能完備。另外家屬需要及早跟政府長照機構聯繫，了解政府有什麼照顧資源可申請，有什麼設備可補助，或住居地的地區服務機構能否提供政府或民間照服服務。問題是；誰能預知家中長輩什麼時候會中風癱瘓？什麼時候會突發重病？

老人在首次重病時，八成以上的家屬都不會知道該怎麼辦？或該找什麼單位求助。在家中長者沒有立即需求之前，大部分的家屬，甚至不知道長照的內容是什麼？可以尋求什麼樣的資源。遇到家人重病，家屬全都忙得焦頭爛額，也往往來不及蒐集資訊，甚至不知道去哪裡可以尋求協助。

照顧老人的複雜和沉重超乎多數家庭自行面對的能力，多數的家庭都只能瞎子摸象，在一直嘗試錯誤中摸索自救的路。任由毫無概念

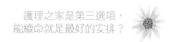

和準備的家庭自行摸索學步，往往只會造成多數家庭茫然無措地走向困境，讓老人在錯誤或不適當的安排下陷入悲劇。

「你們這些不肖子啊！竟然要把我趕出家門不要我了！要讓我孤零零死在外面是吧！？」不願意被兒女送去安養院的老人大哭大鬧尋死尋活著。

其實這背後可能又是一本家家難念的經。老人的健康狀況失智失能程度已不能自理生活，子女有各自工作和家庭的困難與壓力，或是子女之間對安養院抱持不同態度時，最後不是某個最看不下去的子女獨自咬牙扛起照顧責任，就是大家既然無法達成共識就全都擺爛不管，最後只能把老人送去安養院自生自滅。

當然更多是迫不得已的選擇。當長輩病況到了嚴重晚期，可能是三管狀態，必須 24 小時專業照顧，或是失智到了中後期，生活嚴重失序到照顧家屬筋疲力竭撐不下去的階段，這已經不只是家裡多個人飯桌上加副碗筷那麼簡單，而是可能讓子女的工作和家庭及生活都會產生巨變，甚至被拖垮的兩代危機。**在家照顧還是送進機構？常常是照顧家庭兩難的抉擇。**依據不同的家庭經濟條件、照顧人力和長者不同的老化階段，每個家庭都需要不同的規劃。

照顧家庭要先評估家庭的人力、財力、環境空間，然後搜尋社會和政府資源。最後依長者老化程度，評估在長者還有自主行動能力時的初期照顧準備。中期階段長者開始漸漸失能或失智，無法全面掌握自主生活的大小事，但還是可以享受生活的樂趣。依輕重程度不同，可以考慮僱用看護協助照顧。到了照顧晚期長者重度失智失能，靠管路維生，必須完全靠外力協助才能處理生活種種細節，就必須考慮是

♡ 機構依失能程度區分類型

A. 安養中心：以收納有自主行動能力，且基本能自理生活的老人為主。
B. 養護中心：有意識，但無自理能力需輔助照顧的長者。
C. 長照中心：有慢性病需長期醫療服務者。
D. 護理之家：需 24 小時照顧的三管病患。
E. 失智照顧機構：專門收納失智長者。

否送往養護之家或護理機構。

選擇機構和看房子一樣，最好白天、晚上和假日都去看一次。不過很多機構不開放參觀，所以未必能看得到全貌。觀察的指標則是檢視入住老人的反應、老人的活動、老人的外觀及身上有無異味。

現實上養護和護理機構多半一床難求，更別說還能挑選。求過於供的結果，就是機構不會去在乎改善品質，做的品質再差也還是滿床，根本不需顧慮市場競爭的問題。家屬唯一能做的就是要經常前往探視。對於家屬會來探望的，機構還比較會多關照一下，不至於太離譜。

生命尊嚴的兩難抉擇

面對還活著卻失去自主生活能力，甚至需要靠管路維持生命的長者，一般家庭已經超出了他們能夠自己照顧的能力範圍。這時家屬只能選擇送去機構，再糟的生活品質和環境已經是其次，至少長輩能有最基本的照顧和護理，能夠活著就好。至少不是死在家裡，不是死在自己手上。在面對生命的尊嚴和死亡的恐懼之間，大部分家屬在可以有第三選項時選擇送進護理之家。

護理之家最大的功能，就是讓老人活著。這也是護理之家存在的目的和工作的目標。在護理之家確實可以比在家照顧「活得更久。」活著，成了照顧的最高標準時，選擇「安全」和「安心」，是家屬難以被苛責的理由。

在機構能照表操課提供餵食、盥洗等基本照顧需求，相比在家照顧可能家人或外籍看護出錯的機會更高。緊急狀況時隨時有專人可以送醫處理，家屬至少不至於因長輩在家而 24 小時擔驚受怕。就算是機構照顧失當出事，至少不是在家裡發生問題，照顧者不必自己承擔所有罪責。當失能長輩還能夠活著，家屬多半不忍心放棄。就算家屬有放手的勇氣，卻不一定能承受來自其他親友多事的責難，而選擇繼續讓老人能活著就好。

而長輩的內心怎麼想呢？每天醒來發覺自己在陌生單調的環境裡，旁邊一床床都是無人理會的臥床老人，沒有隱私，沒有個人自由，只有在按時刻表來灌食、放飯及更換尿布時，會有人來機械化的匆匆完成工作，那是住民唯一和人接觸的機會。**有人形容護理機構的老人**

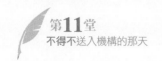
是三等公民：等吃、等睡、等死。這就是個餵飽等死的地方。而死亡在這裡卻是唯一的奢侈。

不得已選擇送入機構，而養老院或護理之家絕對不會是老人天堂。私營機構以賺錢為目的，只要能維持老人「活著」，就是經營最主要的宗旨。即使是公營的，可能為了經費考量人力外包，如果沒有完善的監督機制，粗糙的照顧品質是不必意外的。

機構內的老人四肢僵硬的、褥瘡的、骨折的…是屢見不鮮的常態。經濟能力允許的會另外自僱看護，或定時外送去做做復健，但也是極少數。久病無孝子，慢慢的家屬來探望的次數越來越少，來的時間也越來越短，對於看到粗糙的機構環境也只能睜隻眼閉隻眼，甚至眼不見為淨。因為家屬也沒有更好的選擇。

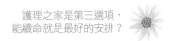

日記 *34*

一床難求，被羞辱的我只能忍氣吞聲

把媽安置到護理之家後，由於我幾乎每天都會來陪陪老媽，慢慢地就發現了這家號稱五星級的護理之家，其實光鮮的表相之下，實際上都是粉飾出來的假象。

也許是為了節省開銷，或是僱不到台籍看護，這裡有 2/3 的工作人員都是外籍。很多都是剛到台灣上課沒幾天所謂護理教學就送來直接照顧老人。護理站會僱用正規的台籍護理師，但多次看到新來的護理師都是學校剛畢業，連鼻胃管的實務操作可能都沒有幾次經驗，一來就直接排班單獨上線，沒有前輩的交接輔導，硬著頭皮直接從嘗試錯誤中學習。

老媽在過世前，曾經連續多次胃出血，並大量嘔吐。後來聽到熟知內情的人偷偷告知，因為有時候老人消化功能退化，用鼻胃管灌食時常常需要等較長的時間。而機構看護都有固定的上下班時間，她們不會也不願意花太多時間在餵食一個老人身上，而拖延了她們下班休息。

有時為了趕時間，她們會偷偷直接加壓灌食器強迫把食物塞進老人胃裡交差完事…這樣就可能造成老人的胃出血或是把強迫灌食下去的食物全部吐出來。

有一回來陪老媽，竟然看到一隻老鼠在病房間流竄。我大

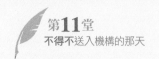
聲抗議這邊的清潔衛生怎麼這麼糟！卻聽到一個看護遠遠小聲地埋怨；這邊的老人又都不會動，就算老鼠咬他們，他們也不會說啊！有什麼好大驚小怪的…

由於我幾乎每天都會去陪伴老媽，剛開始護理之家的工作人員有點不高興，如果待晚了點，他們還會來趕人，說老人需要休息。慢慢的我才知道，機構是不希望我看到太多真實的情況。大多數的家屬都是在週末才會來探望老人，所以每到週五他們就會比較賣力地打掃佈置環境。主管單位一段時間會來評比，機構就會在長官蒞臨時，特別把平時比例不足的人力補足，不合規定的東西都暫時搬去地下室藏起來。而這家護理之家年年得到甲等和五星級的評鑑。

過了一段時間我對於種種離譜的狀況忍無可忍，跑去找主管大聲抗議，結果得到的是一堆官式推諉回答。態度輕蔑而不耐煩的主管給我最後的回應是：如果你真覺得不滿意，可以幫媽媽另外找機構安置啊！現在我們這裡都是滿床，還有很多人在排隊等著入住，所以不必太勉強喔！

聽到這裡我說不出話來了。這確實是台灣惡劣的養老環境殘酷的現實啊！為了老媽有個安身之所，我只好委曲求全低頭說了聲抱歉。那位主管用鄙視的眼光斜著眼，將下個月的帳單丟給我，說著：「如果您們要繼續住，就快去繳費吧！」

對父母最沉重的承諾

送父母去安養機構就是不孝嗎？

我相信我只是許多曾經誓言絕不送父母去養老機構的照顧者之一。而當長輩到了照顧晚期，重病纏身需要管路維生，這些設備的操作都有醫療專業的必要性，在家靠自己和外勞怎麼應付？就算拼命學會了操作，若自己臨時有事或外勞突然辭職不幹或是逃跑了，將更難找到替手的人。最後我還是不得不送長輩到護理之家，忍痛打破對父母的承諾。**走上照顧之路，才知道孝心和理想，與現實的殘酷之間有多大的鴻溝。**

當子女都在上班不能沒有那份薪水養家餬口，那麼長輩如在家照顧，家屬根本沒辦法兼顧。台籍看護薪水高僱不起，外籍看護又越來越驕縱，虐待老人或預謀性逃跑事件頻傳，都會讓家屬疲於奔命。如果子女白天工作，半夜還要照顧狀況不斷的老人，長期下來精神壓力的累積，蠟燭兩頭燒，常常無法兼顧而搞垮自己。

當不得不送長輩去護理之家，照顧者都會陷入自責與糾結。照顧者需要畫出一個分界線，以父母失能的程度考量；當父母輕微失能還有相當的自主行動能力，我們可以盡能力所及在家照顧。而當父母因重病纏身，只能臥床且需要管路維生等專業醫療行為照護，我們不得不將護理之家視為「必要醫療和住院的延伸」。不要過於自責逼死自己，因為更難的決策還在後面，也就是必須為長輩做出生死的抉擇。

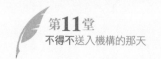
♡ 老人最後的期望：回家

老媽在最後的日子裡，跟我說的最後的一句話永遠讓我椎心難忘；

「我想回家…」

在機構裡的老人最殷切的期盼，就是回到熟悉溫暖的家。

而家的距離，卻是如此遙遠…

日記 *35*

想回家，而家卻那麼遙遠 …

　　每天去護理之家陪伴老媽，傍晚經常看到一位老先生自己推著輪椅來到大門口，試圖推開玻璃大門。工作人員勸他回去，他總是說：我等兒子來接我回家耶！老人總是會趁著有人進出自動門打開時，推著輪椅就衝出去，然後一再地被工作人員追上去再把他推回來。

　　有時候老先生發了脾氣會全力的反抗，醫院只好出動兩三名大漢，把用力掙扎的老人從輪椅上扛起來，強迫抱回床上束縛起來。每次都會聽到老先生一路的掙扎一路地大喊：「我要回家！我兒子要來接我了！我要回家…」而我從來沒有看過他的兒子來探視過老爸。

　　回家是每一個老人最深的渴望，而回家的路，是多麼遙不可及…

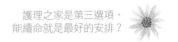

日記 *36*

老媽生前最後一句話：我想回家

　　把老媽送到護理之家一直是我無法原諒自己的沉重自責。從不得不緊急把老媽送到護理之家開始，我就開始讓另外僱用的外籍看護在護理之家學習，計畫訓練到把鼻胃管灌食、抽痰，這些管路動作都學會之後，然後就把老媽接回家照顧。

　　然而最意想不到的狀況卻接連不斷地發生。連續兩個外籍看護訓練了幾個月之後，說好請假回家一趟會再回來，然後我們就把老媽接回家。結果都發生外籍看護家裡有事，或出了其他狀況，而回不來台灣。在一來一往的空窗尷尬期，我曾經僱用了多位台籍看護接替填補空缺，到後來甚至請不到台籍看護願意來護理之家工作。所有最糟的狀況都讓我遇到了。不得已，我只好讓老媽一個人繼續待在護理之家。

　　老媽的狀況從中風初期的全無意識到奇蹟似的甦醒，而慢慢的還是避免不了的每況愈下。

　　漸漸虛弱的老媽，有一次輕聲地跟我說：「我想回家。」我只能忍住淚水跟老媽說：「快了，我在安排喔！再過一陣子我們就回家了。」

　　其實，這時我的所有努力都失敗了，帶老媽回家，已經幾乎不可能。我只能用謊言安撫著老媽，再一次辜負了老媽…

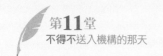

　　每天來護理之家探望老媽後，帶著心裡的哀痛走回到自己的車上，我都忍不住大哭。揪心又無助的自責，讓我全身打著寒顫…

　　老媽後來沒有再跟我說過話。每天去看她，而老媽似乎都閉著眼睛在睡覺。有一次我想輕輕握著老媽的手，卻被老媽推開了…，這時我知道了老媽是在生氣，氣我這個不孝子把她丟在這裡不管，我覺得好難過、好難過，腦中禁不住的揣想老媽心裡在怎麼詛咒我，是多麼的絕望…

　　過了一個多月，老媽過世了。曾經答應帶老媽回家的承諾，再也沒有機會實現…

　　「我想回家」是老媽生前對我說的最後的一句話，即使老媽離世多年之後，「想回家」這幾個字經常在午夜夢迴時，把我撕心裂肺的驚醒…

緩解喪親之痛
的悲傷療癒

★日記37／逝親的傷痛壓抑在心底，不會遺忘

★日記38／你們可以不要消失嗎？

‧蝕刻心底的照護傷痕和自責

‧走不出來的喪親之痛

‧整理遺物是最後的追思儀式

‧家屬的創傷療癒

日記 37

逝親的傷痛只是壓抑在心底，不會遺忘

　　照顧老人是一條不得不戴著鋼盔向前衝的漫漫長路，心靈的傷口在一次次挫折和傷痛中不斷癒合又撕裂。為了避免崩潰，我們潛意識地關閉了感覺，對哀傷麻木，對痛苦漠然。

　　有一段時間，我不願意參加任何人的告別儀式。聽到親友的訃聞死訊，內心毫無波動。這些年來，我帶著父母進出醫院，走遍急診室的每個角落，簽過成疊的手術同意書，收到無數的病危通知，陪著爸媽一次次經歷生死關頭。我一直以為，死亡對我來說，早已是繃斷的琴弦，無法再撥動我的心緒，也不會再撩起我的感傷。

　　父母先後離世後，我以為自己已完全超越了對生死的恐懼。直到某天，家中的電視螢幕上出現急診室的生命監測儀器不間斷的 BB 聲，瞬間將我帶回父母因病躺在急診室的場景。我徹夜陪伴時，緊盯著儀器上的數字和不斷響起的警示聲。忽然，我感到胸口一陣如窒息般的恐慌，無法呼吸。

　　這時我才意識到；其實我只是曾經為了支撐自己照顧父母的意志，知道自己不能被不知盡頭的傷痛打倒，而潛意識的強迫關閉自己的感覺，說服自己對生死冷漠。即使面對父母的

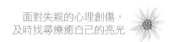

生死，也要強迫自己變成一個事不關己的路人甲。唯有無視恐懼，我才能撐住自己繼續完成照顧父母的使命。

以為一切歸於平靜後，直到電視中急診室的畫面冷不防地掀開了我以為掩埋得很好的悲傷。儀器的 BB 聲像利刃般刺入我試圖遺忘的傷口。這些年陪伴父母經歷生死的沉重畫面，如跑馬燈般閃過腦海，每個畫面都像重拳捶打在胸口，彷彿連空氣中都彌漫著急診室的氣味，耳中響起父母喘息低鳴的聲音。

所有刻意掩埋的沉重記憶突然被挖開，讓我幾乎無法呼吸。原來，失去親人的傷痛只是壓抑在心底，永遠不會遺忘。

一位朋友在照顧失智母親十年後母親離世。在結束母親的告別式之後，他走出殯儀館，抬頭仰望著天空，突然覺得「今天的天空，怎麼這麼的藍⋯」，父母逝去，對家屬來說是深蝕而糾結的心理創傷。

我們每個人的內心深處，都有一個長不大的孩子。在父母逝去的那一刻才真正懂得獨立，偽裝的勇敢終要正視人生中最沉重的失去。

父母在的地方就是家。父母在時，永遠有歸處。只有當父母離世了，我們才會體會到這種「無家可歸」的空虛。直到父母離世，我們才真正成為「孤獨」的一個人。失去父母在心中的那一塊空缺，會永遠空在哪裡⋯。

日記 *38*

你們可以不要消失嗎？

爸媽已經分別離世多年。夢中時常回到小時候父母陪伴我成長的日子。有時候會夢到老媽做了很好吃的菜。有時會夢到帥氣的老爸帶我去做西裝。有時候會回到高中作惡多端的年代，惹了禍又被嚴厲的老爸痛斥一頓，有時候會夢到他們稱讚了我一句我從來不曾聽過的讚美。有時候竟會夢到；爸媽出現在現在的生活裡！他們依舊在做著平日在家會做的事，老爸在客廳抽著菸斗，老媽喊我說準備吃飯了。好像一切都沒改變。

我在喉嚨裡低語；原來你們都還在呀！但是我不敢發出聲音不敢問，好怕我一問，你們就會消失… 模模糊糊中在被淚水浸濕的枕頭上驚醒。原來是個夢，但是個感覺好真實的夢啊！每次夢醒，意識到父母其實已經不在了…心裡空掉的一塊孤單，才真實的從心底蔓延開來…

♡ 蝕刻心底的照護傷痕和自責

經歷過長期照顧長輩，目睹父母油盡燈枯日漸老去的無助，每一次進出醫院生死邊緣的掙扎，機構裡如深陷地獄噩夢般求死不能的老人，臨終前等待死神召喚的絕望眼神，每個畫面都會深深蝕刻在心底，每道刻痕都是難以癒合的傷痛標記。照顧的終點永遠是死亡，自責是照顧者對父母永遠的懺悔告白：「對不起，我沒把你們照顧好…」

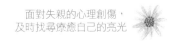

走不出來的喪親之痛

喪親之痛可能會隨著時間而慢慢自我療癒，也可能會永遠停佇在心底造成精神行為異常。有時候無法接受的生離死別會讓人陷入悲傷輪迴，持續的哀傷和思念，而走不出自己的情緒死胡同，感覺人生沒有意義，拒絕社交，覺得孤獨，對美好事物麻木，懷疑亡者並沒有真正的死去，而在現實與幻覺之間遊走。甚至導致價值觀扭曲和自殺自殘傾向，很想和死者一起離世，覺得解脫是慰藉喪親之痛的唯一出路。

整理遺物是最後的追思儀式

整理遺物是個感傷而療癒的過程，是父母離世後，靜心虔敬的完成緬懷父母的最後一個儀式。你可能會大哭一場，然後把滿滿的回憶裝進心中思念的寶盒。

整理逝去父母的遺物是個斷捨離的沉重過程。眼前所有的衣物、用品、收藏、照片，都是父母一輩子的人生軌跡，每件東西都有它存在的故事和意義。看到的每樣物品都會帶我們回到過去的場景，每件衣物都會喚起父母在世時一顰一笑的記憶，每張照片都是全家人共同成長相守的點滴。取捨父母的遺物，真的很難。那是一個笑中帶淚的追思儀式。

我們不太可能把父母所有的東西，因為捨不得而全部留下。就算家裡有再大的儲藏空間，也只不過會匆匆打包成十幾個箱子，然後全部塞進儲藏室。下一次再打開不知是何年何月。事實上篩選出最值得紀念的極少數照片和代表性小物，放在家居成為擺飾的一部分，反而

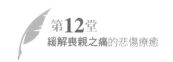

會是最常看得到，可以隨手拈來把玩回味的紀念品。

比較好的方式，是準備五六個紙箱，分類成「要保留、不保留、待考慮」三大類，排成一排，然後限制自己要留下的只能有這幾箱。絕對不能用「也許不該丟，也許留著還會有用」來分類，這可能會讓你留下大部分的東西什麼也丟不掉。

分類的過程可能會有好幾階段。通常收拾完第一波之後，我們總是會想保留更多的東西。對於很多東西的珍惜，我們需要一點時間去消化和重新定位它的價值。然後每一波的揀選過程，都會更理智地知道想要保留的東西，而什麼可以捨棄。到最後通常還是會有許多難以抉擇，這時候也不必太苛求自己。真的很捨不得丟的就暫時先保留著。隨著時間的淡化，你會慢慢取捨掉更多。

在整理遺物的過程中，你會體悟到；平時我們所珍惜的收藏、紀念品、生日禮物、比賽獎牌獎盃、純手癢而買的小玩意兒，有一天我們離世了，這些東西大部分都會成為家屬的累贅和負擔。我們所珍惜的記憶小物，可能是其他人眼中的垃圾。

整理分類之後，可以把一些有利用價值的但是不打算保留的東西，分送給親友。特別是一些對其他親友也有特別意義的紀念品。對於不想保留但是堪用的生活用品，我們可以整理好，然後上網分享給需要的人。每樣東西都有它存在的故事和意義，而我們只需要保留最美最重要的回憶。我們要向每一件豐富了父母人生的遺物表示感謝，然後向遺物告別。

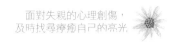

家屬的創傷療癒

創傷的心理療癒有很多種方式。譬如藝術治療、音樂治療、園藝治療、舞蹈治療、工藝治療、書寫療癒等等。看到這麼多的專業名詞，一般人可能覺得這些離我好遠，很多人會說我不會畫畫、我不懂音樂、我五音不全、我不會跳舞、我不會寫文章、我是植物殺手我不會種花。

其實不用看得這麼嚴肅，所謂的治療，其實就是一種轉移當事人壓力過大的焦點。所有的這些所謂的藝術、音樂、園藝、舞蹈，只不過都是照顧者所面臨種種無法克服的壓力和心理創傷轉移的媒介。將內心中所有的無奈、無力、憤怒、看不到明天的黑暗，藉由創作、參與的過程，將當事人的情緒找到一個出口獲得心理的釋放。

每個人其實都有不同程度的控制慾，每個人都希望生活是在自己能掌握能規劃安排之下。然而照顧者就是每天在面對自己已經無法控制的局面，就像是走在一個漫長而不知盡頭的隧道中，不知何時會被黑暗吞噬，而逐漸陷於恐慌恐懼中。

若照顧者不能及時在這樣的隧道中找尋療癒自己的亮光，那麼等待在隧道那頭的很可能就是憂鬱的黑暗深淵。很多身體的疾病都有心因性的成因，因此讓自己的情緒用合宜的方式找到適當的宣洩口，才能找回身心靈的平衡。

◎藝術治療

不是只有會畫畫、會做手工藝的人才可以進行藝術治療，找一個本子，用你喜歡的筆、顏色，隨便塗鴉，不需要任何形式，即便是一

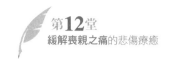

團亂七八糟的線團；或是找一個畫板，買一些油彩、筆、刮刀，隨便塗在畫板上，不用會配色，甚至用手沾顏料也可以，玩到不滿意時，用刮刀隨便刮掉再重來。

這就是創作、也是宣洩，是自己在跟自己的潛意識對話。不用懂，你根本不用懂在幹嘛，沒有人懂，但你的靈魂會懂。如果可以，把你喜歡的音樂打開，熱門音樂也好、搖滾樂也好、古典音樂也好、歌劇也好，只要是自己喜歡的音樂，一邊聽一邊塗鴉，試試看，每週一次，一年下來，你會發現你的亂七八糟塗鴉每一張都在跟你說一個故事。

有機會就去欣賞畫展，如果有好的畫作來台展出，你一定要去看。藝術是無國界的，你不懂畫作也沒有關係，但奇妙的是有時候你可以透過畫作，跟幾個世紀以前的作者對話，他當時創作的痛苦、悲傷、喜樂，都會透過畫作傳遞給你。曾經有人在梵谷作品前流淚、在米蘭的藍色二號前哭泣，沒有國界、不需要語言。相隔數個世紀，透過畫作你可以靜靜地跟創作者對話。

◎音樂治療

不用會看音符、不用五音要全、不用會樂器，最好選擇沒有歌詞的音樂，因為有時候我們會被歌詞牽動，反而跌入更深的情緒中。如果是語言不通的歌曲有更神奇效果，你可以聆聽各國有歌詞的音樂，聽不懂的歌詞成為一種旋律，可以更純然感受音符所帶來的感動。

我會推薦古典音樂，經典之因為經典，就是因為經典是沒有國界、不會因為語言有所隔閡，且不論經過多久，他依然可以撥動你心中的那根弦。很多人說我不懂古典音樂，誰需要什麼都懂啊！聽就好，欣

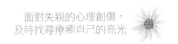

賞就好。許多著名產品的廣告歌曲就是古典音樂。

　　如果你跟我一樣是 5、6 年級生，那你一定知道現在還存在的一家
台大、明明補習班，著名的補習班廣告曲就是威爾第「善變的女人」。
銀行也有許多好聽的廣告配樂，他們都偏愛強尼史基基「我親愛的爸
爸」。老牌的黑松沙士有許多朗朗上口的音樂，其中也有帕海貝爾著
名的「卡農」。

　　國內著名的政治評論人陳文茜女士的節目，他也喜歡古典音樂，
用過「公主徹夜未眠」、莫札特魔笛中著名的花腔女高音夜后所唱的
「地獄復仇之火在我心」、也用過著名的電影「女人香」中的探戈名曲。
美麗的女星張鈞甯為富豪汽車拍的廣告配樂是蕭邦的夜曲。富邦人壽
的廣告配樂是艾爾加的「威風凜凜」進行曲。

　　是不是，古典音樂其實沒有那麼
有距離，他就是隨時在你身邊。我
其實很推薦莫扎特的魔笛，雖然他
是歌劇，但是其實如果你不懂德文，
那就更好了。因為你只需要專注在
歌唱者傳遞給你的能量。這是莫扎
特在他生命中最後一年的創作。

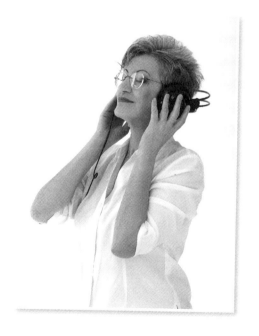

　　當時的他貧病交加，但是在如
此艱苦的環境中，他還可以寫出如
此充滿喜怒哀樂的作品。其中有很
幾首大家耳熟能詳的歌曲「快樂的
捕鳥人」、「這畫像如此迷人」，

其中最著名夜后的「地獄復仇之火在我心」，試著跟著花腔女高音的海豚音上上下下，多聽幾次，淤積在心中悶氣可能會奇妙的跟著夜后的憤怒丟進地獄中喔！

當然，如果你喜歡搖滾樂、喜歡民歌都很好，只要能夠宣洩你的情緒，注意喔！宣洩是讓自己心情變輕鬆，而不是越低落喔！所以如果你選擇的音樂讓你更為低落，那就試著聽聽沒有歌詞的音樂，如同藝術創作一樣，音樂也無國界、不需要語言，音符即可觸動你靈魂中的最柔軟的那塊 ....

學習樂器也是一種常見的療癒選擇。尤其是打擊樂器，在敲擊中的震撼節奏創造和自己生命的連結和對話，是很直接的情緒發洩管道。

◎園藝治療

如果你是植物殺手，那就不要勉強自己，去花店買二三朵你喜歡的花帶回家插在花瓶中即可。上帝創造如此美妙的生命，雖然短暫，但卻賞心悅目。大自然就是給你最好的療癒場所；植物的綻放和凋萎，

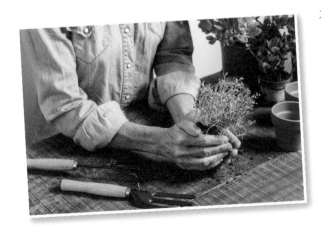

在枯萎中突然找到生命的萌芽，隨大自然的播種會在不預期的土地上落地生根，花草樹木雖然不會真的跟你說話，而它們用自己的生命告訴你，生死有時，曾經的光彩炫目到凋謝告別，一切都是那麼自然。

曾經有一個案，她在婚姻中最痛苦的時候，每天將她家的花園整理的乾乾淨淨，竟然連一根雜草都沒有（一般而言是不可能的，因為雜草真是春風吹又生啊），然而她在不斷地透過拔雜草、施肥、澆花的過程中療癒、成長。

看著花兒努力綻放著她美麗與迷人的芳香時，只能讚嘆上帝真是最棒的設計師。讓我不禁想到聖經馬太 6：29：「但我告訴你們，就是所羅門最榮華的時候所穿戴的，也比不上這花中的一朵。」買盆花吧，透過每天換水、澆花，與花對話，在自己的小花圃中學習跟生命對話。

◎芳香治療

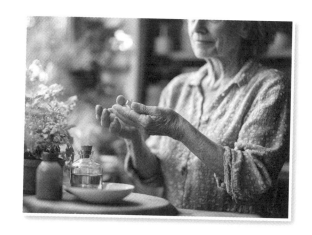

芳香療法是用植物材料和芳香植物油，包括精油和其它芳香化合物，用於改變人的情緒、認知、心理和身體健康的目的。

芳香的氛圍可以給人平靜和愉悅，時常搭配著輕柔的音樂，在靜坐時讓人放空或冥想。當人煩悶時，給自己一個暫停的空白，專注於無我的境界。

芳香療法一向都只能採用由天然芳香植物所萃取出的媒介。隨著有機化學的發展，現在很多香味都可以透過化學方法人工合成。我會建議，走進大自然吧！花兒自有其美麗的芬芳，上帝創造各式各樣的花兒就是要悅人耳目。

家屬的創傷療癒

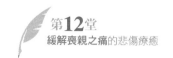
　　其他還有很多的心理治療方式，你也可以透過運動、跳舞、做手工藝、書寫等等，不需要邏輯、不需要什麼形式，就是去做、用手去觸摸，專注在正在做的事。記住，不需要太多的思考，在這個當下，你就是放鬆的隨便畫、寫、聽、摸，沒有形式、沒有對錯、沒有好壞、沒有比較……，學會放空，享受當下！

　　如果你不知該怎麼做，可以尋求一些專業機構協助自己，譬如藝術治療學會、音樂治療機構等等，勇敢踏出第一步，自然會發覺原來生活也可以變得如此多姿多采。

　　（感謝李雪吟針對心理諮商和創傷療癒的專業指導。）

居家長照
外籍看護的隱憂

★日記39／這是個僱主人權被踐踏的時代？

- 外籍看護僱用門檻越來越高

- 聘僱外籍看護注意事項

- 僱用外籍看護要花多少錢？

日記 39

這是個僱主人權被踐踏的時代？

新的看護一來就覺得這個環境他不滿意，嫌老媽脾氣不好，沒幾天就嚷著不想幹要辭職。因為申請個新人最快也要一兩個月，我拜託她請她再忍一忍。而她三天兩頭的就跟我抱怨說要走。現在外籍看護的手機人手一支，什麼外界的相關資訊都全然掌握清楚的很。

沒過幾天她竟然就直接挑明的通知我；她已經找好其他的僱主了，她要趕快過去報到，叫我趕快把他的離職手續辦一辦。我幾乎是用求的說盡好話，加薪水給臨用金，拜託她至少等我申請到新人來吧！老人的狀況不能沒人看著。

不到一星期，突然幾個勞工局等不知什麼單位的一大群人表情嚴肅的上門突襲檢查，說我們被投訴「虐待外勞」！

我像是犯人一樣被「審訊」，每個公部門的人表情都是一副我已經是個確認犯行的虐待嫌疑人。然後這一大群人就大喇喇地把外勞直接帶走，好像成功搶救了個陷於水深火熱中性命堪憂的被害人。我不被准許和外勞說話，也不能檢查外勞的行李有沒有夾帶家中的財務。

驚魂未定的我還沒搞清楚狀況，就突然變成了「虐待嫌疑犯」。外傭只要搞個小動作擺我們一道，無辜的僱主就只能灰

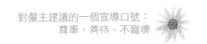
頭土臉的認栽，看著外傭挑著眉角冷笑著揮揮手就揚長而去…

後來聽到更多離譜的故事，很多外勞根本是預謀準備來台打黑工更好賺錢，一到台灣就伺機逃跑，外面早有組織化的地下黑工團體接應。聽著似乎我碰到的這個莫名其妙擺了我一道的外勞還算是仁至義盡了…

很多僱主都有被外籍看護惡整的慘痛經驗，而即使有經濟能力花高額費用僱用台籍看護，台籍看護也時常缺工。而且台籍看護更是對工作環境有一點不滿意說走就走。伺候台籍看護並不會比「伺候」外籍看護容易。

如前述，由於長照政策著重在喘息和補助，照顧者還是不能兼顧工作和家庭，已經有全時照護需求的家庭多半沒有多餘心力去應付瑣碎的手續，台籍看護的時薪又遠超過大部分家庭的能力，所以外籍看護一直都是台灣照顧家庭的首選，是台灣照顧家庭的主力。

大家普遍對長照的觀感除了不省事，就是想要用好用滿也負擔不起。長照服務的有限點數對於需要 24 小時照顧的家庭其實是杯水車薪。必須長照提供的時數之外，再另外自費聘請照服員。長照給付的陪伴服務，如果全天 24 小時計算，一個月花費可能要二十幾萬。

扣掉長照最高補助三萬多，一般家庭大多數不可能負擔的起這麼沉重的開銷。另外，對於被照顧者和家屬來說，頻頻更換照顧者不只繁雜困擾，對病人來說一直更換照服員的生面孔會造成適應的困難，甚至加重病情惡化。

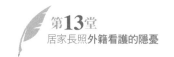
確實不可諱言，外籍看護為台灣許多中年子女代勞了照顧者的工作，24 小時伺候老人家的吃喝拉撒，住院時的日夜看護，帶老人去看病，推老人去逛公園曬太陽。她們解決了台灣快速老化帶來的照顧危機。

外籍看護要來台灣也不容易，會經過層層剝削才能成行。首先是母國仲介的高額仲介費，往往會遠渡重洋到他國的工作者家境都負擔不起，所以通常都是靠借貸付給仲介，來台灣之後再從每月的薪資扣除，分期償還貸款。通常在台灣工作的前一年左右賺的錢都要清償貸款。然後台灣的仲介會再收一筆服務費。外籍看護必須做的夠久，才可能存到錢帶回故鄉。

即使法令有條文規定外籍看護的工作保護，但執行上通常超過限定的範圍。很多外籍看護需要兼做家事、做三餐、打掃等家務。很大比例的僱主沒有和外籍看護輪流照顧，也沒有按照休假的規定讓外籍看護休息。

當然現在多半僱主會用加班費的方式請外籍看護不要休假，因為很多照顧工作譬如餵食、洗澡、更衣，都是外籍看護在做，多數僱主自己根本不會，只要外籍看護一休假就天下大亂。

而要找來代班一天的臨時看護並不容易，除了要懂平日固定的工作和老人的習慣，看護都喜歡長期僱用，即使本國看護也要早早事先預約甚至加價搶人。

現在外籍看護越來越重視休假，因此台籍居家臨時看護也變成稀有搶手的職缺。長照 2.0 雖然增加了外籍看護休假時可以僱用長照的居

服員，而休假日是搶人熱門時段，也可能預約不到人。

外籍看護僱用門檻可能越來越高

在不久的未來，**僱用外籍看護難度可能會越來越高**。各國的外籍人力需求都在增加，提供的薪資待遇漸漸超越台灣水準，演變成勞工搶人競賽。人口老化是全球性危機，他們本國也需要照顧人力。外勞輸出本國的經濟也在提升，沒有足夠的價格誘因將很難再吸引勞工出國工作。有些外勞輸入國也在調整政策，多項費用將可能轉移到台灣僱主身上。僱用外籍看護的成本不可避免的會越來越高。

過去大量僱用中國大陸人力的日韓，由於中國經濟崛起，現在日韓也把目標都集中東南亞的人力輸出。而東南亞國家的經濟也在蓬勃發展，勞工不再願意出國工作或要求提高薪資的情況遲早會出現。過去的買方市場已經慢慢成為賣方市場。

家庭要聘僱外籍看護有時還需要喊價競標。尤其前幾年疫情期間，外籍看護大缺工，有錢都僱不到。在制度規定薪資外另外喊價加薪根本就是個公開的秘密。現在不是僱主在挑看護，而是看護在挑僱主。

當工廠工地缺工，業者只好以加薪或獎勵的方式搶人，外籍看護轉職到工廠的比例也大幅增加。在工廠外勞相對的工作時間還比較正常，有固定的休息時間，還有同鄉可以作伴。照顧家庭若沒有雄厚家底，恐怕會有越來越多家庭僱不起外籍看護。便宜的外勞時代在不久的將來可能就會結束。

♡ 聘僱外籍看護注意事項

◎善待外籍看護不寵壞？

過去一直對僱主有這麼一個宣導口號：**尊重，善待，不寵壞。**

但是外籍看護也是人，也就有人性的弱點。尊重，久了就會油條。善待，就會開始得寸進尺要東要西。而早已全然依賴外籍看護照顧老人的僱主根本不敢得罪，處處小心伺候，盡量滿足外籍看護的要求，深怕她們突然不幹了或逃跑了。僱主自己沒專業能力照顧，臨時未必找得到接手的人，家裡必定頓時天下大亂。

現在和過去早就不一樣了，現在誰敢對外勞不好？現實上多數家屬僱主都是對外籍看護忍氣吞聲，誰敢不善待？長輩交在人家手裡，都對外籍看護極盡小心的伺候著。善待外籍看護也是善待自己的長輩，因為90％的時間家中長輩都是和外籍看護相處，若對外籍看護不好，他們可以打混摸魚，有點心眼的外籍看護可以有100個報復的方法。僱主根本防不勝防。

過去仲介會教你，不要對外傭太好，不要讓外勞放假出去接觸其他的外勞而學壞，這些招數早已不管用。這麼多年來，老經驗的外籍看護回到本國，可以把經驗傳授分享給新進看護。另外由於資訊發達，一隻手機能知天下事，前人的經驗招數早就互相充分互通傳遞。外籍看護已經不再像以前一樣會讓僱主壓榨勞力予取予求。

除了保護自己，她們更學會了如何向僱主討價還價情勒索，爭取更多的權益。在網路時代，外勞手上只要有手機就可以互通訊息，

甚至在還沒到台灣，就已經完整的透過「教戰守則」學會了如何對付僱主。現在的外勞或外籍看護，學的第一堂課不是在工作或照顧的專業技能，而是如何對付僱主。如今早已不是外籍看護被虐待，而是僱主看外籍看護臉色。

外籍看護不敢用，本國看護又僱不起，家屬無奈下只好把失智失能長輩送去安養中心或護理之家。雖然如地獄般的護理之家是明擺著的公開秘密，但至少餵食吃藥這些基本工作還是會按表操課，照護工作再馬虎也是司空見慣的正常，只要不要打混的太離譜根本不會有人管。而僱外籍看護在家照顧，關著門永遠不知道外籍看護偷偷在做什麼？對老人變態虐待的行為完全防不勝防。

◎防人之心不可無

近年來越來越多根本是預謀逃跑的新外勞。台灣的法律保障勞工權利卻矯枉過正。外勞逃跑去做非法黑工可以至少多賺五成薪水甚至更高，被抓到逃跑頂多就是遣送回國。逃跑打黑工，甚至已經是組織化的運作，而政府的管理政策法令竟然是先嚴厲處罰僱主！外勞如果逃跑，依法半年後才能再申請，且相關費用可能還要繼續負擔。

最近一個朋友新申請了外傭，到家的第二天就準備逃跑卻被僱主發現攔下，沒想到竟然隔一天就接到警局勞工局等多個單位的到家訪查。因為僱主被投訴虐待、性侵、毆打外勞，無辜的僱主莫名其妙地就被當作犯人一般的盤查，然後看著誣告的看護，不屑的仰著頭笑著離開。僱主連反申訴她誣告的機會都沒有！

外勞在台灣已經有太多管道從「前輩」學到很多套路，如何向僱

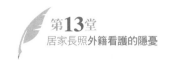

主要求額外加薪，如何讓工作輕鬆，如何情緒綁架僱主，甚至如何逃跑，外面都有集團化的人安排接應。台灣法律又對勞工權利十分保護毫無嚇阻作用，所以台灣已經是知名的逃逸外勞天堂。

◎醜話說前頭

先把工作事項條列清楚，不論是餵食、餵藥、清潔、復健等等，要怎麼照顧老人，有什麼注意事項都要盡可能白紙黑字寫明白。同意不同意都要先講好，簽名畫押，有可能最好錄影存證，免得日後產生糾紛口說無憑。

並問外籍看護有什麼她的要求，習慣吃什麼，要怎麼用餐。該怎麼休假，幾點出去幾點回來。如果有必要請她加班要如何付費。

善待外籍看護是希望她對長輩好，但需設定清晰界線，逐步給予好處，避免無止境的要求。勇敢表達意見，不因怕得罪而妥協，否則可能引發更多糾紛。

◎財務清楚

財不露白是基本原則，不把財物攤在明處讓人看著手癢，也是減少外籍看護犯罪的機會。家中有貴重物品一定要先收藏好。現金首飾也要鎖好在固定的安全隱蔽處。外傭手腳不乾淨偷竊物品幾乎防不勝防，至少家中重要財產和物品絕不能讓外籍看護看到摸到。如可能最好都存放在其他親友家中或存放在銀行保險箱。

如果讓外籍看護採買或帶老人出門辦事，都要大略記帳。有些人

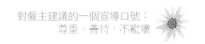
會把食材叫外送，也是個簡單清楚又不讓外籍看護接觸到現金的方式。

◎隨時不定時監控探視長輩

有些外籍看護在長期工作壓力下，可能會發生心態扭曲精神異常也無可厚非。有些是不得不跨海出來賺錢，大學畢業來台做看護幫老人把屎、把尿，看著自己和僱主的經濟條件有這麼大落差，人生這麼不公平，她們也許一開始來台灣就已經心態失衡。

所以我們會看到不少案例，即使僱主對待外籍看護盡量尊重平等對待，從不對外籍看護大呼小叫，薪水之外還自動加了不少紅包，吃飯一定叫外籍看護同桌，甚至外籍看護生日都還買蛋糕幫她慶生。卻因為失智失能的長輩常常身上出現不明傷痕瘀青，暗中裝了監視器之後才發現，只要在家人不在家看不到時，外籍看護就會毆打辱罵虐待失能失智的老人。

監視畫面會看到有外籍看護把毛巾沾了馬桶汙水給老媽洗臉，動不動就給老媽呼巴掌，掐老人，氣不順就踹幾腳。移動老媽上下床坐輪椅都是摔來摔去，有時候老人跌倒在地上也放了幾個小時不管。甚至在大冬天把老人脫光了推到陽台吹冷風。

家屬看到監視畫面都驚訝的傻眼不可置信。

為了希望外籍看護對老媽好點，他們從來不敢對外籍看護說一句重話，家人都會三不五時送外籍看護一些小禮物。甚至會買東西送她的家人。對外籍看護偶爾為之的額外要求，家屬也是能滿足就滿足。而外籍看護在家屬面前也是表現出對老媽媽多麼親近，照顧多無微不

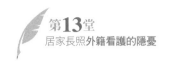
至。直到整個監視畫面曝光，家屬報警，才發現外籍看護還偷了他們家不少現金和首飾。

家中長輩如果是失能失智無表達能力，就更需要裝監視器。因為當長輩已無表達能力，再怎麼被虐待他也沒辦法哭訴。監視系統可以分別安裝明顯的和隱藏的兩種。明的監視器是嚇阻用，隱藏的則是特別針對其他視覺死角。

安裝監視器時要趁外籍看護不在的時候，也別讓她知道。不過要避開屬於她私人的隱私空間，免得引起侵犯隱私的糾紛。現在的監視主機可以錄影，隨時可保留證據，也可以其他時間再回看檢查。另外也可以透過手機實時監看。家屬不在家也可遠端監控。

人都有惰性，所以在老闆面前表現的再殷勤，背後摸魚打混的是正常，所以即使家屬多半不在家，也要三不五時抽空回家「突擊檢查」一下，別讓外籍看護完全掌握家屬的作息和外出的時間。不能常在家的家屬就更需要監視系統的輔助。裝有監視器可以更方便隨時監看家中的狀況。

◎避免在長輩面前對外籍看護太好

如果長輩失智，可能伴隨被害妄想，家中看護時常被視為假想敵嫌疑犯。如果子女對看護太好，可能被懷疑和外人勾結來欺負老人。尤其如果長輩在對外籍看護發脾氣，不論有理無理，都千萬不要幫外籍看護辯護。老人有時是故意找碴，他們根本就不想聽你講道理，只想看到子女是站在他們那邊的。

所以要及早私下事先提醒知會外籍看護；當這種狀況發生，是老人生病了，不要放在心上。甚至你可能還會附和老人一起罵外籍看護兩句，這些都要事先和外籍看護套好招。當然事後要好好安撫外籍看護一番，常常莫名其妙被指責，再怎麼樣也是不舒服的。

◎給外籍看護喘息的機會

台灣沒有嚴格執行外籍看護的休息時間，所以多數看護都是 24 小時跟在長輩身邊，當老人住院需要全時被照顧時，看護也幾乎都睡在老人身邊陪病。換做我們如果無時不刻都在照顧老人，都很難讓壓力不爆表，所以要適度安排看護的休息時間，和看護適度輪班輪流休息。

比較內向的看護可能會緊繃到引發精神疾病，甚至需要就醫。在看護工作上輕則刻意疏忽照顧的細節，例如藥少給或給錯、尿布久久才換、灌食隨便處理，很多照顧細節都是不容許有小差錯的，重則把怒氣和不滿變成虐待毆打老人，太多視覺死角是家屬看不到的。

所以當在公園看到一群外籍看護推著輪椅帶老人出來曬太陽時，她們都會聚在一起聊天，不必過於苛責。和同鄉碰面聊聊天紓解鄉愁，是她們很重要的紓壓時間。

有些外籍看護在週末不想休假，有些外籍看護就堅持要出門走走。最好盡量配合給她們休息的時間，畢竟她們離鄉背井來台工作可能一待就是很多年，適度的放鬆才不會過於緊繃。目前長照可以在外勞休假時申請居服員來輪替。

◎考慮承接轉出的外籍看護

若要申請外籍看護，首先要有醫院開立的失能診斷證明書，然後醫生要開立巴氏量表，需符合對應年齡的分數標準，才能申請。醫院會先將評估表寄到長照管理中心，幾天後長照中心會和家屬聯絡推介國內看服員，家屬若決定聘僱外勞，申請資料會轉呈勞委會，核發招募許可函。然後再進行外籍看護的聘選等流程。一般申請大約都要一兩個月的時間。

如果對看護不滿意可以向縣市勞工局申請終止聘僱關係，經主管機關核可。或是用轉出的方式，由仲介處理將看護轉出，兩個月內可由其他家庭接手聘僱。通常有急需的照顧家庭等不了一兩個月以上的申請期，承接轉出的看護是較快的選擇。

若是被照顧者亡故，外勞也多半是用轉出的方式繼續工作。不過三年的法定聘僱居留期需扣除之前工作的日數，所以承接外勞要注意三年期限所剩日數越多越好。因為到期外勞多半會要求放假回家一趟，僱主就要想辦法去填補這幾星期的空窗期。也有很多外勞好不容易回家一趟就不敵親情牽絆，之後改變主意不再回台工作，因而常常讓不可預期的僱主手忙腳亂。累積居留年限目前為 12 年。

有些因為被照顧者去世而需要另尋僱主的外籍看護，經過承接聘用的方式可以很快就能上線工作。好處是有工作經驗的通常語言及生活適應都比剛來的好很多，可以較快上手熟悉新照顧者。壞處是有些轉出的是因為個性不隨和不能忍受吃苦，對僱主挑三揀四，或是工作偷懶敷衍，這種外籍看護就最好避免。最糟的狀況就是碰到逃跑的外籍看護，那就會是僱主最大的夢魘。

◎考慮直聘外籍看護

除了找外籍看護仲介，還可以僱主自聘。不過所有的繁雜手續就都要自己去跑流程。從招募、選工、辦理文件及簽證、聘僱許可、接機、健保、健檢、居留證等等，估計所有文件和單位跑完大概要兩個月。省下來的就是仲介每個月跟外籍看護收取的一千多服務費，有些仲介會跟僱主收取代辦費用。和仲介公司長期辦理相關繁雜手續的人力分工和熟悉度相比，自己去跑這些流程可能不是件輕鬆的過程。尤其現在外籍看護逃跑，勞資糾紛越來越多，有規模有經驗的仲介公司多少可以協助危機處理。

直聘外籍看護雖然可以省掉一些仲介的費用，不過要自辦的手續多而繁雜，通常為了老人的安排已經費盡心力，照顧者多半無暇再去自己跑流程。負責的仲介可以幫僱主解決不少問題，碰到不適任的外籍看護，仲介手上有較多資源可以幫忙解決看護空窗期的窘境。

◎聘僱外籍看護像是買樂透

有人問我：僱用外籍看護有什麼撇步？我倒吸了一口氣回答說：僱用外籍看護就像買樂透。你永遠不知道僱到的是什麼樣的人。

當然必須持平的說，許多外籍勞工迫於經濟窘迫而離鄉背井到其他國家工作，大部分是兢兢業業的工作賺錢。也有很多僱主碰到很好的外籍看護，不但家中大小事都處理得很好，甚至被長輩當做自己小孩般的疼愛。

僱用外籍看護時，僅憑照片或簡略視訊無法了解其真實個性，真

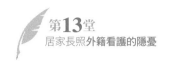

正的情況只有在相處中才能明瞭。外籍看護的質量有時靠運氣，有些因心態不平衡或面對不友善僱主，可能將不滿情緒發洩在老人身上，導致新聞報導中的虐待事件層出不窮。

♡ 僱用外籍看護要花多少錢？

大略計算；底薪＋加班費＋就業安定費＋健保費＋包吃住＝兩萬多。這裡的吃住是指居家看護，如果是住院或在機構陪病，外食則要另外付費，特休加班另計。其他外勞會需要支出的費用；包括定期健康檢查＋居留證＋意外險＋（結束工作離台機票）＋（來台機票）等等，按合約大部分是外勞自行負擔。而現在很多外勞會開始跟僱主要求代為支付，而僱主為了攏絡外勞常常會答應部分要求。

事實上僱主平時也會出錢讓外勞採購家鄉食物，或經常送些小禮物。僱主巴結好外籍看護，希望他們對老人家好一點。更擔心外籍看護如果不爽就換僱主，更換外傭的手續時間和適應期會讓僱主更困擾。

各種零碎的花費常會超出合約金額。為了吸引外勞，一般家庭常會額外加薪，尤其在市場缺工時，外勞會先提出更高要求，看僱主是否接受。

安老
是國家社會的整體問題

•淺談：長照

•安老環境的窘迫和惡性循環

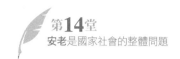
2020 年台灣新生兒總計有 16.5 萬人，死亡人數首度超過新生兒人數，我們正式邁入人口負成長時代。台灣正快速邁向高齡社會（國際認可的定義是 65 歲以上人口佔 14％以上為高齡社會，若是躍升到 20％即是超高齡社會）。2018 年台灣已進入高齡社會，戰後嬰兒潮的一群也到了退休高峰期，超高比例的老人將成為社會日益沉重的負擔。

現在的年輕世代賺的錢可能比 20 年前還少，房價和物價卻是 20 年前的好幾倍。低薪高房價是年輕世代的集體絕望。看不到未來不敢有憧憬的新世代開始不婚、不生，能養活當下的自己就是普遍的最大期望，更不用說還有餘力去計畫和照顧老去的父母。而這群不願生養下一代的世代，未來又會是無法顧及自己老後更多的潛在社會問題。

♡ 淺談：長照

在網路平台或是衛生所等公共服務地點，都可以找到很多關於長照服務的詳細內容，本文僅略做基本概念的敘述，並探討長照制度的缺失和盲點，提出改進的建議。

長照政策是政府為了因應老人照顧問題而制定的法案。不可諱言，鉅細靡遺的長照協助和補助，對很多老人和照顧者來說，確實給了很多幫助。長照的具體內容可以隨手查找資料，不論你到區公所或是打專線，都會有專人回答你的問題，或是居服員可到府探訪做居家協助。

當然，如果你從來不知道有長照，也沒聽人說過，如果身邊沒有伸手可及的訊息來源，你可能在整個照顧過程都不會和長照產生積極連結。繼 2007 年長照 1.0 之後，2017 年長照 2.0 上路，擴大了服務範

圍及項目，建構社區整體照顧體系，分為 ABC 三級。

A 級為「**社區整合型服務中心**」，針對需要日間照顧或居家服務者，每一鄉鎮一個，提供餐飲、居家護理及復健、喘息及輔具等服務。可申請單位為公益團體、財團或社團法人組織、社會福利團體等。

B 級為「**複合型服務中心**」針對需要長照服務或日間托老、家庭托顧、交通接送、餐飲、輔具、喘息服務者，各縣市一國中學區成立一家日照中心，提供在地化照顧服務，包括日間照顧、小規模多機能照顧機構、團體家屋、社區復健、老人共餐等服務。可申請單位為老人福利機構、養護型及長照型長照中心、身障社福機構、醫療院所、社工事務所等。

C 級為「**巷弄服務站**」，需要預防失智失能，或短期照顧者，每三個村里一個，是最近最便利的短期照顧及喘息服務，提供參與社區活動的場地。可申請單位為社區關懷據點、社區關懷協會、老人服務中心、村里辦公室等。

◎尋求長照協助

● 1966 長照專線，各縣市成立長照管理中心，提供單一窗口，從受理申請、需求評估以及協助家屬擬定照顧規劃等服務。接案後將指派照管專員到府進行評估，並量身訂做長照服務。

● 詢問 4 大補助照顧；交通、輔具、居家改善、喘息服務。

● 做長照規劃、家庭會議、開銷盤點、家屬分工。

● 住家區域輔助團體及機構資訊。

安老環境的窘迫和惡性循環

老人安養是國家社會整體的問題，老有所終，不再只是百年前的一句口號，而是不得不**審慎嚴肅看待**的隱憂。老人問題不是一家一戶的自家問題，複雜的老人安養不是靠家庭的有限能力所能應付的，更不能讓每個家庭都在茫然無知中蹣跚學步自己摸索。一個老人的安養困窘就可能折損一個家庭原有的動能，隱藏著社會隱憂和國家問題。

◎求過於供的安養機構

人人都知道老人照顧是未來的商機趨勢，但為什麼我們的老人安養環境卻還是很糟糕？

因為成立機構的門檻，幾乎只有資金雄厚的企業或財團，才有能力在相對偏遠的地區設立安養機構。當只有少數雄厚資金者掌握市場，床位永遠不足求過於供的現況很難改變。**最大的問題癥結之一是場地取得困難**。一般人不可能負擔得起市區昂貴的土地取得，另外在人口稠密社區常遭到居民反對設立安養相關機構，讓有心加入經營者更為卻步。

政府並沒有相關輔助措施或配套法令，當安老環境只靠市場機制放任發展，結果就是有限的機構數量造成永遠的求過於供。在營利的考量下，緊縮的人力物力犧牲了服務品質。民眾只能忍氣吞聲的接受高價卻粗糙的老人服務。

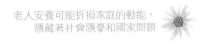

安老問題的惡性循環

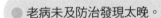

人口老化，老人比例增加

- 老病未及防治發現太晚。

- 長照治標不治本，照顧者無法兼顧工作。

- 外籍看護資質良莠不齊。

- 設立門檻高，求過於供
- 老人機構環境低劣

- 社福經費增加。

- 老人遭棄養。

- 照顧者離職照顧。

- 少子化造成照顧及勞動人力下滑

- 國家整體勞動人口減少

- 生產力降低 造成國家社會危機

- 離職照顧者經濟條件惡化，未來將難以重回職場

- 疏忽伴侶子女造成自己家庭的破裂

- 延誤個人的婚姻機會

- 離職照顧者出現人生斷片，婚姻和事業都可能雙雙受挫

- 今天的照顧者成為明天的經濟弱勢

- 孤老族群造成新老人危機

335

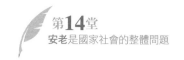

◎長照只是大型喘息服務？

長照的另一個問題是治標不治本。

洋洋灑灑的長照規定確實幫助到照顧老人的最基本需求，也對低收入戶和弱勢者提供相當實質的補助。而**整體而言目前的長照制度就是一個治標不治本的大型喘息服務**，不能解決許多人無法兼顧工作或必須離職照顧的困境。

很多家庭在長輩突然需要被照顧開始，都焦頭爛額的專注在長輩的醫病上，多數人沒有餘力去翻查政府的長照政策。「以前不知道有長照，用了之後發現不好用，就不用了！」、「多數人不知道或搞不清楚長照政策的各種方案」。

後來好不容易知道有長照這個東西了，用下去才知道規定和手續繁雜，要申請什麼都要等待，不會立刻就有，而且時數限制規定瑣碎，政府核定一天數小時居服員照顧，其他都需要另外自費預約。

不論是事先預約照服員或是接駁專車，經常都是呈現已約滿狀態，或是要等待很久才排的到。對於照顧者來說還是不能兼顧工作，這才是根本問題。已經心力交瘁的家屬多半乾脆放棄，直接去申請外勞簡單多了。長照就只像是個大型的喘息服務，現行制度讓照顧家庭可以「多喘一口氣」，卻無法根本解決照顧老人的多層次社會問題。

◎醫療和長照的無縫接軌？

醫療院所的出院準備與服務：從醫院到回家之路有沒有中途之家？醫院有沒有出院協助小組？

大部分的病患和家屬都是在突發性急病，手忙腳亂地住進醫院，老人可能會突然進入需要被完全照顧的階段，常常不是循序漸進慢慢變差的。家屬第一次碰到狀況時總是手忙腳亂。這時如果醫院的出院協助準備小組功能完善，就會為病患和家屬給予及時重要的協助。

過去老人在可以自主行動的時候，沒有幾個人會未雨綢繆的先想到要去聯絡一下長照服務、社區協助資源或是養護機構。突然這些陌生的單位變成立即要求救的急務，家屬根本措手不及。雖然長照服務已經推動很多年，但還是只有部分醫療院所的出院協助單位具備完善功能，即使是教學級指標醫院也不一定有完備的出院服務。半數以上的民眾根本不知道有這個單位。

由於各醫療院所重視或執行的成效不同，在醫院得到協助或長照資訊的可能只有兩三成，因為有些醫療院所的出院準備小組只是聊備一格，卻一問三不知形同虛設。醫療和長照的缺口斷點，大多發生在剛出院時，無法銜接造成照顧空窗期。長照 2.0 改變了過去出院回家才能提出申請的弊端，由個管師單一窗口提供出院到家的協助服務。

即使政府有長照制度，如果沒有具體整體法規化建制化去做有效的無縫接軌，中間的斷鏈就很難避免。老人照顧不能妥善解決，就一定會影響老人後續照顧的品質和長久規劃，讓往後的老人照顧持續惡化，形成持續的照顧家庭弱勢化。

　　外公跌跤之後住院醫療了一兩個月才稍微穩定。醫生告知可以出院，但是有呼吸功能上的輔助需求，這時這間貼心的教學級醫院突然來了個出院準備協助小組，了解了外公的狀況之後，主動幫我們尋找到一家呼吸專門醫院，讓我們從來都沒有聽過呼吸專門醫院到順利轉院，讓家屬可以有充足的時間了解和學習病人該如何照顧。而每家醫院對於出院協助這一方面做的都不完全到位，甚至在同樣的教學級醫學中心不同科別提供的協助都可能是天差地別。

◎離職照顧的隱憂

　　絕大多數的照顧者都是在老人倒下之後，突然成為照顧者，這時僱用日漸嬌慣的外籍看護或送入地獄般的養護機構都不讓人放心，突增的花費讓很多家庭面臨經濟困窘。

　　長照有限的服務點數和補助津貼制沒辦法讓照顧者可以兼顧工作，本國看護更是僱不起，而對於沒有專業知識和訓練的照顧家屬，如果選擇離職自己來照顧，會讓照顧者陷於身心危機，成為下一個惡性循環的社會隱憂。

　　而不能不工作賺錢養家又沒能力送機構照顧的家屬，只好任由老人自生自滅。類似故事不勝枚舉，很多被棄養的老人遭活活餓死。有點餘力的至少還幫老人準備了便當飲水，而住居環境無人打掃，讓老人每天生活在蟑螂老鼠肆虐的環境裡，衣服被子床單沒人洗，排泄物遍地都是。這些老人的歸宿就是在社會睜隻眼閉隻眼的漠視下，孤獨悲慘的默默死去。無收入又全身病痛的老人是最大的社會弱勢。沒足夠的錢，你還老不起。

◎照顧老人是你自己家的問題？

為什麼安老不是一個家自己的問題，而是整個國家社會要共同面對承擔的問題？

老人問題不是一朝一夕的問題，照顧失能長輩平均需要 8 ～ 12 年的全時照護。老人照顧是個專業複雜度和牽涉極廣的醫療、社會、教育、經濟的整體制度面系統性的問題，更不是一家一戶自己能解決的問題，延伸出來的龐大社福問題，只會耗費更多的國家預算和資源，只著重在中期之後的醫療救援法令，只會增加更多醫療資源的浪費和人力成本。

老人無法安養將造成更多的醫療資源開支，也把更大的危機留給下一代。一個國家的進步和公共衛生及社會福利息息相關，惡化的社福資源造成的社會問題會讓國家經濟更為惡化。在人口快速老化，出生率持續降低，生產力人口比例快速失衡，看護薪資水漲船高，養護機構品質持續低落，長照只夠多喘兩口氣的鐘點服務和補助，而造成越來越多人不得不放棄全職工作改成時間彈性的兼差，或是全然離職親自照顧。

離職照顧者的比例越高，直接影響的就是社會生產力的降低。而**離職照顧者犧牲了職業生涯，中斷了社會互動，失去了積攢養老資本的機會，甚至錯過了婚姻和伴侶，不久的將來自己也會成為孤老邊緣人，形成社會隱憂。**這樣的惡性循環會造成越來越嚴重的老人社會問題和就業人口下滑，形成國家社會整體的安全危機。

老有所終的夢想如果要實現，就必須要有一個強而有利的大政府

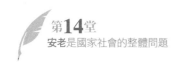

主導，由政府整合社會資源並強勢建構完整的安老框架，不能任由市場機制和商業利益去主導需求。由公權力提供平台，讓願意投入安養事業的民眾都可以加入這一場即將到來，實際上正在發生的安老革命。

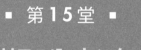

■ 第15堂 ■

期盼老有所終的
伊甸園

★日記40／安老是個需要政府出面擘劃的大問題

　•一條鞭的全程安老照顧

★日記41／老媽在日照中心交了好朋友！

　•未來的安老世界

日記 *40*

安老是個需要政府出面擘劃的大問題

在人口密度高的大城市，幾乎不可能找到舒適合法的安養機構。

由於老媽住的護理之家離家太遠，一直希望能在自家附近找一個能隨時方便去探視陪伴的機構。好不容易打聽到一家離家不遠的護理之家，便趕快先去看看環境。

按住址找到了所謂的護理之家，整個大樓外都看不到招牌。正在門口徘徊詢問時，一個男子看到監視器跑下樓問我的來意。他說護理之家在樓上，小聲的告訴我，因為還在申請設立（就是不合法的意思？），所以沒掛招牌。

跟著男子走進門，竟然是個沒電梯的舊公寓。走到二樓才看到窄小陰暗的所謂護理之家，一股因為通風不良的酸臭味撲鼻而來。原來是個一般住房隔成幾個房間，擁擠的擺了許多病床拼湊出來的「護理之家」。入口處勉強塞了個算是護理站的櫃檯。因為這棟老舊公寓已經被他們幾乎整棟買下，每層樓都改成養老機構，所以大致排除了鄰居抗議的問題。

我好奇的詢問男子：這裡沒電梯，如果行動不便的老人要就醫，怎麼下樓呢？男子輕鬆的說，沒問題啊，就叫兩個壯漢扛下樓就好啦！

看著那老舊公寓狹窄陡直的樓梯，我還是禁不住好奇追問，這沒辦法扛一個老人下樓吧？

男子有點吞吐的回答我：說實在的，老人送到這裡的，大多數都很少再下樓了啦！

細聊了一下才知道該男子就是負責人。我忍不住好奇的問，現在老人安養需求越來越多，社會需求會越來越高。既然在經營這一行了，為什麼不好好找個地點把環境弄得好一點合法經營，老人事業絕對有生意的。

男子說，他們也想啊！「但是喔！地方難找啦！一般大樓大多不會同意有安養機構進駐，且政府法令又嚴格，所以去郊區蓋個像樣的老人機構還容易些，但要在人口密集房價又高的大城市內太難了，只有財團大企業錢夠多，才搞得起來啦！但是在大城市裡很多人還是有安置老人的需求啊，所以即使我這邊是偷偷做的，還是都滿床喔！你要送老人來還要排隊喔！」

「我還有設立其他兩三家，也都是這樣都滿床的，你要的話我再幫你喬喬床位啦！」

老有所終的伊甸園

一條鞭全程照護

區域長照及社區整合服務中心

日照中心	老人暨社區大學
銀髮俱樂部	照顧者互助團體
老人公寓	居服人力養成班
護理之家	醫療駐點服務
安寧病房	公立托兒所 (老幼共托)

更高層級跨部會整合單位
國家主導　公辦民營

在家旁邊的長照整合服務中心

（以國中校區為基準整併改建閒置校舍）

鼓勵民間投資，公辦民營

由國家建立制度提供場地

在政府主導監管下，開放民間經營

減免自家老人費用
離職照顧者納入看護體系

自己老後使用
志工採積點制 可減免自家老人費用 或

學生社福學分
師資輔修老人社福

公共托老、公共托幼
老幼共托取代津貼補助

65 歲以上老人列冊建檔

專員主動上門訪視立案輔導

協助規劃安養規劃

要求長者及家屬參與安老講習

國家提供民眾安老的基本需求
民間業者提供中高端安老服務

一條鞭的全程安老照顧

◎全面對屆齡老人和家庭列冊輔導

台灣有世界知名讓人稱羨的健保制度，但是醫療協助體系養老安老的照顧卻沒有完整的配套規劃。結果就是台灣也有著世界名列前茅的臥床老人比例。老人在臥床之前的安老預防措施付之闕如。

國外經驗，由政府直接把 65 歲以上老人都列冊管理，專責單位直接上門訪視。評估後提出安老規劃建議，依需求直接鏈結相關政府或民間社福機構，提供各種面向的安老資訊，之後並強制定期上門追蹤進度。不論是就醫建議，進入適合階段的養老機構，或協助加入老人團體。

因為他們認為老人就養是重大的國家社會問題，一般家庭很難自行提前預防和兼顧照護。而放任老人問題引爆了再拆彈，未來政府要花費更多的社福經費來解決因應。這是為什麼他們可以自信的說：「**他們國家的老人在離世之前，平均只會臥床一兩星期。**」

所以可以鎖定 65 歲以上老人，由地區長照單位列冊輔導，和其他老人福利措施合併同時辦理。政府強力介入將屆齡老人家庭造冊管理，專責單位負責統整社區所有老人，主動從屆齡上門訪視，家庭安養講習，提供完整長照服務及社區據點和民間資源統整資料介紹，量身訂做安養規劃，要求加入社區老人活動，定期追蹤動向和健康狀況。單一窗口提供所有老人相關問題的諮詢。

掛號發出長照說明書由當事人和主要照顧者簽收。村里可為前哨

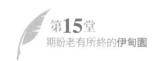

站,由村里辦公室為老人服務的第一窗口。醫院和鄰里的通報銜接也是重要關鍵。並定期舉辦老人同樂共餐據點活動。獎勵列冊老人加入地區性老人服務團體或機構,針對失智和衰老提供預防性老人服務,鼓勵老人走出家門是預防和延緩老衰的第一步。

◎跨部會更高層級的政府主管單位

牽涉到老人問題的政府部門很多;衛福部、勞動部、教育部,甚至包括立法司法單位。很多老人安老問題當觸及不同政府單位就卡關了,因為各部門有各自的本位主義和考量,要協調卻沒有位階更高的單位來做整合。政府需要成立更高層級跨部會的單位專責整合長照,讓有關老人需求的相關部門業務可以進一步統整在同一平台,真正做到單一窗口全方位服務。一通電話解決所有老人問題。

◎就在家旁邊的一條龍長照服務

如果問照顧者的需求,他們最希望的是長照機構就在從家走路就可以到的距離。因為**家屬最希望的是能兼顧工作和家庭的同時,還可以每天都顧得到老人。所以「離家近」是多數家屬的期望。**現在大趨勢鼓勵在地安養,所以長照的配套設施就更需要在離家不遠的地方。建構社區老人在地安養照顧體系,讓老人有第二個家,一通電話單一窗口解決問題。

在台灣地峽人稠的都會區,唯一能在每個區域平均分布的公有區域,就只有學校了。在都會區內開設長照或養護機構最大的困難,就是場地土地難尋。除了都會區地價成本昂貴,大面積的場地更難找。

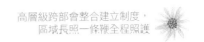

就算有，已經發生多起因籌設長照機構而造成附近社區的反對抗議而停擺的案例。

因為尊重民意，而讓短視私心凌駕公共服務建設，這是所謂民主國家必須胃納的民粹障礙，所以唯一能全面解決的方式，就是利用公有財產的校園場地，也最能兼顧到每個地區長照中心最均衡的分布。

雖然校地資源的重分配重新整合利用過去曾經頻繁的被討論過，而現今的需求遠大於以往。台灣不缺相關資源，缺的是土地和空間。所以大刀闊斧的執行土地資源重新規劃利用，**以中小學校舍的再劃分建置社區照護中心，就可以把長照系列服務都可以整合在一個社區核心裡。**

依目前長照 2.0 規劃，以國中學區範圍為基準，讓居民真正感受到老人服務就在家旁邊的便利。理想上每個地區至少指定一家學校，將部分校舍挪出改建為地區長照整合中心。也可以多家學校整併學區，空出一整個校地重新改建。

在少子化的趨勢下，校園內的閒置空間大幅增加。班級人數從我們過去一班六十幾個縮減到現在一班只有十幾二十個學生。甚至很多學校已因招生不足而關門。另外超過需求的老師也常常找不到工作。將師資轉型或再教育兼容老人教學服務也是一個師資調整的方向。

譬如日照中心目前各區多半是設置在公有區域活動中心大樓。大樓中有圖書館、托兒機構、失智養護單位等等。雖然已具雛型，但空間仍不足，且那麼大的區級面積才只有一個稀有的公共空間也不敷需求。

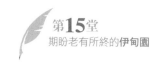
理想的長照中心要具備最基本的老人醫療單位、居家醫療團隊和安寧服務。要有不同階段的老人照顧部門，從銀髮學苑、日照中心、銀髮俱樂部和照顧者支持互助團體，以及再教育部門培育照服人力。另外附設托兒中心，讓照顧者一家上下兩代的照顧都可以在一個中心內老幼共托。

老人照顧機構總是杳無生氣，如果能聽到幼童的嘻鬧聲，甚至可以和小孩互動共同娛樂，就會讓氣氛活潑起來。老人和幼童本來應該要有這種生命教育共同成長的空間。讓有照顧需求的家庭可以同時將老人及小孩送到同個地點照護，照顧者本身也可以在中心內得到輔導和協助。**在大樓上層可設立銀髮住宅、養護和護理機構，真正做到老人各階段照顧的一條龍無縫接軌服務。**

A. 地區老人服務

病人回家後可能需要尋找社區資源的協助，不論是公辦的日照中心，或是私營的老人社福組織、宗教慈善團體、關懷社團等。其實會有很多可能選項而是家屬從來不曾接觸或了解的。如果沒有一個常設單位作為輔導者和協助者，家屬只能摸瞎亂找，碰到什麼是什麼，卻未必是最適合家中老人的選擇。

B. 居家醫療

2019 年實施居家失能家庭醫師照護方案。長者在宅醫療不必頻繁來往病院，在家仍可享受熟悉的居家生活。醫療分一般診療、呼吸照顧、重症安寧銜接安寧療護，讓生者也能安心面對，可以大量減少醫療資源的支出，而在宅醫療也有提供安寧照顧，讓長者可以在家善終。

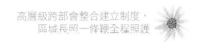

C. 日照中心

日照中心安排老人的教育休閒活動和生活用餐照顧。有專業老師和五六個熱心志工可以聯手照料和安撫長輩的情緒，並提供醫療諮詢及轉介，舉辦相關講座和支持團體。失智或行動不便的老人可由家屬或看護在旁陪伴協助。

雖然面對的是一群輕微失智失能的老人，日照中心還是盡可能的安排了一整天的各類活動讓老人參與，也有安排多位專業的老師與志工協助照顧老人。這段時間讓我有了很大的喘息空間，重點是在我束手無策，完全不知道怎麼陪伴老人的困窘時刻，日照中心為我解決了一個家庭大難題。

日照中心是個名稱並不親民，但對我家幫助最大的長照服務機構。我母親在日照中心那一年的時間裡，是我母親失能喪偶之後，唯一出現過笑容的地方。

我認為日照中心最大的缺點，就是取了一個很不討喜的名稱。只要有一點識別能力的人看到日照中心幾個字，直覺反應就是給不能動沒人管的老人，丟過來放的地方。如果名稱叫做「長青幸福學苑」、「銀髮樂活中心」等等，是不是親民的多。

一條鞭的全程安老照顧

日記 41

老媽在日照中心交了好朋友！

老媽去日照中心上課後，有一天志工告訴我，你媽交了一個好朋友喔！還傳送她們一起合照的照片給我。看到兩個老人很開心的緊握著互相的手合照。

好奇的我，幾天之後去和這位老媽的新同學打招呼，才發現這位老人不太會講國語。這讓我一下瞬間出現了一堆問號？兩個語言不通的老人怎麼會變成好朋友呢？

後來觀察兩個老人的互動，讓我終於想通了。在這兩個老人的世界裡，兩個人也許各自用國台語說著自己的人生故事。至於對方說了什麼？其實一點都不重要，她倆互相是對方傾訴的對象，也是聆聽者，而親切的笑容和緊握雙手的熱情，跨越了語言的隔閡，兩條平行線就這樣很神奇的產生了交集。

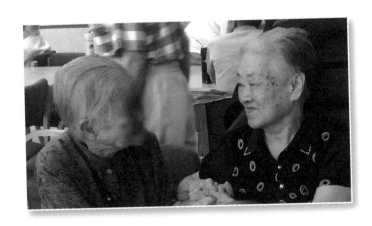

◎公辦民營

重新規劃學校用地使之多功能化，也可以研議用集資股份等方式由民間投資，或是類似 BOT 模式，由政府規劃主辦的公共工程，由民間投資興建及營運。也可以用養老銀行的概念，民眾先投資自己的養老存摺做為中心建設基金，或比照安養機構的押金制先行募資，作為轉換未來自己使用機構服務的資金。

公辦民營的重點：

● 由政府以政策法令的方式整合土地資源，提供所需要的場地。

● 規劃投資運作的統一模式，獎勵民間投資，擴大民眾參與的機會。

● 中心內各單位皆以招標方式由民間社團競標經營，減少政府經費負擔。

● 由政府監督查核各單位，杜絕只因營利而犧牲老人權益的純商業考慮。

● 社福長照和產業長照並行雙軌共存，公辦長照機構提供基礎服務滿足民眾基本安老需求，私人民營機構則可以提供中高端服務。

◎照顧人力整合

除了場地之外，安老機構另一個重大成本就是人力問題。安老機構有三種人力可以彈性運用：

A. 離職照顧者納入照護體系

讓離職照顧者接受訓練，成為體系中可以照顧自己和其他長輩的

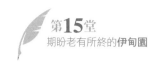
幫手。離職照顧者最大的隱憂，是不能和社會互動，以及缺少喘息的機會。如果回歸體系照顧，離職照顧者以志工模式可以和其他人輪流輪班照顧機構裡自家和其他的老人。

參與照顧工作者可以減免自家長輩送至中心照顧的費用。不但節省自己照顧的花費，照顧者才能得到真正的喘息和適度的休假。同為照顧者的同事，也比其他看護更具有同理心去善待彼此的長輩。

如果監督機制發揮功能，照顧者可以放心把長輩交託給中心，也可以回歸職場，付費給中心。也可以接受中心開辦的照服訓練，把照服工作做為未來轉職的機會。等有一天照顧責任結束，有了看護專長的照顧者可以繼續在機構中工作，減少離職照顧者因為離開職場太久，很難再回到原職場的困境。

B. 積點制度

照顧志工也可以獲得照服積點，為自己在老後，可憑積點換取在機構中的花費折抵。譬如國外的時間銀行；可以把年輕時照顧老人的時間存起來，等自己老了再拿出來用，服務時數會存入社會保險系統的個人帳戶。

C. 社服學分

設置於部分學校校舍還可以增加和學生的互動，老幼共學。

● 學校除了應廣設老人照護科別，應開設和健康教育一樣的老人照護必修課程，並在社會參與的課外學分中加權列入安養機構服務時數。不僅增加常照人力，讓年輕人早點體會到照護老人的技巧和概念。學生的社會福利學分也可以由服務老人來計點。

現在的學制中越來越重視社會參與的行動學分，所以學校的社會服務學分，可將學生的社會服務具體化實施在安養機構，讓學生必須以固定時間的機構服務來獲取社會服務學分。

● 教育科系學生也可增加老人相關學習課程，在少子化的未來，讓教師資歷者也可以參與社區銀髮課程，增加就業的選擇機會。

● 校園也是最接近社區的地方。要讓社區也能接受和融入和老人的關懷，培養友善社區的觀念，就要從自己的家旁邊開始做起。

D. 健康銀髮志工

很多老人身體十分健康，可以善用這群銀髮志工加入中心各單位擔任助手。他們更知道老人的需求，更懂得老人心理，更容易讓其他老人接受。只要車馬費就可以得到最適合的志工。

政策也鼓勵僱用年長者再就業。2020 年實施「中高齡及高齡者就業促進法」，保障高齡者就業權利，並禁止僱主年齡歧視，讓 65 歲以上勞動力可以再發揮所長。

許多安養機構也增加僱用健康的高齡志工參與照顧老人服務，鼓勵退休的健康老人出來當志工，服務鄰里間需要陪伴照顧的阿公阿嬤。老人孤獨在家容易產生社會疏離感，高齡志工是其他老人最好的活化劑，讓蜷縮在家中的老人願意走出家門接觸外面的世界。

老人的伊甸園在哪裡？老有所終的理想境界能否真正實現？在可見的未來，少子化和高齡化是不可避免的時代趨勢，安老是個超過個人和家庭能夠自行處理的巨大複雜問題，所以放下各單位的本位主義，

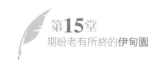
用更高層級的跨部會橫向整合，大刀闊斧的一次改革到位，才能解決很多老人的多面向社會問題，讓每個階段的老人都能夠接受國家制度化系統化的照顧，也能依照個人條件再融入社會，才能真正打造出一個老有所終的理想國。

♡ 未來的安老世界

◎AI機器人看護

目前最熱門的科技就是 AI 了。AI 機器人的研發也是各科技領域紛紛投入的重點項目。有些生產工作已經在慢慢交由機器人執行。在可見的未來除了工作機器人，最被期待的就是看護機器人了。尤其對於單身或獨居者而言，這可是個大家昂首企盼的明日世界！

國外已有非人型樂齡陪伴機器人，智能生理監控及床邊照護等自動設備補足人力的不足。偵測長者如跌倒會發出警報，會主動撥號給家屬和關懷據點做雙向視訊聯繫。機器人具備互動電腦，提醒吃藥等功能。

現在電腦語音科技日新月異，具備語音辨識服務及聊天功能將是未來機器人的基本配備。如科技電影中完全取代人類的看護機器人問世指日可待！

◎訂做一個老伴

老爸離世後，我最擔心的就是如何照顧喪偶的老媽。我開始天馬行空的去設想各種可能性。也許我可以按照老爸的臉型，去訂做一個

矽膠老爸。就算「他」不會動，只要能夠躺在床上，或是坐在輪椅上，我就可以糊弄失智的老媽；老爸在睡覺不要吵他。或是讓訂做的老爸坐在輪椅上，陪老媽一起看電視。對於很多結伴了一輩子的夫妻來說，身旁有老伴陪著就好，不必聊天說話，只要讓老人覺得不是一個人並不孤單。

也許我還可以訂做一個會說話的老爸。只要輸入老爸的聲音參數，也許訂做的老爸就可以簡單的對話，就可以陪老媽說說話了。而隨著科技越來越進步，現在的 AI 技術已經可以做到虛擬某人的聲音，並且可以自主運算處理聊天對話的擬人行為。

所以在可能的未來世界，人工智慧機器人普及化成為照顧人類的主流，相對還真是個令人期待的美好境界啊！機器人不會偷懶、不會頂嘴、不會說謊、不會不耐煩，沒有因壓力造成精神崩潰的問題；沒有語言文化隔閡；沒有生活習慣磨合的困擾。簡言之，就是沒有最難搞的「人」的問題。

那個夢幻的畫面想到就令人興奮期待。一個能夠任勞任怨做好居家勞力工作及基本照顧工作的人工智能機器人，可以依照個人需求程式化客製化，不但包辦了絕大部分的照護工作，還可以透過大數據的聯網操作，陪伴老人和老人聊天。機器人可以全時監測老人的身體狀況，出問題時可以立即對外發出求救訊息。

其實有懷疑論者提出很多關於人工智能機器人不可預知不可控制的危機。但是面對我們越來越惡化的安老環境，還有什麼可能更糟的嗎？子女自顧不暇不棄養老人就不錯了。僱看護永遠不知道會不會來個會虐待你的。不然就是被丟去機構地獄過著等死的日子。當你失能

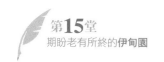

了幾乎生活大小事都要低聲下氣的求人幫忙,還要看人臉色。那麼我當然寧可選擇一個看護機器人陪我終老啊!

曾經有個報導,一名男子在愛妻亡故之後,因為太深愛亡妻,無法接受任何其他的異性。所以他向成人玩偶工廠依照亡妻的臉型和身材,訂做了一個老婆。他也就像照顧愛妻一樣,每天幫愛妻梳妝沐浴更衣。訂做的愛妻像過去一樣每天一起陪他吃飯,看電視,晚上相擁而眠。白天都一樣去正常的上下班工作,最期待的就是下班之後回到家見到愛妻的瞬間。原本如行屍走肉的人生再次有了依託和活力。

很多人也許會覺得這聽起來匪夷所思,讓人毛骨悚然。其實如果沒有人可以取代亡妻在他心中的地位,而訂做的愛妻可以讓他的人生感到愉悅,而重新找回生活的目標和心靈的寄託,又有何不可。

心的痊癒,有時候要靠自己的方式去修復。而有些人選擇自癒的方式也許逾越了世俗的標準。其實我們每一個人潛意識中都有一些悖逆於世俗的渴望。只是我們會隱藏或壓抑著,我們不希望被社會用異樣的眼光評價自己。這個男人只是勇敢的表達了自己對亡妻無可取代的至愛。無視於別人的眼光,他的內心擁有了其他人不可得的滿足和幸福。

如果未來的人工智能機器人技術成熟到一個階段,那麼訂做一個可以幾近擬真的亡妻,或過世的摯愛家人,這樣的未來並非遙不可及。

科技始於人類對更美好世界的希望,而總是超越人所能想像。現在覺得不可思議的發明,可能就是明日世界的日常,而成為生活不可或缺的一部分。

伴親終老
讓我們學到的事

★日記42／老媽，讓我牽著妳的手一起走

★日記43／才發現來不及對爸媽說，我愛你們

• 照顧父母，為自己的老後預做準備

• 活在當下，把每一天都當作最後一天

• 帶著下一代一起學習生命課題

日記 *42* 📖

老媽，讓我牽著妳的手一起走

在一個嚴肅的家庭長大，小時的記憶中，我們家的小孩很少有和父母擁抱的動作，更不會把「我愛你」放在嘴上。直到有一回帶老媽上醫院回診，老媽主動牽著我的手。

我突然意識到，老媽到了一個需要依賴我的年紀，而我已經不記得上次牽著老媽的手是什麼時候了…回過了神，我摟了摟老媽的肩膀，跟老媽說，別擔心，我會牽著妳，帶妳一起走。

日記 *43* 📖

才發現來不及對爸媽說，我愛你們

老媽往生的那天，老姊通知我老媽快不行了。等我趕到醫院觸摸到老媽冰涼的手，才真正意識到老媽真的已經走了。

我俯身親吻了老媽冰冷的額頭，告訴老媽，妳安心，我們會好好照顧自己。很抱歉，沒把妳照顧好，我已經盡力了。

現在的妳沒有病痛可以到天堂和老爸重聚了！記得幫我們留個位子呀！謝謝妳這輩子的養育和照顧，永遠愛妳…

才發現，我在父母在世時從來沒有跟他們說過「我愛你」這三個字…

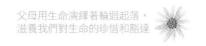
照顧父母，自己學到了什麼？

深度的去觀察你可能會發現；沒有花過時間陪伴用過心力照顧父母的人，他們的人生好像少了對生命春萌冬藏四季輪迴的領悟。即使過了中年，他們總是容易迷失在不滿足的哀怨裡，永無止盡的追求生命的答案不可得而抑鬱以終。

生命的每一分鐘都有意義，得到的同時也在失去，失去的會在不經意的角落獲得。真實觸摸過生死，才能真正懂得；只有當下，才是唯一的真實和擁有。

照顧父母，為自己的老後預做準備

如果你認真的照顧父母，那麼這一路你不得不去吸收學習照顧老人的相關知識，例如老人醫療、照顧技巧、財務規劃，生命的啟發和意義。為了安排父母每個階段的生活，你會接觸到很多從來沒聽過的機構、陌生的老人資源、各地的照顧者支持據點、老人社福中心、長照服務、樂齡課程、醫療抉擇與照護機構的點滴。**我們從中學到了老人食衣住行的每一個細節，每個照護階段該去面對的難關和心理建設。**

回想照顧父母的過程從一開始的倉皇失措，到一點一滴的學習和嘗試錯誤，這些經驗難能可貴！只有親身照顧過老人，你才會學到其中精髓。照顧老人，就是在事先具備自己下半輩子需要會的時十八般武藝。走向自己的老後，不至於手足無措，你可以更篤定淡然。

照顧父母的過程，當你全程走過一遍，你也等於先預習了自己的老後。我知道該幫自己預做什麼樣的安老準備，每個環節都已太過熟

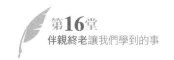
悉，而不覺得恐慌徬徨。我學會豁達地擁抱遲早會來的死亡，而積極的寫好遺囑醫囑，早早交代後事，為自己完成這項人生預老大事而感到雀躍欣喜。

我盤點了自己這一生的功過得失，肯定自己得到的，接受自己失去的，並列出心願清單積極的去完成。我也越來越不會恐懼死亡，因為經歷過十年照顧老人的死亡進行式，我領悟到死亡的恐懼是來自沒準備，來不及，不甘心。如果做好了死前該做的準備該完成的願望，此生無憾，死亡也就沒什麼可怕的。

◎在陪伴過程中，和過去和解

接受父母也只是一般人，做父母並不是與生俱來的本能。他們也是第一次做父母，就像我們也是第一次學著如何照顧父母一樣。不能彩排預演，也都沒有重來的機會。

父母在摘掉為人父母的大帽子之後，其實也和我們一樣，可能就是一個脆弱的靈魂。給父母一個機會走下為人父母的神壇，我們也許可以更能接納甚至同情父母，在偽裝堅強的面具下，也只是一個會犯錯的凡人。放下陳年的心理創傷和疙瘩，讓那個傷痕累累的內心一直在飄蕩的靈魂回家。

很多人也許因為幼年遭到父母的斥責，或沒有感受到父母的愛，而一直耿耿於懷。長大後一切好像沒發生過，但傷痕從來沒有真正痊癒。即使知道父母老後照顧父母是份責任，但心結卻一直梗在心裡不曾消失。也許找個機會，把話平靜的說開，答案也許其實很簡單。

日記 **44**

其實，爸媽也只是凡人

在我幼年的記憶，老爸就是個超級嚴肅一個眼神就可以讓人發抖的傳統父親。而在那個父權時代，老媽從來不敢反對父親的決定。印象中老爸從來沒有給過我什麼口頭的稱讚，甚至在我得到某些比賽的獎項，卻只記得當我很興奮的拿給老爸看，老爸只給了我一個沒什麼了不起的噘嘴表情。

小時候記得的事情不多，但這件事卻深深印在我腦海裡。我不知道有沒有關聯，但從小到大，我做任何事都極度缺乏自信。我從來不敢跟別人保證什麼事我一定做得到。對於很多新事物，我總是習慣先逃避躲開。

在退休後照顧父母的日子裡，有一回我忍不住把這件事跟老爸攤開來說了。我很好奇地問老爸；你知道小時候的鼓勵對孩子是很重要的嗎？

驚訝也當然不記得這件事的老爸說：「我一個人來台灣時還不到 20 歲，後來的幾十年沒再見過你爺爺奶奶和其他兄弟姊妹。其實一個家是什麼樣子，爸媽怎麼和子女互動，我根本沒機會經歷。我也只記得很嚴肅的父親在我小時候就是這樣不苟言笑。在那個年代沒有什麼鼓勵子女，和孩子說愛這種習慣。很抱歉，如果讓你這麼難過一直記著…」

突然我好像拔除了這個扎在心底幾十年的疙瘩，反而對老爸有了一些憐憫。老爸這個世代經歷了戰亂逃難，然後被迫離鄉背井幾十年，靠自己的打拼養家糊口，用自己兒時的記憶祭祖念宗，和老媽胼手胝足省吃儉用把三個孩子拉拔大，我卻記著這種微不足道的事。

不是每個父母都懂得如何去愛子女。做父母也是他們人生的第一次。

讓老爸說出對不起，反而讓我心很痛。我含著淚拍了拍老爸的肩膀說：「你辛苦了…」，即使到這年紀，我還是沒有和老爸擁抱一下的勇氣。

◎人生沒有白過的一天

常聽到朋友說，你浪費了 10 年人生照顧父母，好可惜。也常聽到一些照顧者悲觀的嘆息：用盡洪荒之力照顧父母，到最後他們還是會死啊！而我卻有完全不同的體會。

人生沒有白過的一天，照顧老人的點點滴滴，讓我學習體悟到生命意義，得中有失，失中有得。生命的每一分鐘都有意義，得到的同時也在失去，失去時會在不經意的角落意外獲得。

陪伴照顧長輩的過程必然要盡很多的心力，可能要挪出很多時間中斷原本的人生規劃，去完成這個艱困的使命。而中斷原本的規劃可能讓自己反而避開了一個錯誤決定，讓自己中年按下暫停鍵給自己更

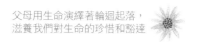

多檢視自己的時間，再冷靜的計畫下一步，可能更適合自己。

在照顧過程中，我獲得了難得的人生體悟和生命智慧，在中年徬徨的人生中避免倉促走上歧路。人生永遠不會知道今天失去的是不是本來不該獲得的，得到的同時，也可能失去其他本來擁有的。

在整個過程中才能夠親身體會；什麼叫做四季的輪迴，太陽東昇西落，萬物綻放凋萎，一切都是那麼的自然。所有的生命都會綻放出他最美的顏色，努力拼搏出一生中最精采的姿態。然後在成熟後慢慢收斂曾經狂舞的觸角，再逐漸衰弱走向凋零，完成這一生由起而落的舞台劇。再輝煌的成就都是曾經，最終都將成為過往雲煙，一切歸零。

父母的日漸衰老，每天都在向我們活生生的演繹著生命輪迴起落的本質。他們用自己的人生教導我們珍貴的生命課程！既然消逝本來就是生命的必然，不能抗拒不能閃躲，那麼就嘗試接受死亡，和死神共舞。死亡也只不過是完整生命的一部分而已。**人生最難的修行，就是死而無憾的覺悟。**

回顧這 10 年，我親手觸摸著父母一天天的衰老，親眼看著生命走到最後。人永遠是孑然一身的空手離去，什麼都留不住，什麼也帶不走。死亡是生命最公平的終點站，人生再怎麼曾經風光瀟灑，到最後都只是很快會被人遺忘的枯骨灰燼。

只有親自陪伴過長輩從開始衰老，逐漸走向凋零，直到生命末期疾病的摧殘和痛苦。你才能真正了解，也許死亡對瀕死老人來說未嘗不是一種解脫。我學到了真正接受生命在該終結的時候，就滿心祝福他好好地走。

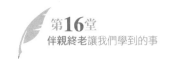

　　放手，需要真正走過這段陪伴的歷程，才懂得什麼是幸福的告別。父母用最後的生命課程，教會我對人生懂得豁達，更懂得生命有盡，把握當下，積極地過好每一天，才是生命唯一的真理。陪伴父母的這條路讓我懂得；只有真正認識了死亡接受了死亡，才會真正領悟到如何珍惜生命。

◎一切都是最好的安排，每件事的發生都有意義

　　照顧老人的過程中，每件事的發生，都有它正反兩面的意義。老媽中風以後，原本因失智而容易暴怒的情緒平和了。因為中風而更加重的失智，讓我們可以比較容易的瞞過老媽，老爸已經離世的悲傷事實。讓老媽一直相信，老爸一直都在。

　　照顧父母的過程中，覺得「霉運不至於全都掉在我身上吧！」的遭遇，卻都打破了發生機率而全都發生了。上帝如果要給你試煉和考驗，就從來不會給你一條簡單好走的路。

　　也因為刻骨銘心的生離死別，讓我體悟了死亡無從逃避，真正有勇氣面對死亡之後，才看見生命的可貴，才懂得珍惜活著的每一天。也因為那些層層疊疊的揪心境遇，讓我於今回憶「不知道這些年是怎麼走過來的？」，這成了我將這段歷程付諸文字的動力，希望能分享給那些在初學照顧中感到驚慌失措的朋友，告訴你們：「你並不孤單。」

　　每件事的發生都有它的意義，沒有任何事是絕對的壞，或絕對的好。事過境遷後，如果你用心回想省思，終會發現，一切都是最美最好的安排。

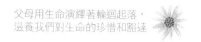

活在當下，每一天都當最後一天

　　無常是人生唯一的恆常。我們總是把做不完或是沒期限的事留到「明天再說」。但如果明天不會來呢？因為有明天，所以我們有了慢慢來的藉口。人每天都在面對選擇，「急」但似乎沒那麼重要和「不急」卻很重要的事情，你該先做哪一樣？

　　「不急」卻很重要的事因為要更慎重，所以人常常會決定「明天再好好規劃」，而這個想法就可能讓重要的事一直拖延。**譬如面對死亡，「不急」，只是因為大限不可知，所以要改變這個扭曲錯誤的認知，就要把每天都當成最後一天。**要假設假如沒有明天，那麼生死的大哉問就是「今天」就要去思考和規劃的急務。有了這個覺悟，再把所有待辦的重要事項都向前移，規劃就從今天開始。

　　照顧父母的每一天，我們都用全心的愛去珍惜著最後陪伴的日子。學會活在當下，因為我們永遠不知道明天還有沒有機會。如果今天就是最後一天，我們將不會有遺憾。

　　看著父母日漸衰老走向死亡，每天都在提醒著自己如何決定自己的生死抉擇。我要在有自主能力時好好活著每一天，到了失能失智只能臥床需人照顧時就放過自己，別再受苦。賴活絕對不如圖個好死！當全身插著維生的管路只剩一息尚存，不能再享受人生所有的樂趣，這時的自己只不過是個活著的死人。

　　父母留給我們最後的禮物，就是用最後的生命演繹生命的本質課程，滋養我們對生命的珍惜和豁達，而更積極的面對人生。

照顧的經驗，不要只是留下傷痛，而忽略了父母用最後的生命留給自己的禮物。感謝父母，因為有幸陪伴你們走完生命的過程，讓我能真實看透人生，更豁達地準備好去面對自己的死亡，並積極地給自己預備一個美好的告別。

少了完美的謝幕，就不算是個完整的人生。

◎學會在健康時就能擁抱死亡

逃避生死議題，只會留給自己和家人最後的遺憾。

家人過世最大的遺憾，總是來不及見不到最後一面，聽不到逝者最後的遺言，和家人來不及的告別。只有當我們習慣於看到聽到死亡，談論死亡，就會體悟死亡就只是人生的一部分。既然死亡是每個人必然的終點，那麼必學的人生的課程，就是接受和擁抱死亡。

只有當家人都不怕談論死亡，才可以及早預先把要和家人說的話，想交代的事，都及早說出來。只有當死亡話題不再是禁忌，我們才能夠敞開心胸和家人暢談身後事。我們都只談生命，但總是刻意忽略死亡也是生命的一部分，是生命最重要的完結篇。

不要等到重病或意識不清了再來趕著做最後告別。當人還在健康的時候，最有勇氣面對生死，也可以腦袋清醒的完整交代想說的事。及早列出願望清單，在自己還有自主能力時快去完成。

在填寫願望清單時，你就是在重新回顧這一生。可以列出過去已經完成的願望，也列出曾經期待但不可能再實現的夢想。然後列出在剩下的人生還想去追求和可以完成的夢。在檢視過程中，我們會發現

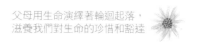

還有很多事沒去做，而會更積極的去努力實踐。也會更珍惜身邊的朋友和家人，那麼多人該去感謝，那麼多的過去值得回味。

想要自己有個圓滿的畢業典禮，就要在還健康時，學會接受和擁抱死亡，我們才能和死亡溫柔的相遇。

◎選擇看見快樂，放下才能得到心的自由

我們都會對刻骨銘心的悲傷哀痛欲恆。其實多年之後，也許事過境遷，心裡早已平靜放下甚至遺忘。許多事在多年之後，慢慢會成為只是人生道路上轉瞬即逝的風雨。風雨之後總是能迎來陽光。那麼如何不要糾結在風雨帶來的泥濘陰暗，只去欣賞煦煦陽光的愉悅，那就是人生的智慧了。

生離死別當然是深刻難忘的，而適時把哀傷打包裝箱，才能開始下一階段的人生，才能把心空出來看見快樂，讓愛進來。

人生中會遇到太多的爛人破事。我們很難不咬牙切齒的憤恨不平，卻又無可奈何。地球從來不是靠公理正義而轉動的。因此我們心中會積累很多的抱怨和憤怒。但卻常常發現；多年以後，我們的怨恨可能一直積壓在內心，而我們怨恨的對方卻早就忘記有這回事，甚至根本沒當回事兒了。對方毫無痛癢的過著他的太平日子，而我們卻被這份怨怒折磨了自己那麼久。

所以有時候，學著原諒別人，其實是放過自己。別讓那些不值得玷汙了自己美好生活的追求。放下那些人生中讓自己痛苦糾結的往事，**讓心自由了，才能看見快樂！**

帶著下一代一起學習生命課題

有一個朋友一向很堅持的認為，人老了就是要去住養老院。在家裡的飯桌話題也不避諱地談論他的主張。有一次過年，他五歲的孩子拿了壓歲錢，很仔細的數著鈔票準備要去銀行存起來。這位朋友好奇的問他兒子；存那麼多錢以後要幹嘛呀！他兒子很認真的回答：「我現在要好好存錢，以後你老了，我才有錢送你去住養老院啊！」

從此，這位朋友再也不敢在兒子面前，提起養老院這幾個字。

如何對待上一代，將來下一代就如何回報你。今天投資在老人身上，就是投資以後的自己。我們的一言一行，常常就是孩子最直接的身教言教，和深植在腦海裡的價值觀。

不要輕忽孩子從上一代的言行中學到的生活教育。如果你對父母漠不關心，或總是嚴詞厲色不耐煩地和父母對話相處，孩子往往有樣學樣，覺得這樣就是正常應該的。兒時的所見所聞，都會潛意識的塑造我們未來的行為和價值觀。在自己照顧父母的同時，也要時時和下一代討論，有一天自己老了，孩子會想怎麼做，會希望孩子怎麼做。

你如何照顧父母對下一代來說就是活生生的課本，是學校不會給你的實體教材。讓孩子早點看到深受病痛所苦的老人是什麼樣子，讓孩子面對老人問題不會恐懼排斥和逃避。也會在他日可以更警覺，當自己的父母有一天變成這樣的時候，該如何及早應變。

有子女的照顧者，要多帶著下一代一起去共同分擔照顧長輩的工作，讓年輕世代親身體驗，親眼目睹人生本就是如季節更迭的自然輪

迴。陪伴父母的老去，是這場生命歷程不可或缺的劇目和場景。避免
到了自己老後，下一代可能又要從頭摸索生命的徬徨和恐慌。

不要為了怕下一代太早承受生離死別的沉重，這是人生躲避不了
的必經之路。和下一代一起分享過程和自己的領悟與心情，是傳承給
下一代生命課程的重要精髓。

◎及早做好自己的老後規劃

現代人已經越來越能接受；老了必須靠自己。很多人都早早給自
己做了心理建設。不要把孩子綁在身上拖累下一代。老人最後的歲月，
可能正是孩子人生的精華。

即使知道安養環境還有很大的改善空間，但當自己做好心理準備，
就可以及早認真的去規劃和尋找適合的養老方式和居所。只要心裡擺
脫對子女的依賴，就會理智去看待自己的老後。想讓自己陷入嚴重失
能時卻不得不仰賴外力照顧，和纏綿病榻無法自主行動時只能任人宰
制擺佈的困窘，就要及早做好自主醫療意願與最後的安寧安排。

**最美好的人生，就是在能動的時候盡情享受歡樂，在不能動的時
候，好好地揮手告別。**對自己放手，勇敢的放過自己，就是最好的老
後安排。

◎人生後半場按下快樂重啟鍵

年輕的夢未必能實現，而到了老年可以去打造實踐人生下半場的
夢想。不論是想實踐曾經的夢想，或是體驗過去總是顧忌太多而錯過

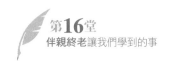
的冒險。到了一個不知還能活多久的年紀，只要還動得了，那就勇敢的去瘋狂一次吧！有部電影片名叫一路玩到掛，這就是到了晚年終於可以無所顧忌，可以狂放的去追求快樂直到最後一天的瀟灑！

中年之後不是老去，而是卸下人生該盡的責任
義務之後，去迎接最好的日子，
全然做自己，人生的最美好才正要開始！

◎每天問自己，今天覺得幸福嗎？

經過生離死別的洗禮，就更能懂得活著的每一天都是珍貴的。

而其實幸福可以很簡單。只要做的每一件事都是認真去做，用心品味，真誠的感恩。成功的做了一道沒試過的菜，種了一盆搭配的賞心悅目的花草，或是和老友談天說地的喝了大半天的下午茶。到了晚年不必再為難自己，用什麼價值和成果去評估自己一天的成績。老年以後，時間就是應該浪費在可以讓自己輕鬆愉悅覺得快樂的事物上！

把每一天都認真的去過，只要覺得快樂，即使浪擲虛度也覺得幸福，今天就過的值得！所以每天都要問問自己；今天覺得幸福嗎？

信仰
是支撐我們的力量

★日記45／當自己無法承受，就交託給上帝吧！

★日記46／不懷疑的堅定相信，就會有神蹟

日記 *45*

當自己無法承受，就交託給上帝吧！

外公住進呼吸病房之後，呼吸功能日漸退化。醫生告知，氧氣已經開到最大了，如果不氣切，可能撐不了多久…一種從未感受過的無力和絕望感，隨著血液在全身竄流。我只能僵硬的站在外公的床前，腦袋裡一片空白…

只有一個聲音重複在空蕩的心裡提醒著我：終於來了，終於來了，終於到了你必須決定外公生死的時候了…

沒辦法，我沒辦法，我不行…

當時我只想甩開一切逃走，假裝什麼都沒有發生。我轉身逃離醫院，回到家痛哭。腦海中縈繞著的是過去幾個月外公只能臥床受苦的樣子，而我卻什麼也不能做。心一直在往下沉，像是一場不想醒來的夢。除了逃避，我看不到其他出路…

這時，一位基督書院師長曾經跟我說過的一句話浮現在腦海：「當你碰到無法承受的痛苦和壓力時，不妨可以試著向上帝禱告，把無法負荷的重擔交託給上帝。雖然你不是信徒，你還不認識上帝。反正禱告也不花錢，也不會有什麼損失。當自己感覺絕望無助的時候，不妨試試。」

無神論者的我，半信半疑的嘗試，反正還能糟到哪？

我不知道禱告該說什麼，也搞不清楚手該放在哪裡，抱著

姑且一試的心態，跪在自己的床前，用手摀著臉：

親愛的上帝呀！我不認識你，我想你也不認識我。我也沒受洗，也沒去過教會，但是我現在很需要你的幫忙。我外公在醫院受苦，而我卻什麼都不能做。我不知道該怎麼辦？聽說我可以把自己無法承受的重擔交托給你，雖然我不知道你有沒有聽到，但是我虔誠地向您祈求，希望你能幫助我，給我力量，指引我該怎麼做，不論如何，先謝謝你了。奉主之聖名，阿門。

結束這段結結巴巴的禱告之後，似乎好像有神蹟發生了。我的身體感到一股暖流撫過胸口再漫延到全身。我好像覺得我的肩膀輕鬆了一點，我好像沒有那麼害怕了。

到底是真的有神嗎？還是只是我的心理作用？這些也都不重要，重要的是我無助徬徨的心靈似乎有了些支撐，得到了些許慰藉。從這天開始，我每晚睡前都繼續用我無厘頭的方式向上帝禱告，似乎感受到有人在幫我卸下更多壓在胸口的重擔，我好像比較有勇氣去面對外公的生命抉擇。

幾天後，我做出了不氣切的決定，結束了外公的痛苦折磨。同時也將外公託付給上帝：雖然外公不是基督徒，但我還是向上帝拜託照顧外公，上帝一定會聽到會應允的。

從此我做了七八年的慕道友，每晚睡前我沒有間斷地做睡前禱告。

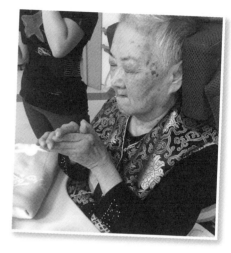

人在沮喪無助的時候,信仰的力量常常可以給人最大的慰藉和依靠。不論是哪一種宗教信仰,只要是正念良善的,陷入挫折絕望的朋友都可以在信仰中找到支持的力量。

很多家庭裡一家人都有不同的信仰,信佛教的相信緣起緣滅,因緣天定,輪迴自然。信基督教的相信人死後會上天堂,將來一家人終將在天上重聚。對於生死,各自在自己的信仰裡找到生命的價值和歸屬。最後,沒有遺憾。

我相信宇宙中有個至高無上的力量,遠遠超出渺小的人類所能仰望。不論是以何種方式出現在哪一個宗教,只要能夠帶給人力量和希望,都是值得尊重的。

對於是基督徒的我來說,這個至高無上的神就是上帝。從原本的一個無神論者,偷窺上帝的人,到受洗之後,在照顧父母的過程當中,得到過很多來自信仰力量的支撐。相信,就會帶來力量和希望。我虔誠地感謝上帝出現在我的生命裡。

你要把你的道路交託耶和華,
並倚靠祂,祂就必成全。詩篇 37:5
你不要害怕,我與你同在。
因為我是你的神,我必使你剛強。以賽亞書 41:10

日記 *46* 📖

不懷疑的堅定相信，就會有神蹟

每個基督徒都希望自己的家人也都能夠成為信徒，期許未來家人們都能夠在天堂重聚。

父親在彌留時，朋友問我；要不要試試看池爸能不能受洗？

陪伴父親走在人生最後的路上，極度低落的心情和一片空白的腦海，突然好像看到一絲盼望。我聯絡了基督書院的師長，得知當年熟識的裴主任已經做了牧師，牧師很快地驅車趕來醫院，為父親做病榻前的油膏施洗。

依照受洗的要求，受洗者必須連續三次決志回答，願意成為基督徒的意願。而已經在彌留狀態不省人事的父親，怎麼可能有辦法回應呢？

然而神蹟發生了。

在牧師禱告之後，老爸突然把眼睛張開了！當牧師連續三次詢問老爸，你是否願意成為神的子民？老爸竟然連續三次都發出聲音作為回應！這是老爸離世前，唯一睜開眼睛的片刻。

幾年後，老媽因為嚴重的腦幹中風後一直不曾清醒，而同樣的神蹟也發生在老媽身上。我同樣邀請裴牧師來為老媽施洗。很少睜開眼的老媽在牧師禱告之後，突然醒來了。對於牧

師仔細的詢問是否願意成為神的子民？老媽也神奇的連續三次出聲做出回應。

不是信徒的朋友會質疑說；你怎麼確信意識不清的池爸池媽是真的答應了呢？

其實在別人眼中相信還是懷疑一點都不重要。在信仰裡，力量來自不懷疑的堅定相信。只有堅定相信過的人，會知道相信的力量可以無窮盡。

母親過世後我一直沒有表現出強烈的情緒崩潰。老媽過世的那個禮拜，朋友帶我去教會。音樂一開始，我的眼淚就像打開了的水龍頭停不下來。在聖歌聖詩的陪伴下，所有陪伴父母過程中的點點滴滴一幕幕出現在心中。才知道原來自己悲傷的情緒，一直被過去照顧時期強迫自我感覺麻痺而深深壓抑著。

我心裡祈禱著；親愛的上帝，我把爸媽都交託給祢了，請祢好好照顧我爸媽，等未來我們在天堂重聚！

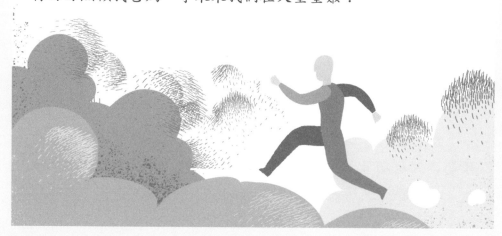

如果一切
可以重來

如果一切可以重來──
·安排和長輩鄰近的居所

如果一切可以重來──
·老人不一定能等，陪伴是最大的幸福

如果一切可以重來──
·不再逃避託辭，拖延了安老規劃

如果一切可以重來──
·及早學習照顧老人的訓練課程

如果一切可以重來──
·主動的尋求外援（專業協助和心理輔導）

如果一切可以重來──
·重新評估生涯及生活的平衡點

如果一切可以重來──
·說服父母，及早簽下遺囑醫囑

如果一切可以重來──
·在生命末期，不強求續命的治療

如果一切可以重來──
·面對醫療，該放手時要勇敢放手

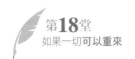

如果一切可以重來——
安排和長輩鄰近的居所

我不會再找藉口,總是說有空了再來說服外公搬家。我會盡早安排外公的晚年生活,要求外公搬到我照顧得到的鄰近居所。如果和長輩的距離超過你可以隨時噓寒問暖的距離,不能隨時注意老人家的身體狀況和健康變化。他日再傳來的消息,可能就已經是重病纏身的垂危邊緣了。

如果一切可以重來——
老人不一定能等,陪伴是最大的幸福

我絕對不會奢想,等自己的事業家庭和生活都準備好了,再來好好的安排長輩,就可以把最好的給父母,讓老人能享清福。

人生永遠沒有準備好的一天,每天的生活就是一個問題堆疊著一個問題接踵而來的過程,人生的每個階段都會有不同的難題或困擾要去解決。

就算你真的能一切一帆風順,而老人不一定能等。老人的健康狀況常常是如雪崩般可以一夕發生巨變。等你一切都準備好了,可能也一切都已經來不及。

最好的盡孝時機就是現在。老人不需要什麼豪宅大院,天天大魚大肉。他們只需要子女能多點時間的陪伴,多一點相聚見面的機會,對老人來說,就是最大的幸福。

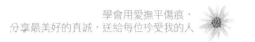
如果一切可以重來—
不再逃避託辭，拖延了安老規劃

　　我會在父母還身體健朗時，及早強力要求父母一起規劃老後的住居安排。如果他們捨不下老家，就立即評估老家能否改造修繕，符合無障礙的行動環境，和老後居家環境的安養便利性。如果不能改善，就積極強烈要求父母一起另尋適合的安老居所。

　　不要被父母「以後不能動了再說」的逃避託辭拖延了安老規劃。老人必須在還可能適應新環境之前，遷居到適合的住所。等到長輩健康已經出現問題再倉皇遷居，時常反而更會造成老人的病情惡化。

如果一切可以重來—
及早學習照顧老人的訓練課程

　　我會及早學習照顧老人的照顧者訓練課程。照顧父母也是晚輩的人生第一次，學校沒有這種通識教育，政府沒有完備的預防照顧規劃，子女遇到父母突然出問題，幾乎都是手忙腳亂在倉促間變成驚惶失措的照顧者。

　　老人多半沒能力自行安排安老規劃，而晚輩也很容易疏忽該具備這樣的憂患意識。照顧老人不能「到時候再說」，我們都需要及早學習該具備的照顧知識，才能屆時從容的面對遲早會來的生老病死。

安排和長輩鄰近的居所

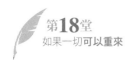
如果一切可以重來—
主動的尋求外援（專業協助和心理輔導）

我會在陷入照顧者黑暗漩渦之前，勇敢尋求專業協助和心理輔導，別把自己關在絕望的牢籠中，和父母一起無止境的向下沉淪。

不要等待政府或其他人主動出手幫助你。只有當你先伸出手發出聲求助，才可能接觸到相關機構和組織提供的輔導和協助。照顧工作需要有支持力量的導航，才能在迷霧中找到方向。身陷困局焦頭爛額的照顧者大多不能自己主動的尋求外援。

如果一切可以重來—
重新評估生涯及生活的平衡點

我會重新思考是否全然離職照顧的平衡點。以自己的犧牲作為照顧父母的代價，並不一定會讓照顧的品質更好。當自己的生涯和生活因而產生斷鍊，失去自我可能反而會危及照顧父母的初衷。

照顧父母是一場長期戰爭，過與不及都可能適得其反。找到兼顧的平衡點才能撐到最後。

如果一切可以重來——
說服父母，及早簽下遺囑醫囑

　　我會盡量說服父母，及早簽下遺囑醫囑。當到了最後關頭，沒有當事人的個人醫療意願聲明，很多醫療決定都會面臨兩難。及早交代了財產和後事的安排，包括給親屬的最後遺言，可以讓家屬在做生死抉擇時較無罣礙。

　　如果當事人已無法表達意願，如果沒有當事人的自主聲明，即使醫生家屬都認為可以放棄治療了，但是法律上卻不允許。當事人就可能必須在即使大家都覺得無望下，卻還是必須承受醫院依法律規定的持續無效醫療，而帶來的身體摧殘及痛苦。

如果一切可以重來——
在生命末期，不強求續命的治療

　　我會在老人的生命末期，不猶豫的要求安寧介入。當長輩的重病已不可逆不可治癒，就不要再受傳統治療以延命為目的的折磨。

　　「讓長輩只要能活著就好」是絕大部分的家屬在不敢冒生命風險的猶豫矛盾下，最安全而不受譴責的決定，但卻常常是讓失能長輩遭受更多痛苦和折磨為代價。

主動的尋求外援（專業協助和心理輔導）

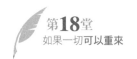

如果一切可以重來——
面對醫療，該放手時要勇敢放手

我會在該放手的時候堅強放手。對父母的醫療更冷靜的判斷和做出決定，不受親情羈絆而畏縮。該放手時要勇敢放手。為了不讓長輩受更多折磨，放手是一種愛的極致。

放手的決定永遠是困難而揪心的。放手永遠沒有最好的時機。我們能做的，是及早把放手的可能放在心中的選項，在每次的生命危機都需要拿出來檢視。在子女的內心要能夠接受放手，需要經歷過一次次生死煎熬的時間淬鍊。

我也一再的告訴自己：當生命已經失去行動的自由和享樂的可能，該走的時候，就灑脫的走。對自己放手，是對自己的慈悲。

主持自己的
快樂告別式

- 安息的最後居所

- 生前告別式

- 主持自己的快樂告別式

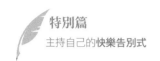
　　某個地方的喪禮習俗，是全村的人以音樂和舞蹈的慶典儀式，歡送逝者的離世。他們認為；死亡只是順著大自然的一個段落和另一個階段的開始，是值得喜悅歡唱的事。

　　如果不希望自己的告別式，會是在一個沉悶悲情的奠廳，被迫塗脂抹粉的躺在那兒供人瞻仰，那麼你最好也預先安排好自己想要什麼樣的告別式。

◎安息的最後居所

　　目前普遍的安葬選項就是三大類；土葬、骨灰葬、環保葬。現在越來越多人接受的新觀念，就是所謂環保葬，火化後把骨灰經過研磨處理，在特定區域下葬，無墓碑墳位，讓死者回歸自然。環保葬分成幾個類別：

　　● **樹葬**：將骨灰放入可分解的盒袋中，埋進特定區域後在上面種植樹木，骨灰會分解入土不造成污染。

　　● **海葬**：租船到外海灑骨灰，燒過的骨灰已碳化不會汙染海洋。比起辦一場傳統告別式省錢的多。有些縣市提供定期免費海葬服務。

　　● **花葬**：和樹葬相同，差別只是在特定區域種植花草。

　　● **灑葬**：骨灰不裝入袋中，在特定區域挖洞直接撒入。

　　環保葬除了環保的新觀念之外，越來越多人也意識到；立了牌位，每逢清明會來追思一下的後人，過了兩三代之後就幾乎沒人記得你是誰了。總有一天也不過淪為荒煙漫草中一坏無人聞問的孤墳廢塚。又

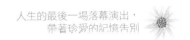

何必多此一舉佔著地球一個空間呢？對親人的追思是後人心意所繫，未必需要對著碑墳膜拜。

● 生前告別式

告別式是在提醒我們，摯愛親人真的遠離我們了。在慎重的告別儀式之後，我們就該放手了。而不論什麼樣的告別式，永遠都存在著一個遺憾；你不能再看到活生生的人，再也聽不到逝者的隻言片語。再隆重的告別式，也只能對著逝者的照片感傷緬懷。

從小到大參加過數不清的告別式，心中一直有個質疑，為什麼告別式一定要這麼悲情哀傷呢？只是為了一份對離世親人的思念和追思，還是就只不過是一場約定俗成的送別儀式？

如果是我，我會希望自己的告別式也是這麼的沉重窒息嗎？來的親友依序灑淚哀傷一場，告別儀式結束之後沒幾天，你也許就被徹底遺忘了。這個儀式就只不過是一場行禮如儀的畢業典禮，所以很多人舉辦了自己的生前告別式。要讓自己笑著離開。

生前告別式，是當事人可以在最輕鬆自在的場景下，暢談自己的遺囑遺願，想對家人的告別，對親友的道歉，對這個世界的感謝，還有自主醫療意願的公開宣布，這都是最輕鬆的最好機會。意外和死亡都不可預知，來不及和家人交代後事和好好道別，永遠是生死兩遺憾而無可彌補的。

生前告別式可以任何形式，譬如有一位年輕的小腦萎縮症患者，就是以環島旅遊做為他的生前告別式。你可以發揮最大的想像空間把

自己的生前告別式安排的多彩
多姿，充滿歡樂。

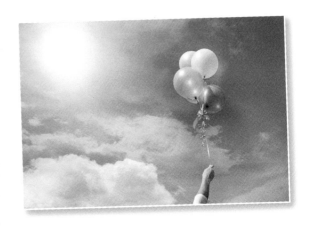

　　長輩若能接受，可以幫忙
舉辦一場生前告別式。就像很
多人會在親友的告別式中撥放
一生的照片故事，在長輩在世
時，和至親好友一同分享，一
起回顧每張照片的人生故事，是不是歡樂多於悲傷呢？

◎主持自己的快樂告別式

　　參加一場告別式，你會不會覺得就算安排的再盛大隆重，而總是
覺得少了點什麼？是的，少了的就是沒有當事人。死的人沒辦法親自
跟大家道別，跟大家再說說話再聊聊天。唯一的你，就是那張呆板生
硬的大頭照。但為什麼我的告別式，裡面卻沒有我？

　　如果不希望別人幫自己安排的，是一個自己很不喜歡的告別式，
那麼我們為什麼不自己預先安排好自己想要的告別式呢？我一點都不
希望找個職業性悲調的司儀在悲情儀式中主持我的告別式。**我要預先
錄製好由我自己來主持自己的告別式，在我還不至於老病到不能說話
的時候。**

　　如果你走了，你會想留給親友什麼樣的最後印象？我相信多數人
會回答：**我要把最好看的一面留給別人，所以及早預錄自己的告別式，
可以把自己還算能看的面容留給大家。**

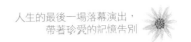

　　讓我自己透過影片來招呼歡迎前來的賓客，由我自己來為自己的告別式開場，歡迎大家以歡愉的心情來參加我們的聚會，再和親朋好友們一一道別。

　　和生前告別式不同的是；你可以預錄好全部由自己主持的整場告別式。這支影片可能是在自己死後的告別式再來播放。告別式不必在殯儀館，而是可以在家中或是輕鬆的宴會廳舉辦。完全不要傳統的靈堂布置也不要悲情的儀式。發出的邀請函不是傳統的告別式，而是一場老友相聚的約會。

　　可以預錄下親友想對自己說的話。也可以親耳聽到親友們對自己的告別。這部分千萬別錯過，因為這時候你聽到的，可能是這輩子聽到過親友對你最好聽的贈言了。

　　在我的告別式，不需要什麼遺照和什麼制式牌匾，我要在一個我喜歡的環境，也許就是在家裡，放著輕鬆的爵士樂，準備好糕餅甜點，請造訪的親友穿著光鮮喜氣的服裝，來參加我的告別 party ！

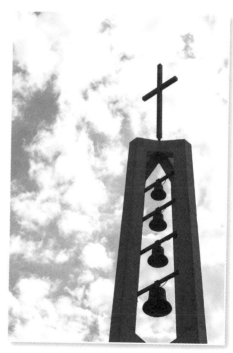

歡樂告別式致詞範例

"嗨，大家好啊！

謝謝大家來參加我的告別趴！哇，我們那個誰誰誰好久不見囉！今天是我自己的告別式，就由我自己來主持啦！

好想念大家，謝謝你們來喔！這是我難得也是最後一次邀請大家的聚會，桌上有 cheese cake 和咖啡紅酒，都是我的最愛，大家不要客氣邊吃邊聽我向大家告別吧！

其實回顧我這輩子，有獲得，也有失去，有高潮有低落，有狂傲也有挫折。嚐過了喜怒哀樂，這一生也算沒有白過了，而最重要的是，我很滿足也很知足。

當然要先感謝一下生養我的父母，要把調皮搗蛋到處殺人放火的我養大，真的是件不容易的事。謝謝雪吟，在我人生的下半場，陪我走過照顧爸媽的那一段灰色的日子，忍受我這個糟老頭子的壞脾氣，照顧我的三餐，陪我共同經營我們的鄉間小屋！

我猜沒有什麼人會因為我掛了，而為我難過啦！不過如果還有，也請一定要面帶微笑為我高興！其實照顧父母的那 10 年，讓我看透了生命的本質，讓我很豁達，也讓我更懂得去珍惜每一個活著的一天。讓自己的每一天盡量活得快樂！所以我早就預備好告別的這一天，這只是人生的最後一場落幕演出。

對於我的後事安排，我希望把我的骨灰撒在海裡，可以讓大海載著我隨波四處遨遊。除了這次的告別趴，我不會再另外發什麼訃聞，辦什麼告別追悼，也不必設什麼靈堂或出殯儀式。我唯一的告別就是這個影片。請不要有任何人建議辦任何其他儀式。我不要那些傳統的悲情祭典出現在我最後的道別裡。

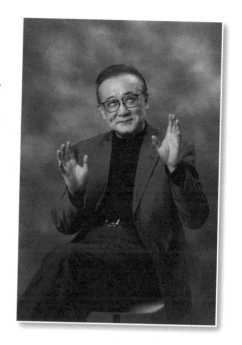

謝謝大家快樂的來參加我的告別式，請大家來，就是要對大家說，很愛你們，謝謝你們出現在我的生命裡！因為有你們，讓我的人生有了很多精彩的片段和豐富回憶，我會帶著這些記憶，到天堂去慢慢回味品嘗。

最愛的大家，就此告別了！

（PS：可以把自己的遺言、遺囑、想給親友最後的話、財產的分配等等，都錄進「我的告別式」的影片裡儲存。）

悅讀健康系列HD3201

陪伴失智雙親的18堂照顧心法

作　　　　者	池熙羣
選　書　人	林小鈴
主　　　編	陳玉春

行　銷　經　理	王維君
業　務　經　理	羅越華
總　　編　輯	林小鈴
發　　行　人	何飛鵬

出　　　版　　原水文化
115臺北市南港區昆陽街16號4樓
電話：（02）2500-7008　傳真：（02）2502-7579
網址：http://citeh2o.pixnet.net/blog　E-mail：H2O@cite.com.tw

發　　　　行　　英屬蓋曼群島商家庭傳媒股份有限公司城邦分公司
115臺北市南港區昆陽街16號8樓
書虫客服服務專線：02-25007718；25007719
24小時傳真專線：02-25001990；25001991
服務時間：週一至週五9:30～12:00；13:30～17:00
讀者服務信箱E-mail：service@readingclub.com.tw

劃　撥　帳　號　　19863813；戶名：書虫股份有限公司
香　港　發　行　　香港九龍土瓜灣土瓜灣道86號順聯工業大廈6樓A室
電話：852-25086231　傳真：852-25789337
電郵：hkcite@biznetvigator.com

馬　新　發　行　　城邦（馬新）出版集團 Cite (M) Sdn Bhd 41, Jalan Radin Anum, Bandar Baru Sri Petaling, 57000 Kuala Lumpur, Malaysia.
電話：(603)90563833　傳真：(603)90576622　電郵：services@cite.my

封　面　設　計	O&R視覺設計工作室
美　術　設　計	Jamie
插　　畫	盧宏烈（老外）
製　版　印　刷	科億資訊科技有限公司
初　　版	2024年10月17日
定　　價	500元

國家圖書館出版品預行編目(CIP)資料

陪伴失智雙親的18堂照顧心法/池熙羣著. -- 初版. --
臺北市 : 原水文化出版 : 英屬蓋曼群島商家庭傳媒
股份有限公司城邦分公司發行, 2024.10
　面；　公分. -- (悅讀健康系列 ; HD3201)
ISBN 978-626-7521-13-7(平裝)

1.CST: 老年失智症 2.CST: 父母 3.CST: 照顧者

415.9341　　　　　　　　　　　　　　　113013839

ISBN：978-626-7521-13-7（平裝）
ISBN：978-626-7521-15-1（EPUB）